Das Buch Vom Tuch

Tücher, Schals Und Krawatten Phantasievoll Gebunden

Christiane Keller-Krische
HOBBY- UND FREIZEITLITERATUR

Ein Buch für alle, die gerne kreativ sind.

Redaktion, Konzept und Text:
Christiane Keller-Krische, Gau-Algesheim

Zeichnungen:
Ingrid Wanner, Mainz

Fotographie:
Horst Bless, Worms
Anne Marie Pink, Ingelheim (Seite 165)

Schwarzweißaufnahmen zur Verfügung gestellt von der Fa.Christian Fischbacher, Langenau

Gestaltung und Satz:
Werbeatelier Creative Media Design, Bingen/Rh.

Lithografie
Repro Blöink, Darmstadt-Wixhausen

Druck:
Schleunungdruck GmbH, Marktheidenfeld

Printed in Germany
ISBN 3 - 928 382 - 00 - 4

Die Kleidung der Modelle (Gabi Lauton, Kathleen Madden, Otto Kern, Strenesse, Tonga und Windsor) wurde von der Boutique **MODISSIMA**, Inh. K. Langer, Ingelheim zur Verfügung gestellt.

Mit Tüchern wurden die Modelle ausgestattet von:
Christian Fischbacher, Langenau
Codello GmbH, Seefeld
Giorgio Passigatti GmbH, Neu-Ulm
Jammers & Leufgen GmbH & Co., Willich

2. Auflage, 1994
3. Auflage, 1994
4. Auflage, 1995
5. Auflage, 1996
6. Auflage, 1996
7. Auflage, 1996
8. Auflage, 1997
9. Auflage, 1997

Die Deutsche Bibliothek - CIP-Einheitsaufnahme

Das **Buch vom Tuch** : Tücher, Schals und Krawatten phantasievoll gebunden / [Red., Konzept und Text: Christiane Keller-Krische. Zeichn.: Ingrid Wanner. Fotogr.: Horst Bless ; Anne Marie Pink]. - 9. Aufl. - Gau-Algesheim : Keller-Krische, 1997
ISBN 3-928382-00-4
NE: Keller-Krische, Christiane; Wanner, Ingrid

Das Buch vom Tuch

Werten Sie Ihre natürliche Erscheinung mit pfiffigen Tuchideen auf.

Dieses Buch gibt Ihnen mehr als 100 wertvolle Tips und Tricks, Tücher und Schals phantasievoll zu binden.

In praktischen "Schritt für Schritt Anleitungen" wird jeder Handgriff mit einfachen Worten erklärt und läßt sich von Ihnen leicht nachvollziehen. Die einzelnen Tuchideen bauen aufeinander auf. Mit ein bißchen Übung werden Sie bald eigene Tuchideen kreieren.

Sie finden in diesem Buch Tüchertips für viele Gelegenheiten. Zum Beispiel:

- Tücher als fröhliche Farbtupfer für die Freizeit
- Tücher für die attraktive Frau im Beruf
- Tücher im City-Look für den Stadtbummel
- Tücher als Blickfang für elegante Abende
- Tücher mit Perlen und Schmuck chic kombiniert
- Tücher als flotten Haarschmuck
- Tücher als extravagante Gürtel
- Tücher für frech-fröhliche Kinder
- Tücher und Krawatten für modebewußte Männer
- Tücher als duftige Traumpareos für den Strand
- Tücher als raffinierte Sonnen-Tops

Ein gekonnt gebundenes Tuch setzt Ihrer Erscheinung das Tüpfelchen auf das "i". Besorgen Sie sich dieses Buch. Sie werden über Ihr neues Erscheinungsbild begeistert sein.

DANK

Allen, die bei der Entstehung dieses Buches mitgewirkt haben, sage ich an dieser Stelle ganz herzlichen Dank!

Bei der Suche nach pfiffigen Tuchideen halfen mir ganz besonders: Anne/Marie Pink, Metka Zimmermann

Viele Ideen und Anregungen nach der Lektüre der ersten Version dieses Buches bekam ich von: Heide Adomeit, Gisela Friesenecker, Barbara Memmesheimer

Ingrid Wanner verzauberte geschickt und geduldig meine dürftigen Vorlagen für die Zeichnungen in übersichtliche Abbildungen.

Frau Langer gab fachkundigen Rat beim Zusammenstellen der Kleidung und Tücher für die Fotos.

Die abgebildeten Tücher wurden mir von den Firmen Codello GmbH, Seefeld, Jammers & Leufgen GmbH & Co., Willich 2 - Christian Fischbacher, Langenau/Württ. und Giorgio Passigatti GmbH, Neu-Ulm sorgfältig nach meinen Wünschen ausgesucht und für die Fotoarbeiten zur Verfügung gestellt.

Herr Horst Bless sorgte für die guten Farbaufnahmen.

Meine Eltern und meine Schwester zerbrachen sich den Kopf auf der Suche nach einem geeigneten Titel.

Ein glücklicher Zufall machte mich mit Herrn Achim Stillert (Grafik-Designer AGD) bekannt. Er gestaltete mit viel Kreativität jede einzelne Seite dieses Buches und erfreute mich mit vielen guten Anregungen und Tips. Sein Geschäftspartner Herr Markus Dehlzeit (Grafik-Designer AGD) und seine Ehefrau Annette Stillert halfen ihm dabei.

Ganz besonders danke ich meinem Ehemann Harro für seinen nimmermüden Zuspruch und die Unterstützung bei diesem Projekt. Er übernahm an unzähligen Wochenenden die Küche und die Betreuung unserer drei kleinen Kinder, so daß ich die Hände und den Kopf frei hatte für die Herstellung dieses Buches.

Christiane Keller-Krische

Inhaltsverzeichnis

Wie Es Zu Diesem Buch Kommt

Haben Sie auch schon eine andere Frau bewundert, die ein Tuch oder einen Schal anscheinend lässig, aber effektvoll umgebunden hat, und sich insgeheim gefragt, wie raffiniert dieser oder jener Knoten wohl gemacht ist ?

Ich selbst war eine ganze Weile lang diesen Geheimnissen auf der Spur. Geheimnisse, die eigentlich gar keine sind, wenn man nur jemand findet, der einem mit wenigen Handgriffen die wichtigsten Grundknoten erklärt.

Insbesondere auf Flugreisen fiel mir auf, wie gekonnt, feminin und raffiniert manche Stewardessen sich ihr obligatorisches Halstuch gebunden hatten - und manch eine von Ihnen freute sich, daß ich sie nicht um ein Getränk oder eine übliche Gefälligkeit, sondern um das Geheimnis ihres Tuchknotens bat. So bekam ich viele wertvolle Anregungen!

Eigentlich ist es erstaunlich, wie leicht mir nach ein bißchen Übung das Tuchbinden fiel, hatte ich als Linkshänderin sogar vorher Schwierigkeiten gehabt, eine symmetrische, dekorative Schleife richtig zu binden. Bis mir jemand den richtigen Trick dazu verriet und ich es nun - im wahrsten Sinne des Wortes - mit Links kann.

Diese kleinen Kniffe, Tricks und Tips möchte ich Ihnen in diesem Buch verraten. In praktischen, leicht nachvollziehbaren eindeutigen Abbildungen gebe ich Ihnen als erstes das Rüstzeug für das Knoten an sich und danach viele faszinierende, dekorative (und feminine) Anregungen zum effektvollen Variieren und für eigene Ideen.

Sollten Sie geglaubt haben, keine Tücher binden zu können, werden Sie sich schnell vom Gegenteil überzeugen.

Sind Sie bereits eifriger Benutzer des Accessoires Tuch und Schal, werden Sie sich über neue vielseitige und raffinierte Anregungen freuen!

Ich wünsche Ihnen viel Spaß und Erfolg beim Ausprobieren!

Tücher Als Mode Mit Funktion

Man kann Tücher und Schals an kalten Wintertagen natürlich als Halswärmer oder Kopftuch umbinden und an Sommertagen als erfrischend sommerliches Top, kühlen Rock oder lässige Haremshose.

Tücher sind im Trend - sie werten als harmonischer Farbtupfer Ihr Aussehen auf, machen einen perfekter gekleideten Eindruck. Sie werden sich selbst und anderen besser gefallen, ohne daß auffällt, warum.

Ihre alten Kleidungsstücke erscheinen wie neue. Eine schlichte weiße Bluse erscheint pfiffig im festlichen Licht. Sie sitzen den ganzen Tag im Büro und haben keine Zeit, sich für die Einladung am Abend extra umzuziehen. Binden Sie sich gekonnt ein Tuch um, und der elegante Effekt ist perfekt.

Manch ein Kleidungsstück hängt gelangweilt im Schrank. Die Farbe steht Ihnen einfach nicht zu Gesicht, obwohl Sie Ihnen beim Kauf des Kleidungsstückes so gut gefiel. Erwecken Sie dieses Kleidungsstück aus dem Dornröschenschlaf und überraschen Sie es und sich selbst mit einer effektvollen Tuchidee. So haben Sie plötzlich wieder mehr anzuziehen als Sie glaubten.

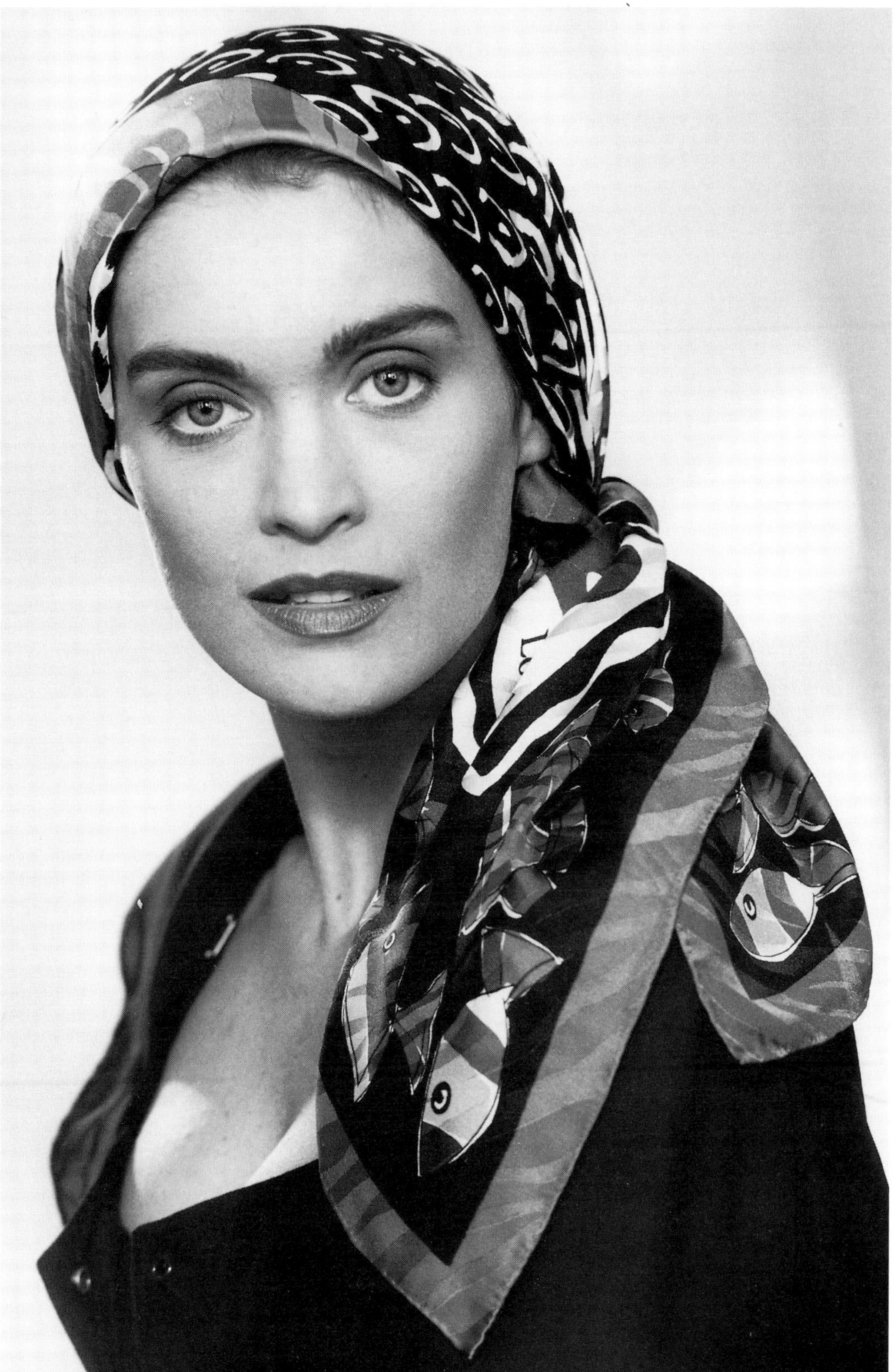

Tücher und Schals - Ein kleines 1x1

Ehe Sie sich gleich auf den praktischen Teil dieses Buches stürzen, möchte ich Ihnen vorab noch einige grundlegende Dinge zu Tüchern und Schals erzählen.

Tücher und Schals gibt es in den unterschiedlichsten Größen und Längen und aus den verschiedensten Materialien.

Am vielseitigsten und brauchbarsten sind Tücher in der Größe 90 x 90 cm, aber auch Tücher mit den Maßen 70 x 70 cm sind effektvoll einsetzbar.

Kleinere Tücher als 70 x 70 cm sind als Halstuch schwierig zu knoten, weil sie zu kurz sind. Sie sind aber sehr brauchbar, um sie in einen Haarzopf zu flechten oder einen Pferdeschwanz festzuhalten, also als Haarschmuck gut geeignet.

Tücher in der Größe 30 x 30 cm wirken sehr gut als Farbfleck in der Westentasche oder lässig mit einer Anstecknadel ans Revers gesteckt.

Schals sind am besten in der Größe 28 cm x 135 cm als Halstuch zu verwenden. Kleinere wiederum als Haarschmuck und längere als Gürtel. Zu breite Schals tragen zu sehr auf oder wirken z.B. beim Fächer lappig.

Tücher und Schals gibt es aus folgenden Materialien:
Seide, Seidenchiffon, Crêpe de Chine, Seidenjacquard, Baumwolle, Wolle, Viscose, Viscosechiffon, Polyester usw.

Das Material des Tuchs oder des Schals kann passend zur Kleidung gewählt werden.

Hochwertige Schals und Tücher sind nicht billig!

Wenn man nicht so viel Geld für viele zur Kleidung passende Tücher und Schals ausgeben möchte, ist man sehr gut mit nur einem Tuch oder nur einem Schal aus Seide beraten. Diese sollten einige Farben, die Ihnen besonders gut zu Gesicht stehen und die auch in Ihrer Garderobe vorkommen, enthalten.

Seide läßt sich sehr gut binden und wirkt sowohl zur festlichen Kleidung wie auch zur Alltagskleidung und sogar zum sportlichen Trainingsanzug. Seide ist also sehr vielseitig einsetzbar.

Farb-Vergnügen

Ganz außerordentlich wichtig ist die Wahl der Farbe des Tuches oder Schals, wenn man diese um den Hals oder die Schulter trägt.

Drapieren Sie das Tuch oder den Schal vor dem Kauf um Ihre Schulter, und schauen Sie auf Ihr Gesicht!

Wie reagiert und reflektiert Ihre Haut auf die Farbe des Tuches? Wie wirkt Ihr Gesicht?

Sehen Sie gut aus, wirkt die Haut glatt, treten Augenringe und Falten zurück? Haben Sie eine frische, muntere Ausstrahlung? Wirkt nicht das Tuch, sondern Ihr Gesicht !

Oder treten Fältchen in Mund-, Augen-, Nasengegend deutlich hervor? Sehen Sie blaß oder krank aus? Sehen Sie älter oder unscheinbarer aus? Das Tuch tritt in den Vordergrund und drängt Ihr Gesicht in den Hintergrund!

Wir wissen oft unbewußt, welche Farben uns stehen und welche nicht. Lassen Sie sich nicht verleiten, eine für Sie neue Farbe auszuprobieren, um nicht immer das gleiche anzuziehen.

Bekennen Sie sich zu Ihren Farben und bleiben Sie dabei. Das hat auch den zusätzlichen Vorteil, daß Sie Ihre Kleidungsstücke besser miteinander kombinieren können.

Schals gibt es unifarben, gestreift, kariert, mit Blumendesigns - in einer unüberschaubaren Vielfalt.

Manches Tuch, das einem auf Anhieb so gut gefällt, eignet sich nicht zum Binden in einen festen Knoten.

Das attraktive Muster im Zentrum des Tuches verschwindet sofort beim ersten Faltenlegen, und der unifarbene Rand paßt gar nicht so gut zu Ihrer Kleidung.

Ein aufregendes Muster mit vielen Details gebührt es, offen getragen zu werden, damit das Muster auch zur Geltung kommt. Dezentere einfachere Motive lassen sich gut binden, ohne an Wirkung zu verlieren.

Wenn Sie ein Tuch oder einen Schal kaufen, probieren Sie vor dem Kauf Ihren Lieblingsknoten vorsichtig aus. So können Sie sich schnell für oder gegen den Kauf entscheiden.

Etiketten Und Pflegeanleitung

Die Etiketten mit Angaben über die Qualität, das Material und die Pflegeanleitung sollten Sie nicht als Bestandteil Ihres Tuches sehen, sondern recht bald nach dem Kauf vorsichtig heraustrennen.

Nichts ist unschöner und störender als ein rechtwinklig abstehendes Etikett, das das Hauptaugenmerk auf sich zieht und Ihr kunstvoll gebundenes Tuch in den Hintergrund treten läßt!

Manche Etiketten sind in den Rollrand eingenäht. Trennen Sie dieses dicht an der Naht mit einer scharfen, feinen Schere heraus und zupfen Sie die übriggebliebenen Fädchen aus dem Rollrand heraus.

Schwierig ist es, geklebte Etiketten sauber zu entfernen. Hier hilft vielleicht, je nach Material, etwas Waschbenzin.

Gut Gepflegt Bringt Doppelte Freude

Wenn Sie lange Freude an Ihren Lieblingsseidentüchern und -schals haben wollen, müssen Sie einige grundlegende Regeln über das Waschen und Bügeln von Seide beachten.

Sie können Ihr Seidentuch einfach in lauwarmen Wasser in der Handwäsche bis 40°C mit einem Spezial- oder Feinwaschmittel waschen. Verwenden Sie auf gar keinen Fall irgendein Waschmittel, in dem Bleichstoffe enthalten sind. Geben Sie dem Waschwasser einen Teelöffel Salz zu, so bluten die Farben nicht so leicht aus. Drücken Sie den Schal leicht aus und wringen Sie ihn nicht. Gerade nasse Seide kann leicht brechen und unschöne Knitterfalten bekommen. Lassen Sie die Seide auch nicht zu lange ruhig im Wasser liegen, sondern bewegen Sie sie ständig hin und her, um ein eventuelles Abfärben zu vermeiden.

Spülen Sie das Feinwaschmittel gut aus und geben Sie dem letzten Spülgang einen Schuß hellen Essig zu. So bleiben die Farben strahlender und das Tuch weicher. Anschließend drücken Sie Ihre Seide wieder gut aus und rollen sie in ein gut saugendes Baumwollhandtuch. Auch dieses bitte nicht rollen oder wringen, sondern wieder nur leicht ausdrücken. Anschließend kann das Tuch gleich feucht von links auf Stufe 2, Wolle, gebügelt werden.

Natürlich können Sie Ihr Tuch auch in die Reinigung geben. Aber es wäre schade, wenn die dort verwendeten scharfen Reinigungschemikalien die natürlichen Öle der Seide zerstören.

Alle Sachen, bei denen Sie kein Risiko eingehen wollen, sollten Sie aber dennoch in die Reinigung geben. Besonders dunkle Seidentücher, die eventuell bei der Wäsche ausbluten. Unbedingt in die Reinigung gehören Tücher und Schals aus Chiffon, Satin, Georgette und Krawatten.

Halstücher, die dicht am Hals getragen werden, müssen besonders gut und oft gepflegt werden. Achten Sie darauf, Ihr Tuch auch nicht unnötig mit Haarspray, Deodorant oder Parfüm zu besprenkeln, sondern binden Sie das Tuch erst um, wenn diese getrocknet sind.

Kleines Abc zum Falten von Tüchern und Schals

Wie Sie Ihr Tuch oder Ihren Schal falten, ist abhängig von der Größe, der Farbgestaltung und dem Muster. Ein gefaltetes Tuch zeigt nur noch einen Teil seiner Farbe und seines Musters, der übrige Rest bleibt in den zusammengelegten Falten versteckt.

Sie selbst können durch die verschiedenen Arten des Zusammenfaltens bestimmen, welche Farbe und welches Motiv wirkungsvoll zur Geltung kommt.

Auf den folgenden Seiten finden Sie Anregungen, ein und dasselbe Tuch auf unterschiedlichste Art zusammenzufalten.

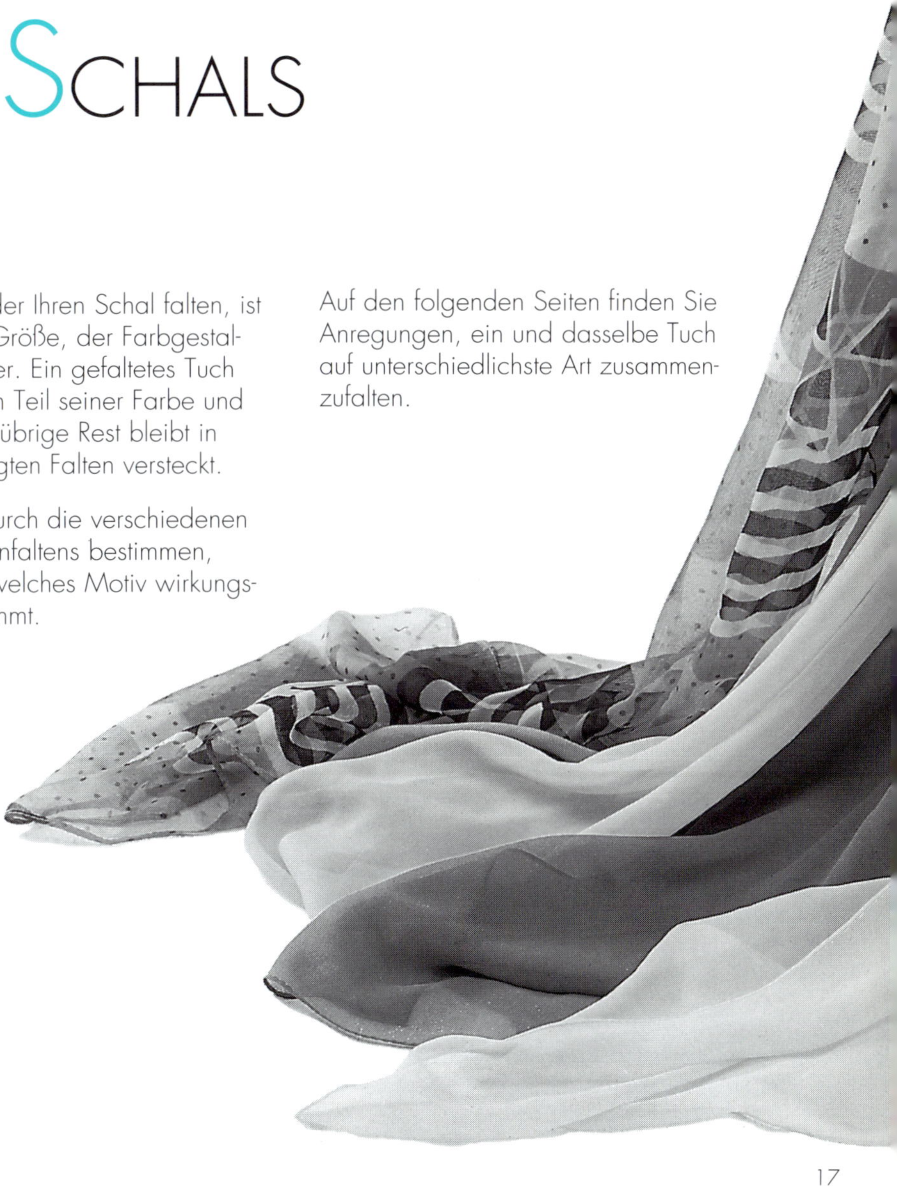

Das Quadratische Tuch

Das Falten eines quadratischen Tuchs zu einem Dreieck

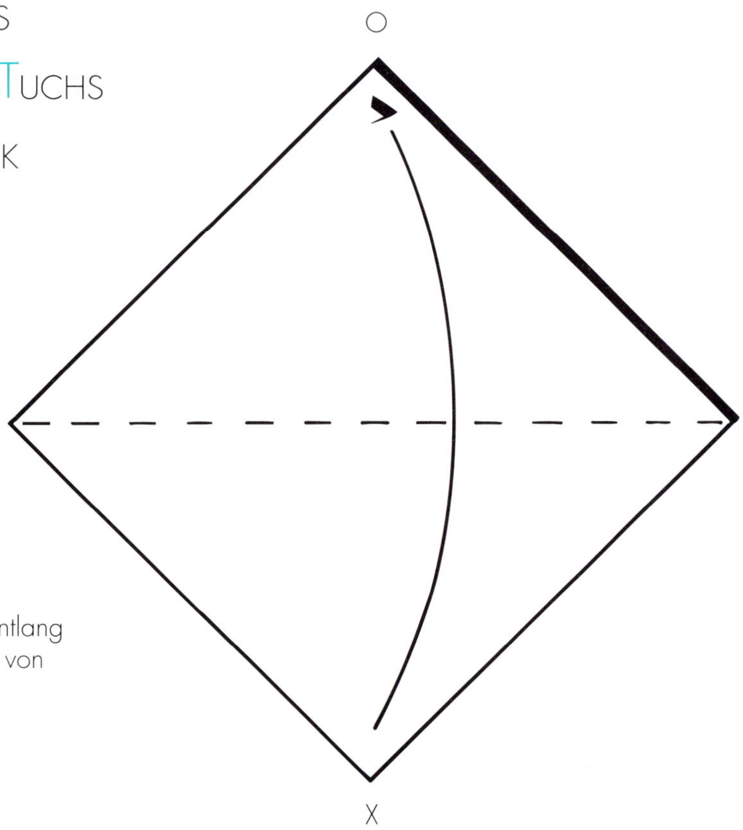

1 Falten Sie das Tuch entlang der gestrichelten Linie von Punkt X nach Punkt O.

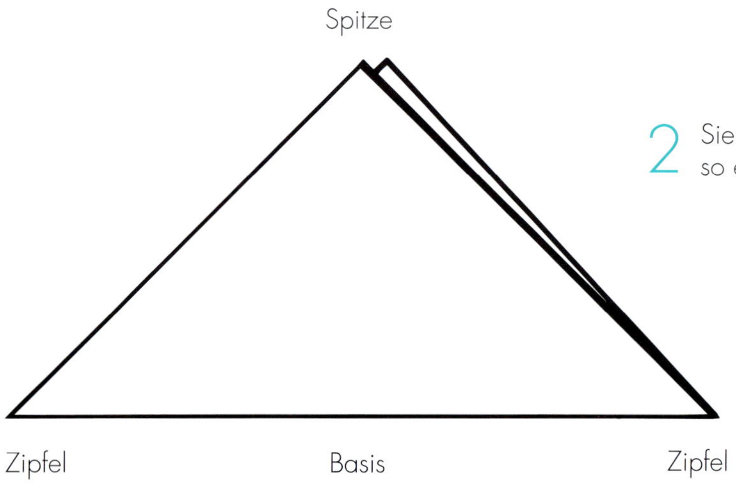

2 Sie bekommen so ein Dreieck.

Das Falten eines quadratischen Tuchs zu einer Krawatte I

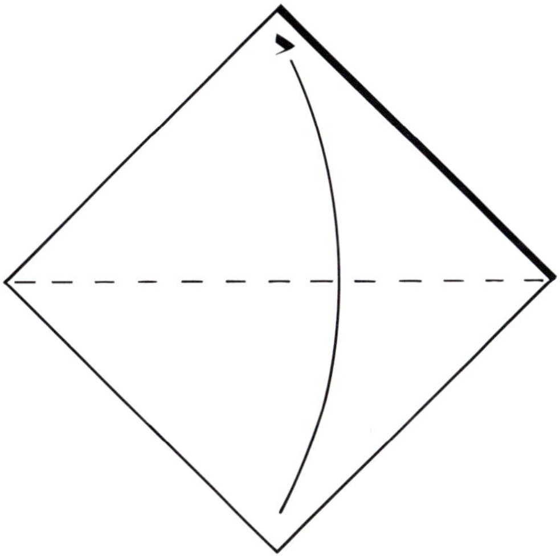

1 Falten Sie das Tuch entlang der gestrichelten Linie.

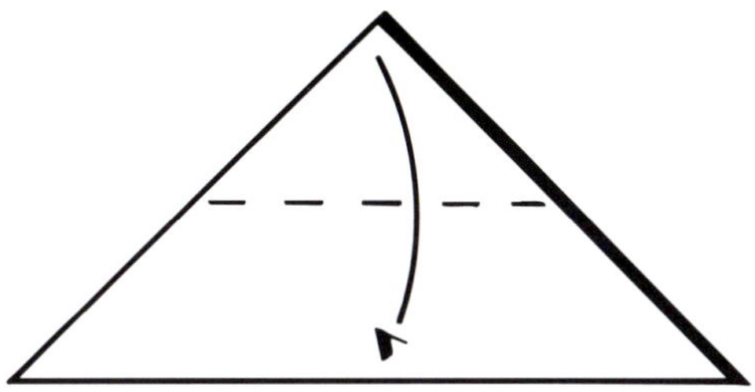

2 Führen Sie die Spitze zur Basis.

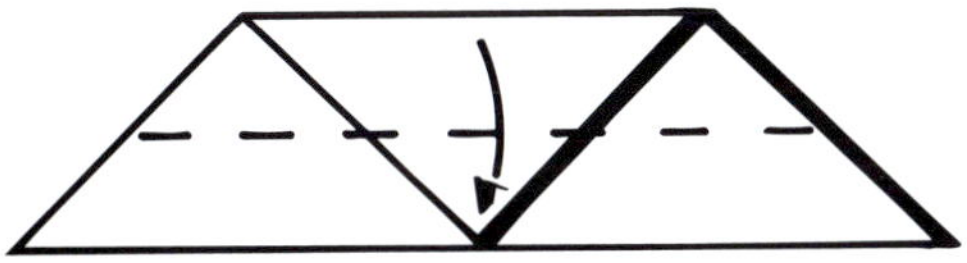

3 Falten Sie das Tuch wieder entlang der gestrichelten Linie.

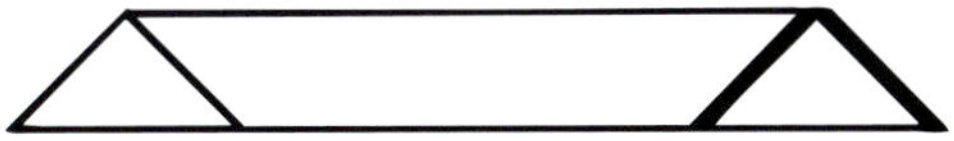

4 Sie bekommen so eine Krawatte.

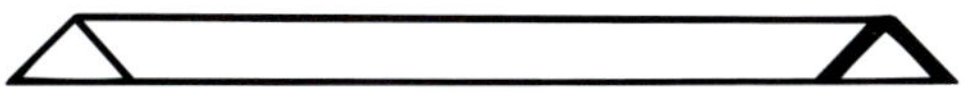

5 Falten Sie so lange weiter, bis das Tuch die gewünschte Breite hat.

Das Falten eines quadratischen Tuchs zu einer Krawatte II

1 Falten Sie die Spitzen bis zur gestrichelten Linie im Zentrum des Tuches.

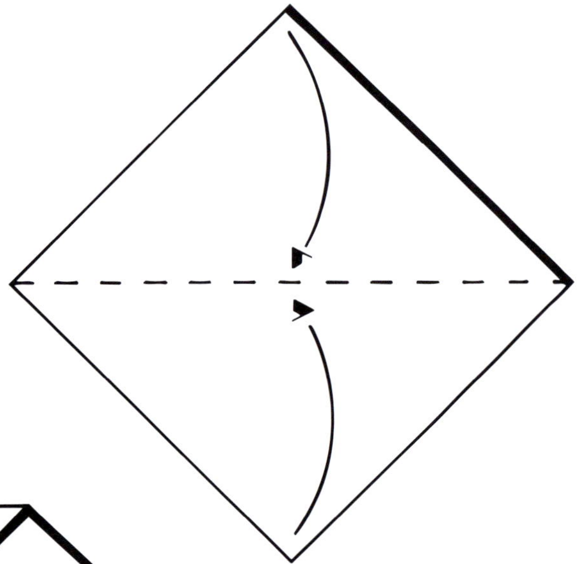

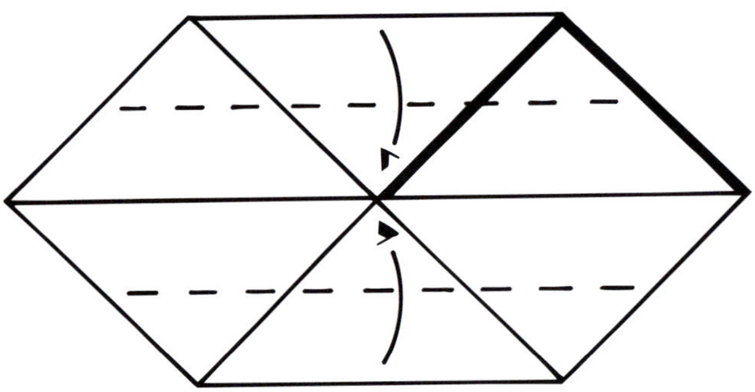

2 Falten Sie die flachen Außenkanten zur Mitte.

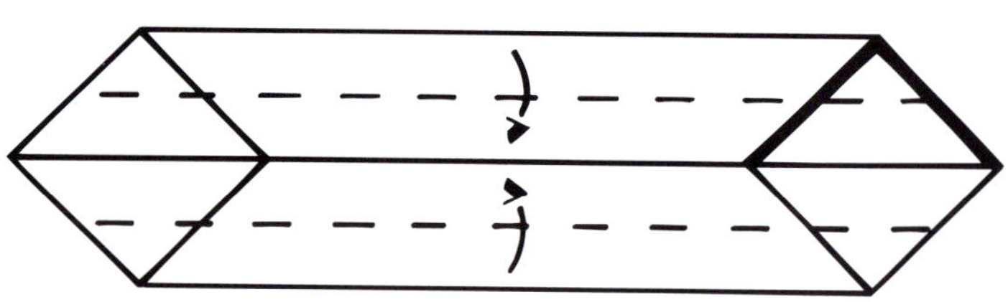

3 Falten Sie die flachen Außenkanten weiter zur Mitte bis …

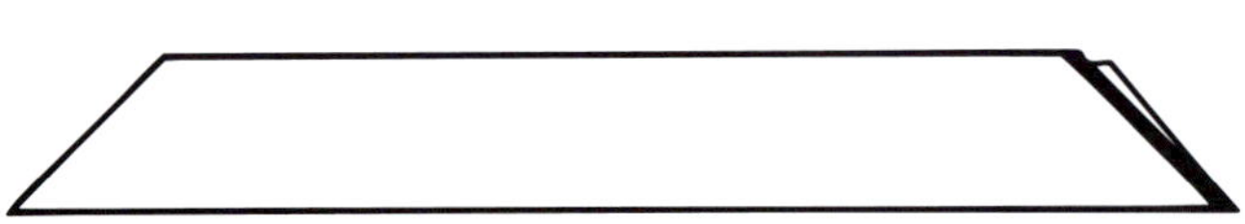

4 … die Krawatte die gewünschte Breite hat.

Das Falten eines quadratischen Tuchs zu einer Krawatte III

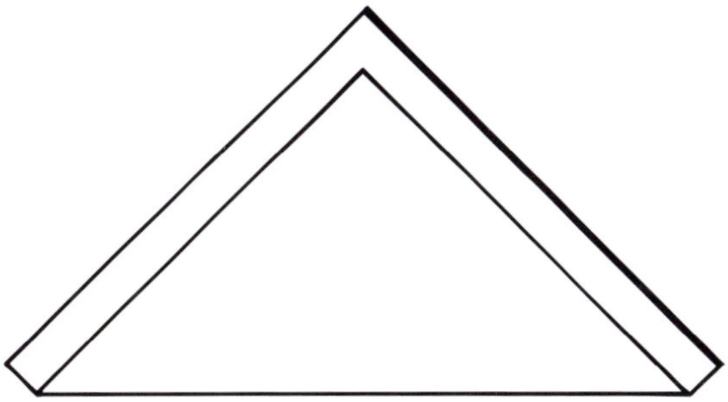

1 Legen Sie ein quadratisches Tuch zu einem Dreieck. Das obere Dreieck bleibt etwas kleiner.

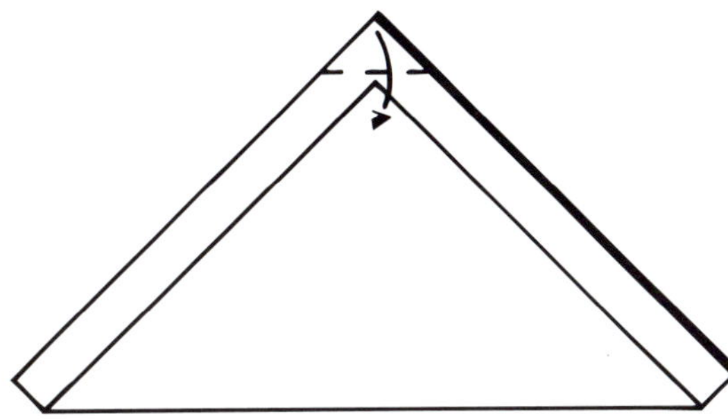

2 Falten Sie das Tuch von den Spitzen beginnend gleichmäßig zusammen, …

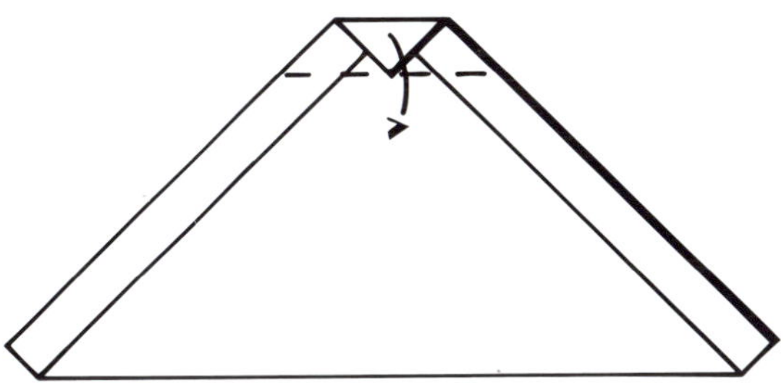

3 … bis …

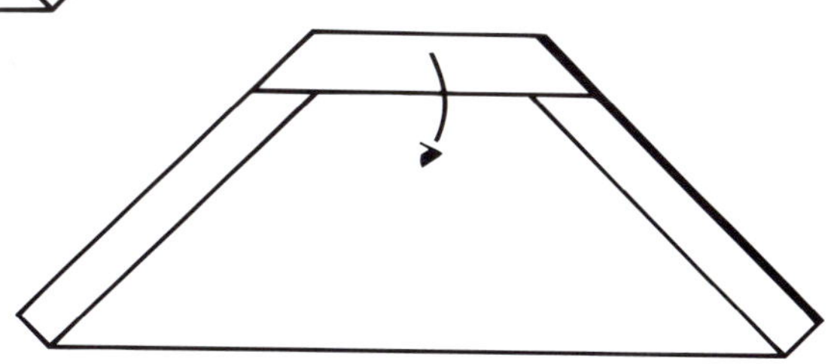

4 … sich …

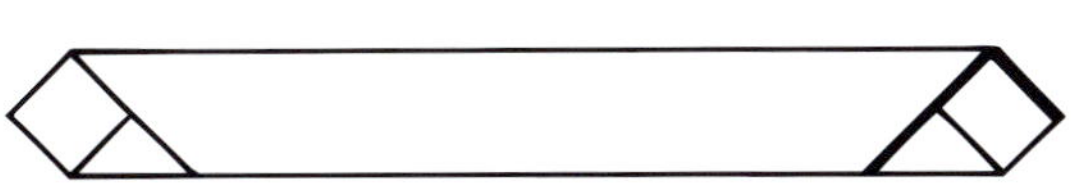

5 … eine Krawatte in der gewünschten Breite ergibt.

Das Falten eines quadratischen Tuchs zu einem Band I

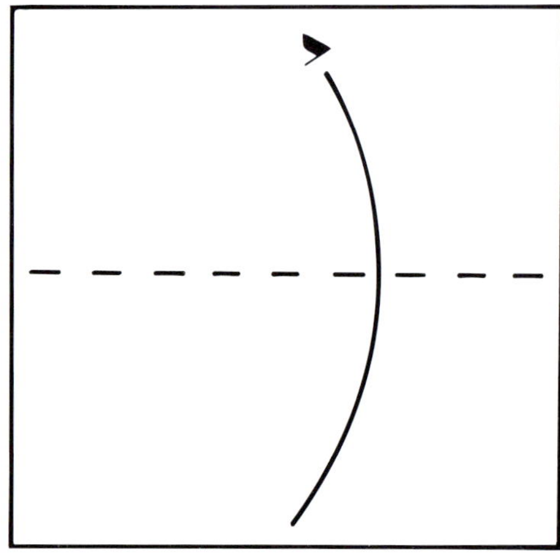

1 Halbieren Sie das Tuch entlang der gestrichelten Linie.

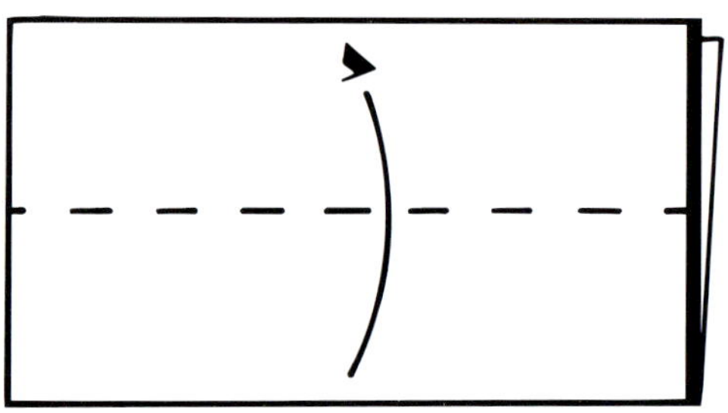

2 Halbieren Sie das Tuch so lange weiter, …

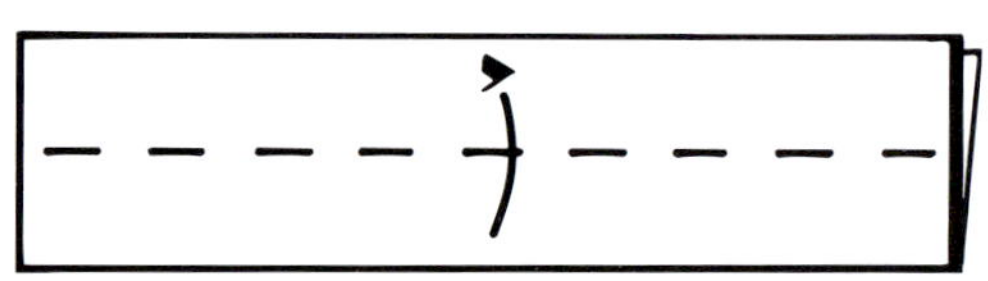

3 … bis sich …

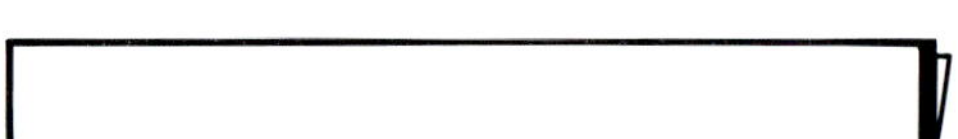

4 … ein Band in der gewünschten Breite ergibt.

Das Falten eines quadratischen Tuchs zu einem Band II

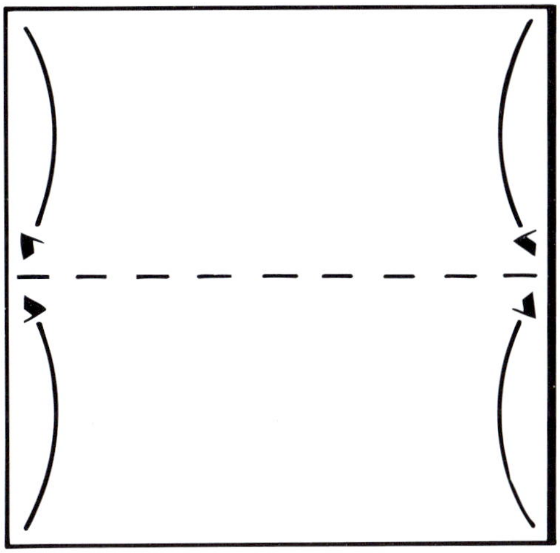

1 Falten Sie die Zipfel zur gestrichelten Mittellinie.

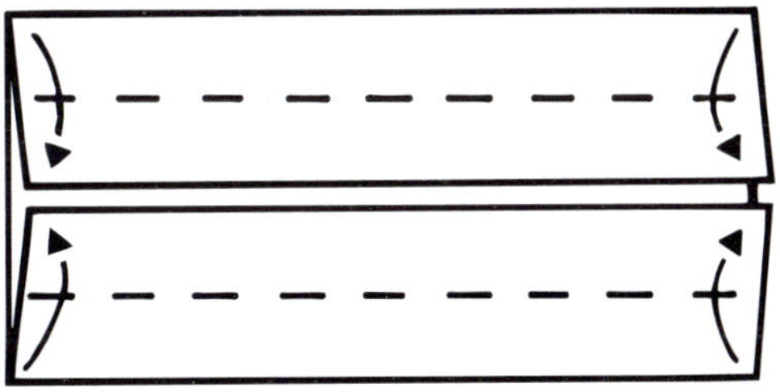

2 Falten Sie die Außenkanten zur Mitte, …

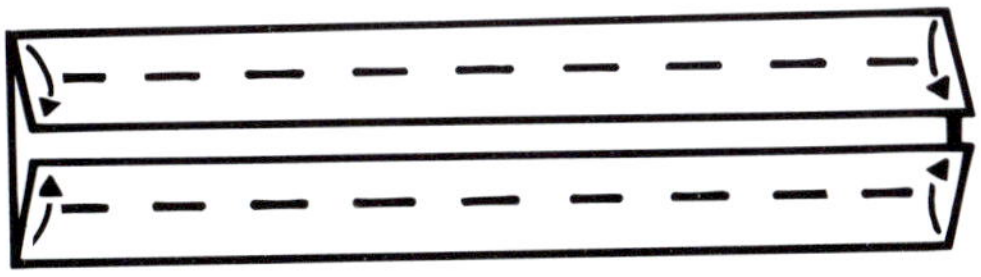

3 … bis sich …

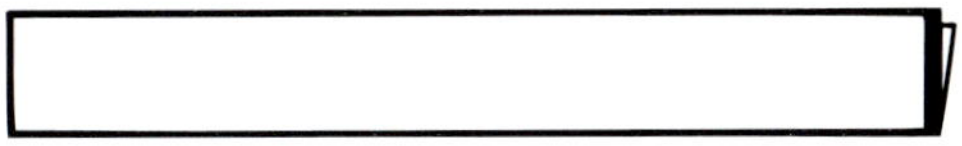

4 … ein Band in der gewünschten Breite ergibt.

Falten eines Schals

Das Falten eines Schals zu einem Band

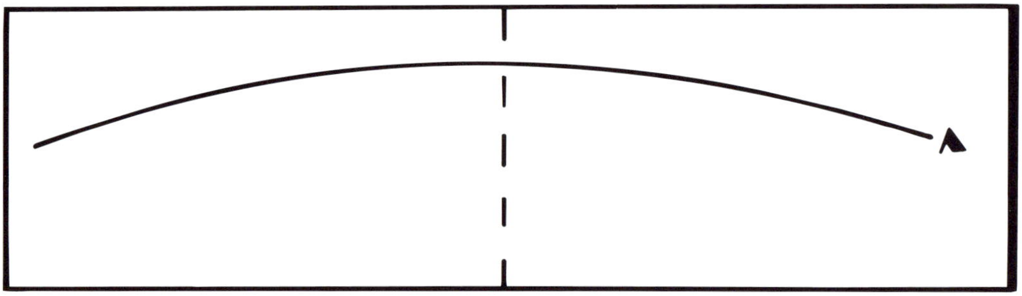

1 Falten Sie einen Schal entlang der gestrichelten Linie zur Hälfte

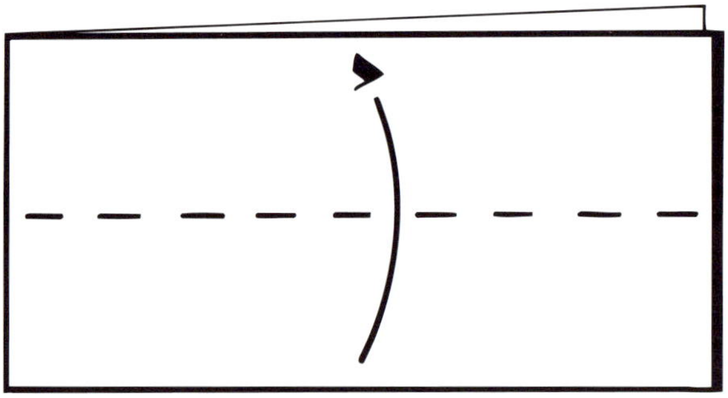

2 Halbieren Sie den Schal entlang der gestrichelten Linie so lange, bis sich …

3 … ein Band in der gewünschten Breite ergibt.

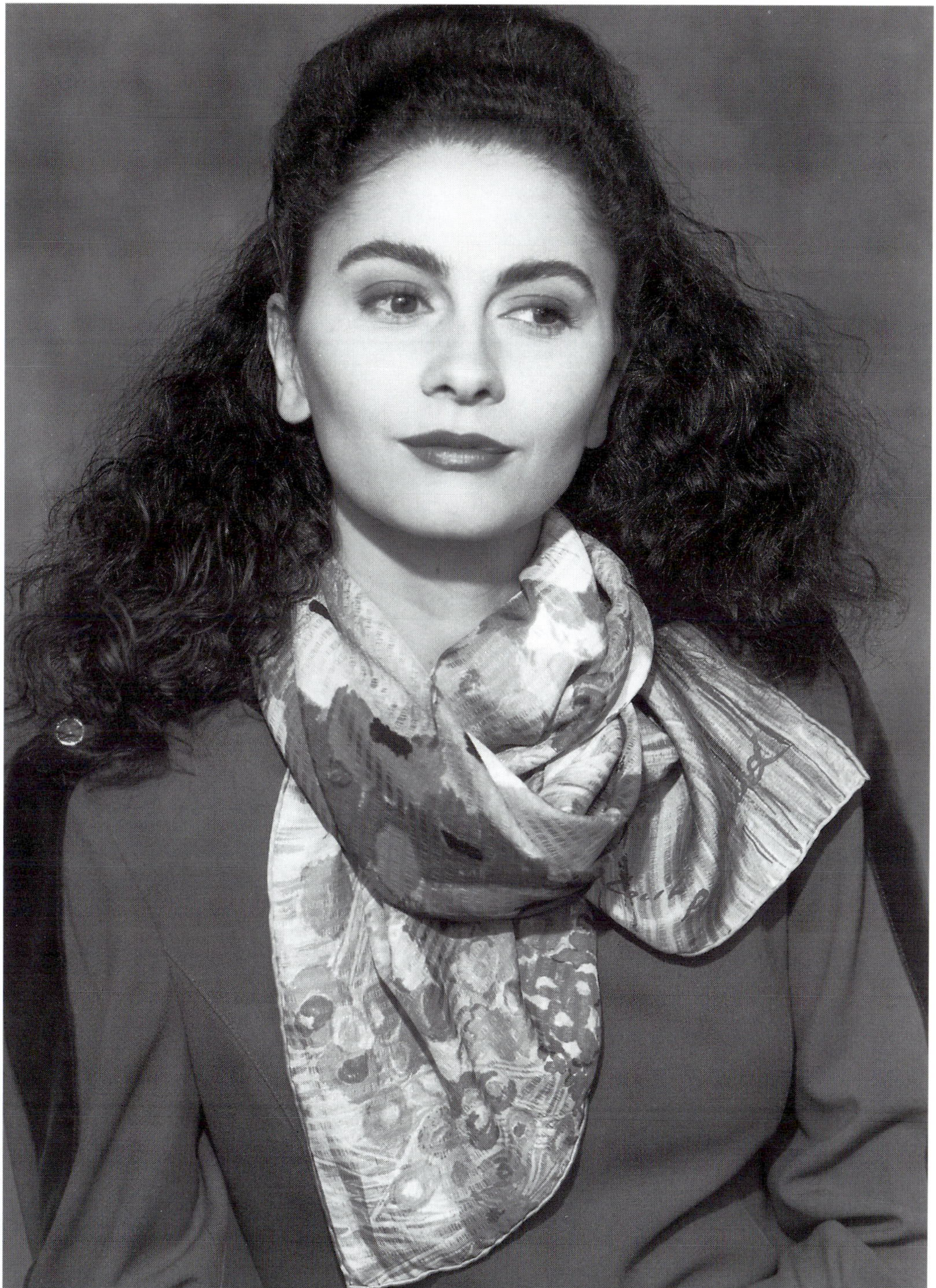

Der Halbe Überschlag

Der Halbe Überschlag

Der Halbe Überschlag für Rechtshänder

Dieses ist der erste Handgriff für viele Knoten und jedem geläufig.

Alle Zeichnungen sind spiegelverkehrt. Legen Sie das Buch vor sich an den Spiegel und knoten Sie genauso, wie die Abbildungen es zeigen.

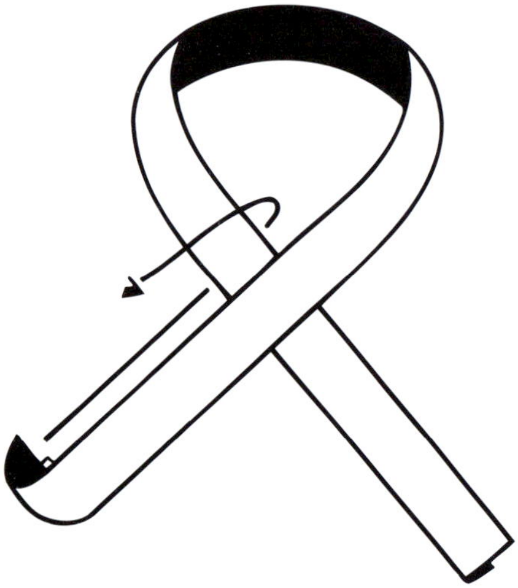

1 Legen Sie das gefaltete Tuch so, daß sich zwei ungleiche Tuchenden ergeben, ein längeres für den Knoten und ein kürzeres.

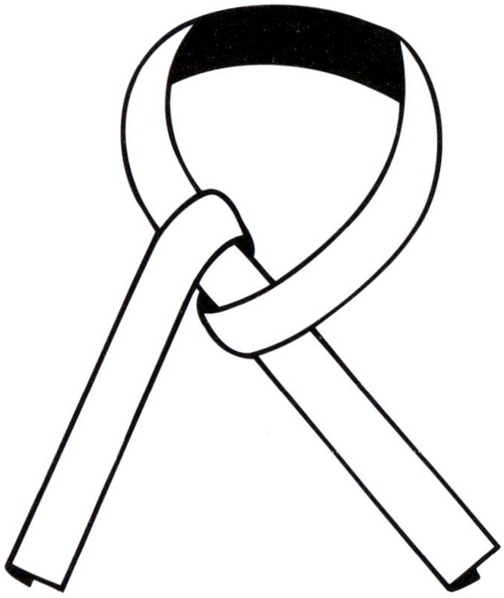

2 Schlingen Sie das längere Ende einmal um das kürzere.

3 Drapieren Sie das längere Ende über dem kürzeren.

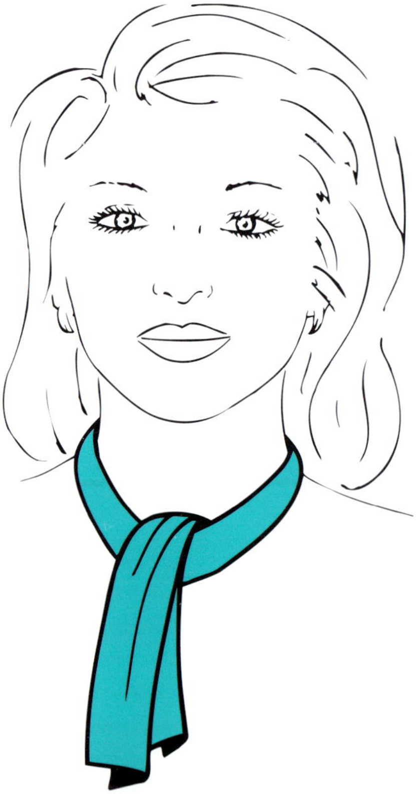

Der halbe Überschlag kann in den Blusen- oder Mantelausschnitt gesteckt oder offen getragen werden.

Der halbe Überschlag für Linkshänder

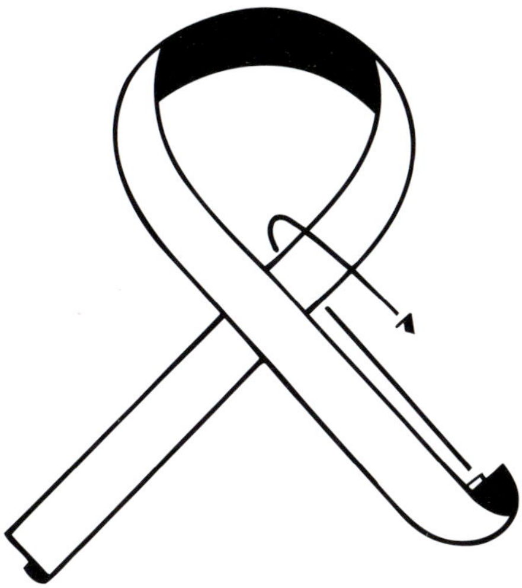

1 Legen Sie das gefaltete Tuch so, daß sich zwei ungleiche Tuchenden ergeben, ein längeres für den Knoten und ein kürzeres.

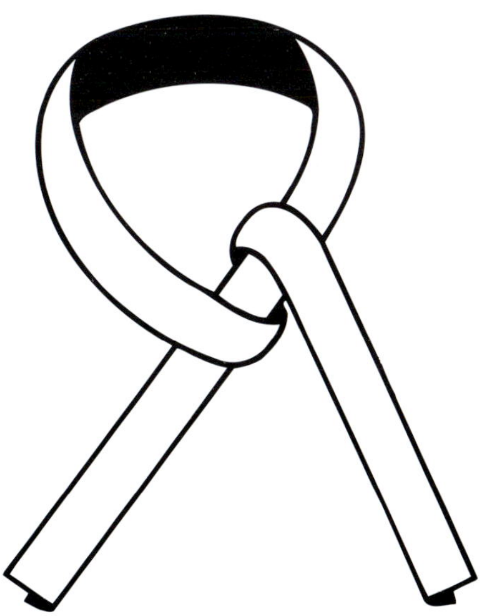

2 Schlingen Sie das längere Ende einmal um das kürzere.

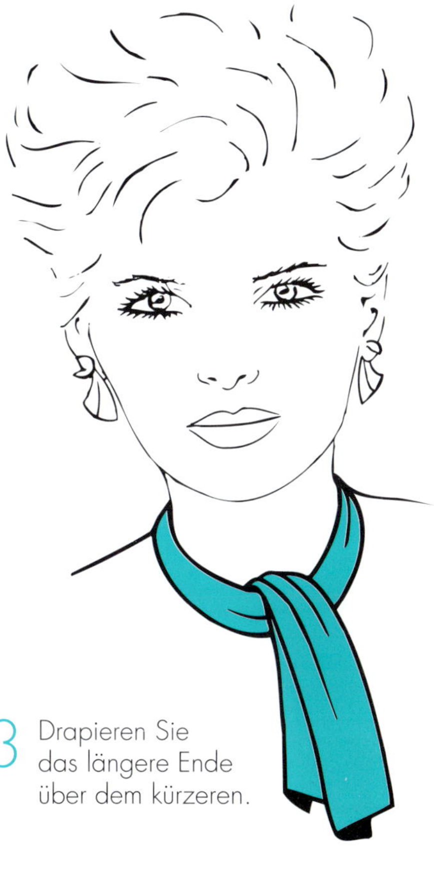

3 Drapieren Sie das längere Ende über dem kürzeren.

Dieses ist der erste Handgriff für viele Knoten und jedem geläufig.

Alle Zeichnungen sind spiegelverkehrt. Legen Sie das Buch vor sich an den Spiegel und knoten Sie genauso, wie die Abbildungen es zeigen.

Der halbe Überschlag kann in den Blusen- oder Mantelausschnitt gesteckt oder offen getragen werden.

Der Grundknoten

Der Grundknoten für Rechtshänder

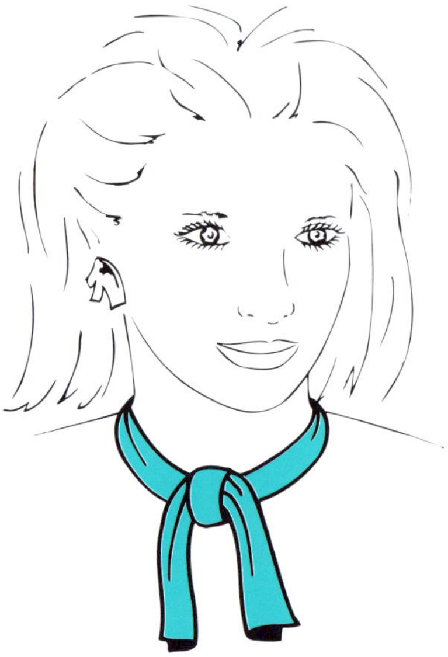

Der Grundknoten ist sehr wichtig. Er ist die Basis für viele weitere Knoten. Er wird aus zwei halben Überschlägen geknotet. Zum Schluß ergibt sich ein flaches, gerades Mittelstück.

Alle Zeichnungen sind spiegelverkehrt. Legen Sie das Buch vor sich an den Spiegel und knoten Sie genauso, wie die Abbildungen es zeigen.

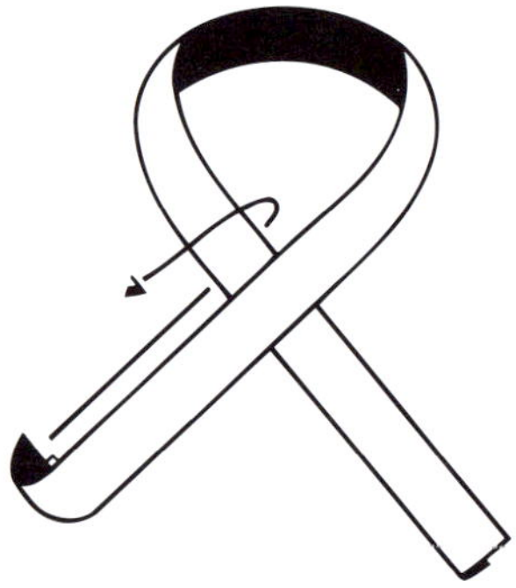

1 Schlingen Sie ein etwas längeres Ende über ein etwas kürzeres.

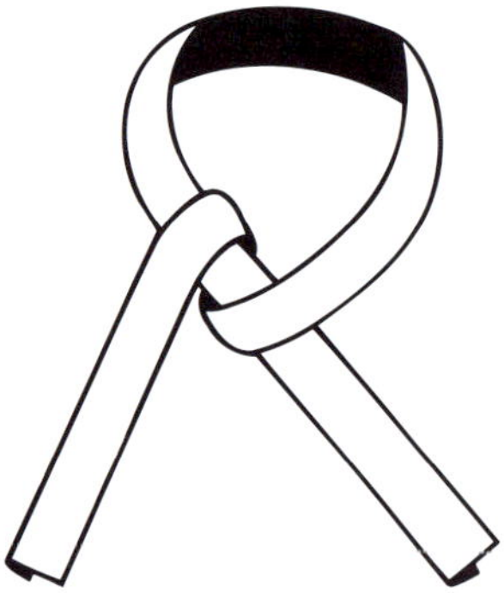

2 Halber Überschlag

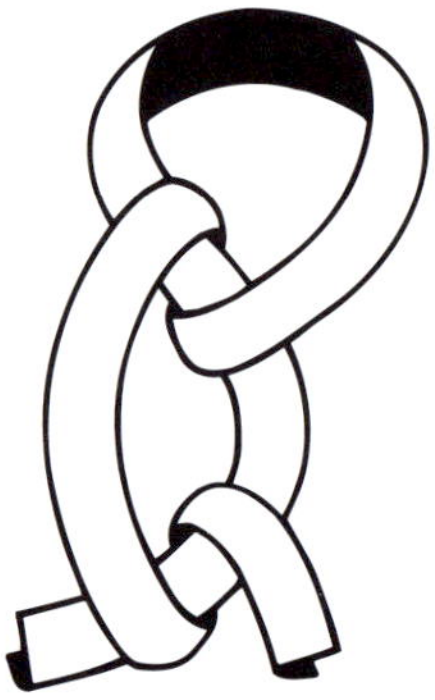

3 Knoten Sie einen weiteren halben Überschlag über das untere kürzere Ende.

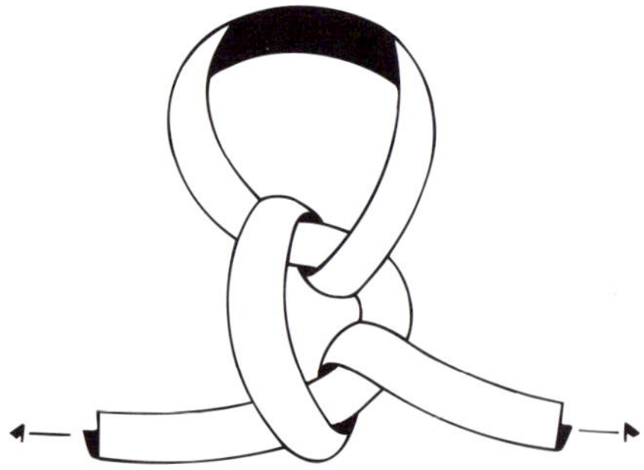

4 Ziehen Sie den Knoten zu, indem Sie beide Tuchenden parallel in horizontaler Richtung ziehen.

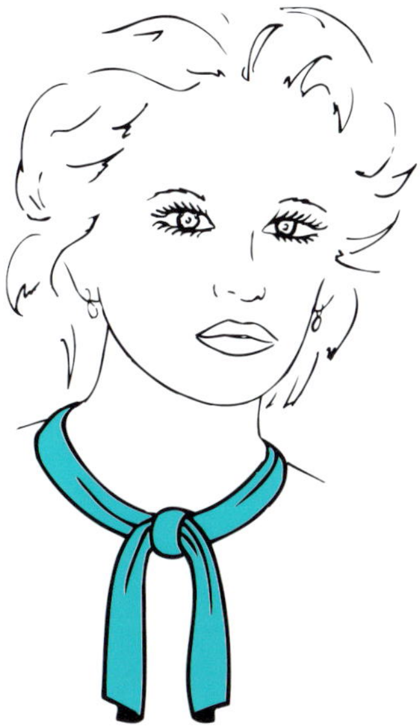

Der Grundknoten für Linkshänder

Der Grundknoten ist sehr wichtig. Er ist die Basis für viele weitere Knoten. Er wird aus zwei halben Überschlägen geknotet. Zum Schluß ergibt sich ein flaches, gerades Mittelstück.

Alle Zeichnungen sind spiegelverkehrt. Legen Sie das Buch vor sich an den Spiegel und knoten Sie genauso, wie die Abbildungen es zeigen.

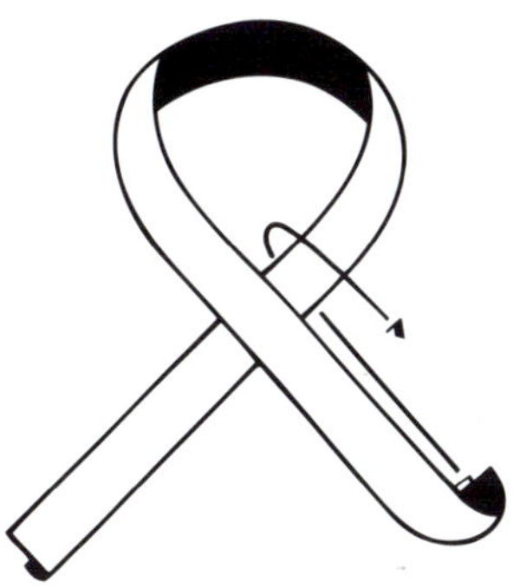

1 Schlingen Sie ein etwas längeres Ende über ein etwas kürzeres.

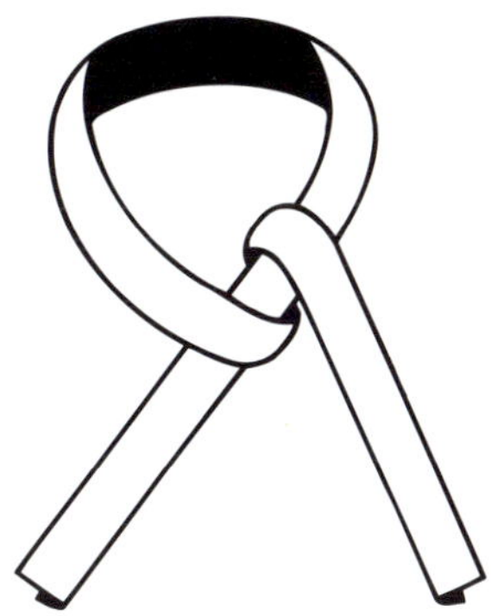

2 Halber Überschlag

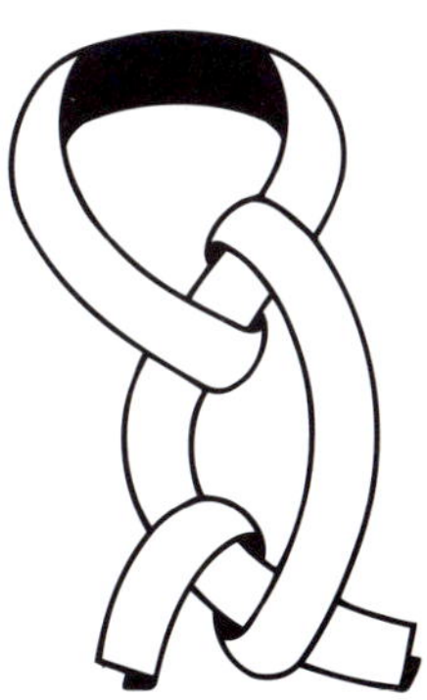

3 Knoten Sie einen weiteren halben Überschlag über das untere kürzere Ende.

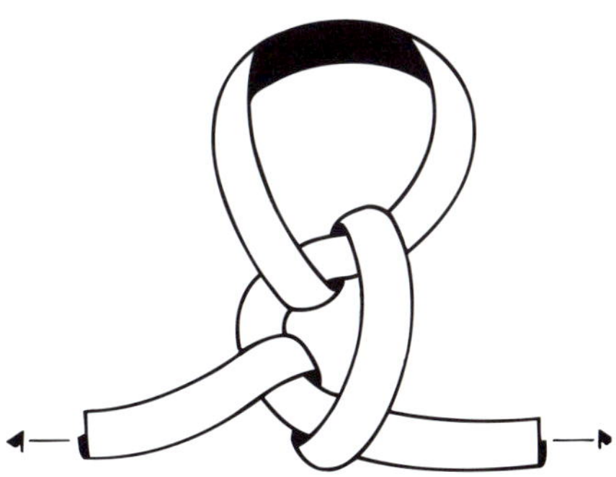

4 Ziehen Sie den Knoten zu, indem Sie beide Tuchenden parallel in horizontaler Richtung ziehen.

Der Grundknoten

Die 2 Geheimnisse um den richtigen Grundknoten

Das A und O beim Tuchbinden ist das Wissen um den richtigen Grundknoten. Dieser sollte flach und eben sein. Er zeigt seine Tücken und verdreht sich, wenn man nicht zwei Kniffe kennt:

So nicht !!

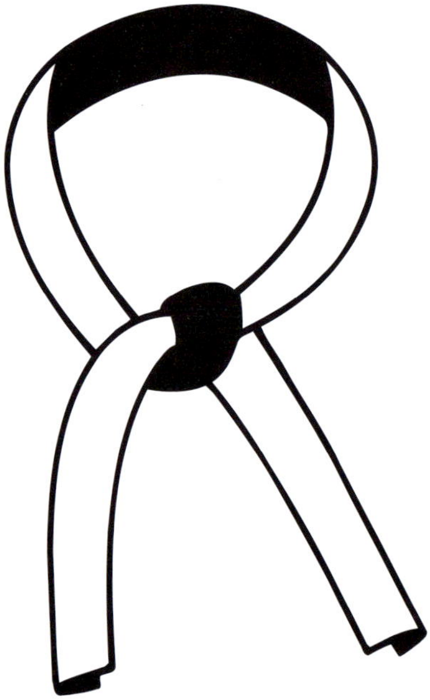

Sondern so !!

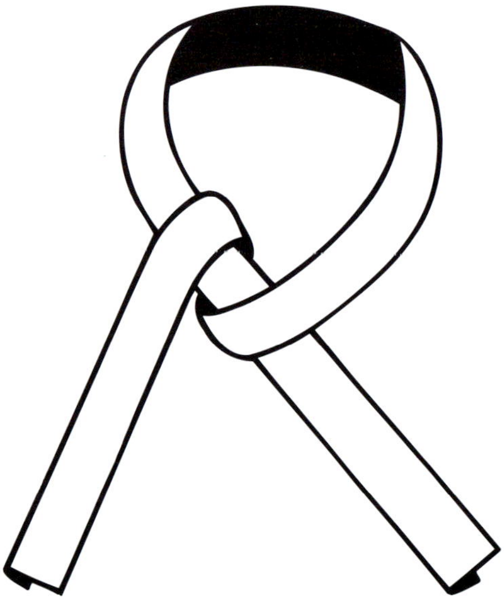

Dieses Ende locker halten

Dieses Ende straff halten

1 Der erste Kniff ist, das obere längere Ende nicht zu straff zu ziehen, aber das untere kürzere Ende straff zu halten. Zieht man das längere Ende zu straff, verwindet sich automatisch der Knoten, denn das kürzere Ende stülpt sich nach vorne.

2 Der zweite Kniff ist, den Knoten horizontal zuzuziehen, das linke Ende mit der linken Hand, das rechte mit der rechten Hand. Wenn Sie die Hände beim Zuziehen überkreuzen, verwindet sich der Knoten.

FÜLLENDE IDEEN FÜR

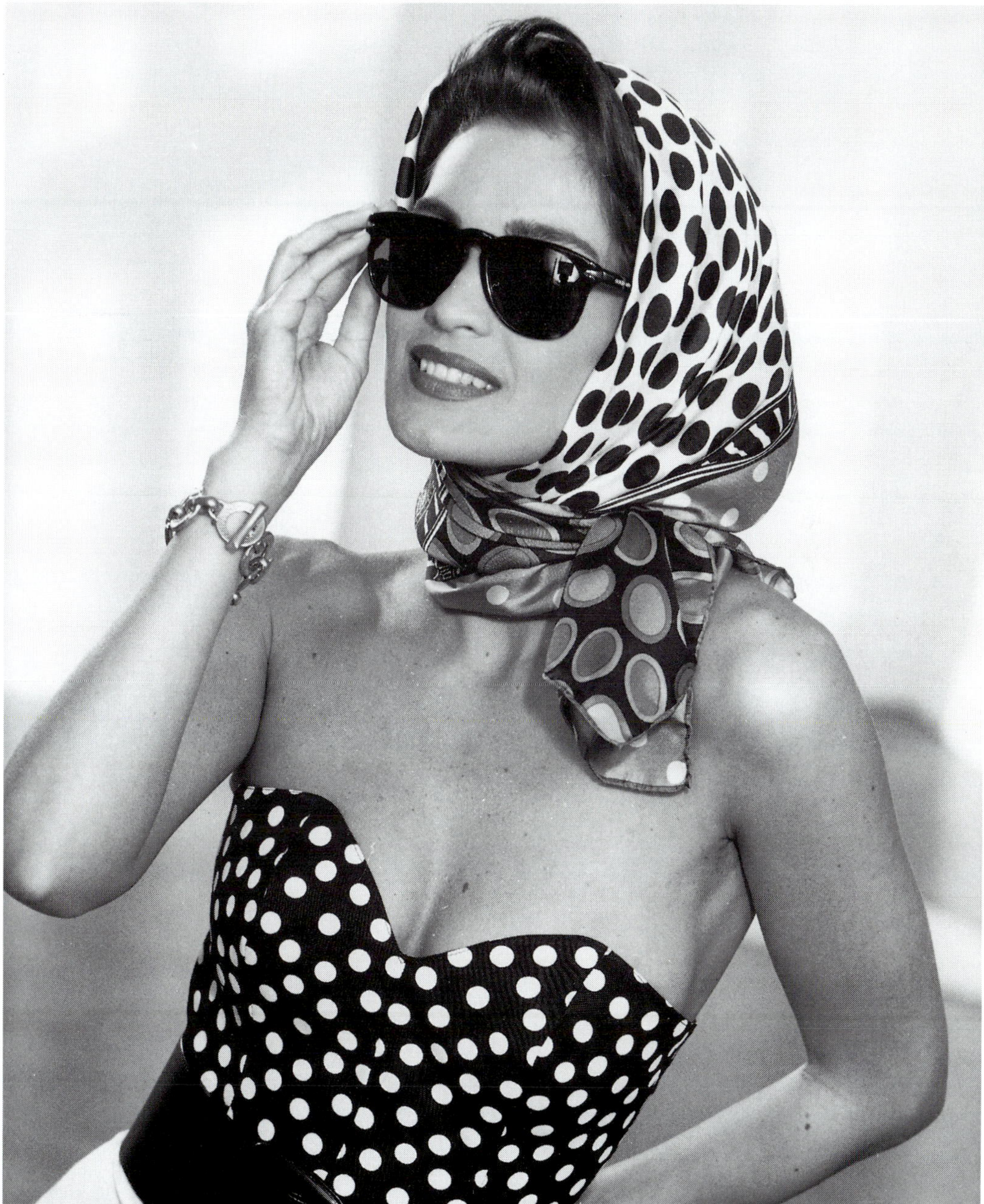

OFFENE ANSICHTEN

SCHILDKRÖTENKRAGEN

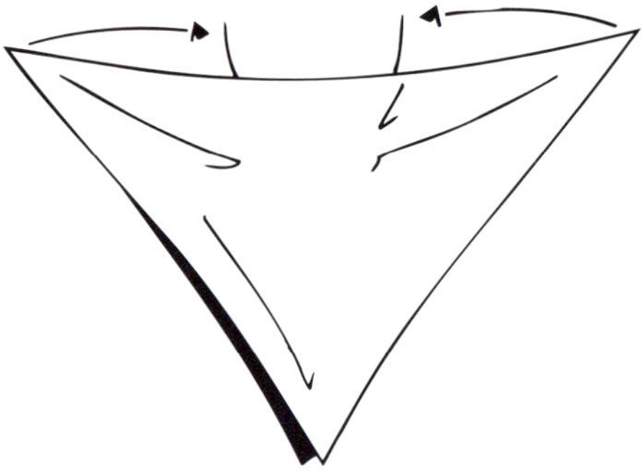

1 Legen Sie ein viereckiges Tuch zu einem Dreieck und halten Sie es wie einen Haremsschleier vors Gesicht. Überkreuzen Sie die Enden im Nacken.

2 Führen Sie die Enden wieder nach vorne und verknoten Sie sie unter dem Kinn mit dem Grundknoten.

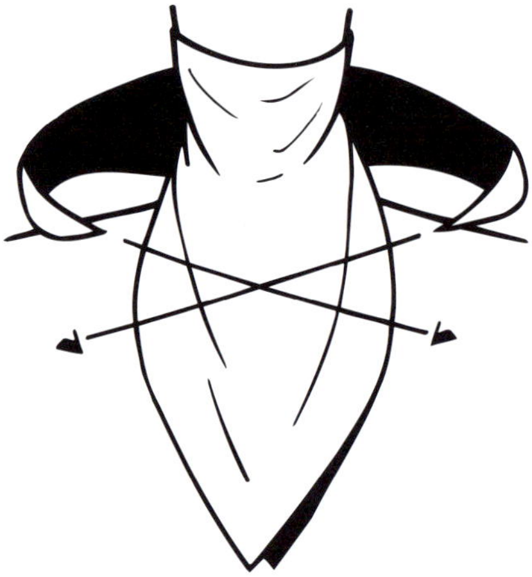

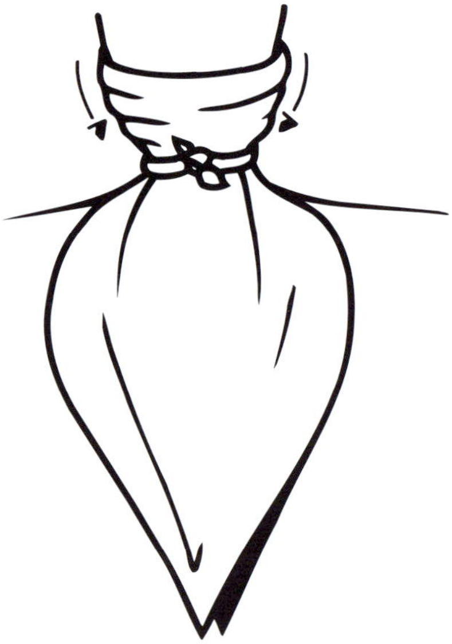

3 Rollen Sie das obere Tuchstück herunter und verdecken Sie damit den Grundknoten.

4 Zupfen Sie den Schildkrötenkragen dekorativ zurecht und stecken Sie die Spitze des Dreiecks in Ihren Ausschnitt.

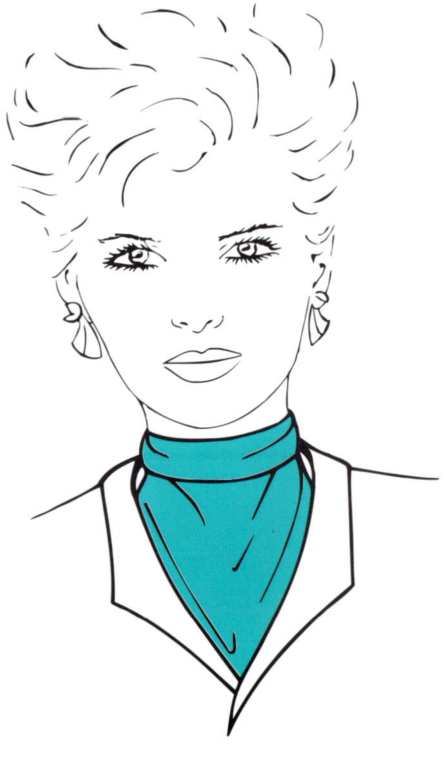

BANDIT

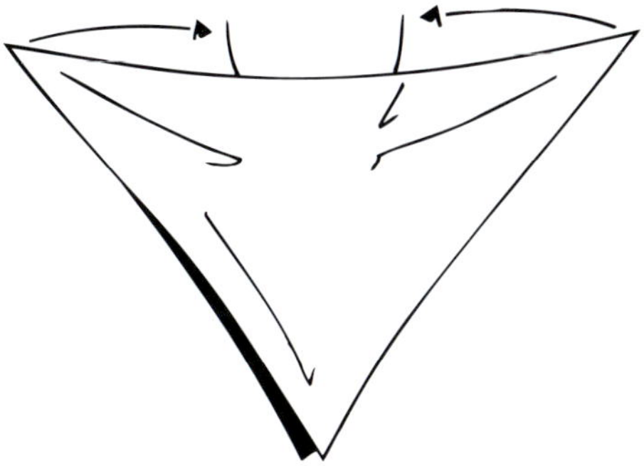

1 Legen Sie ein viereckiges Tuch zu einem Dreieck und halten Sie es wie einen Haremsschleier vors Gesicht. Überkreuzen Sie die Enden im Nacken.

2 Führen Sie die Enden wieder nach vorne und machen Sie einen Grundknoten.

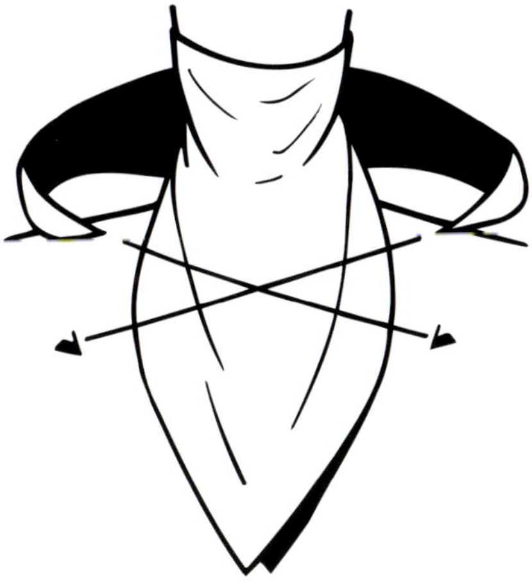

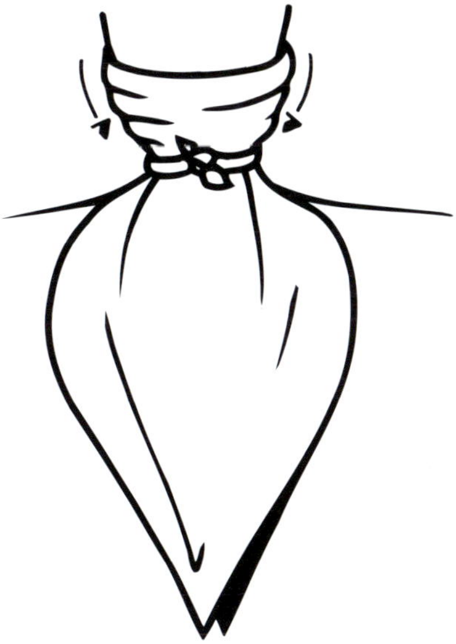

3 Schlagen Sie das obere Tuchstück herunter, daß der Knoten noch sichtbar bleibt.

4 Zupfen Sie das ganze dekorativ zurecht und stecken Sie die Spitze des Dreiecks in Ihren Ausschnitt.

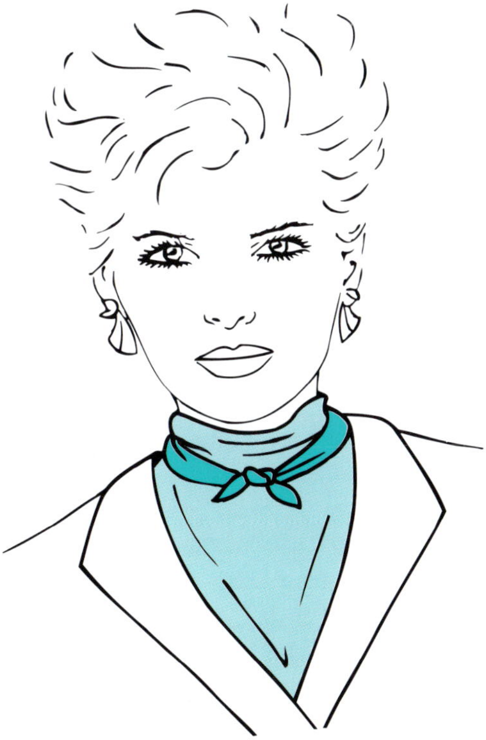

KOSAKE

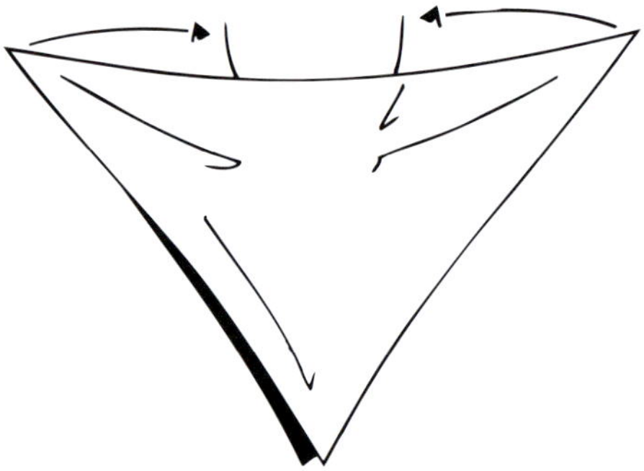

1 Legen Sie ein viereckiges Tuch zu einem Dreieck und halten Sie es wie einen Haremsschleier vors Gesicht. Überkreuzen Sie die Enden im Nacken.

2 Führen Sie die Enden wieder nach vorne und machen Sie einen Knoten.

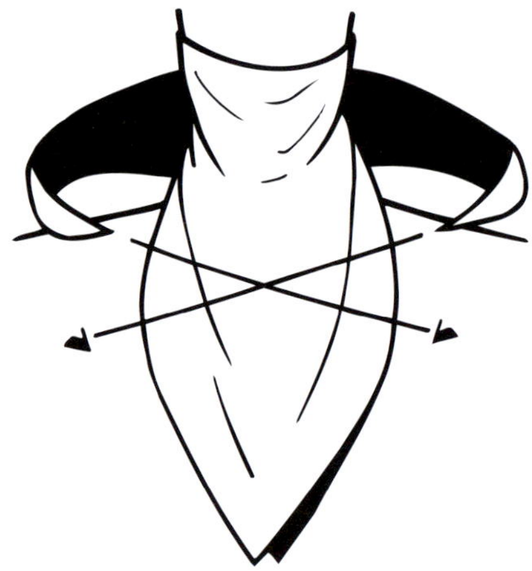

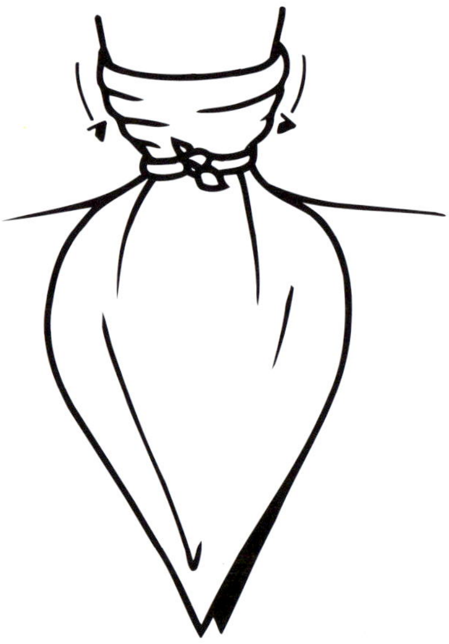

3 Schlagen Sie das obere Tuchstück weit und locker herunter.

4 Zupfen Sie den Kosakenschal dekorativ zurecht und stecken Sie die Spitze des Dreiecks in Ihren Ausschnitt.

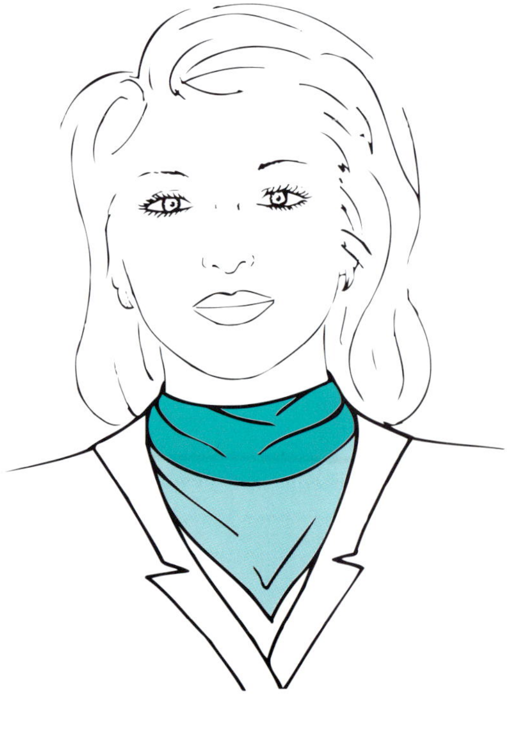

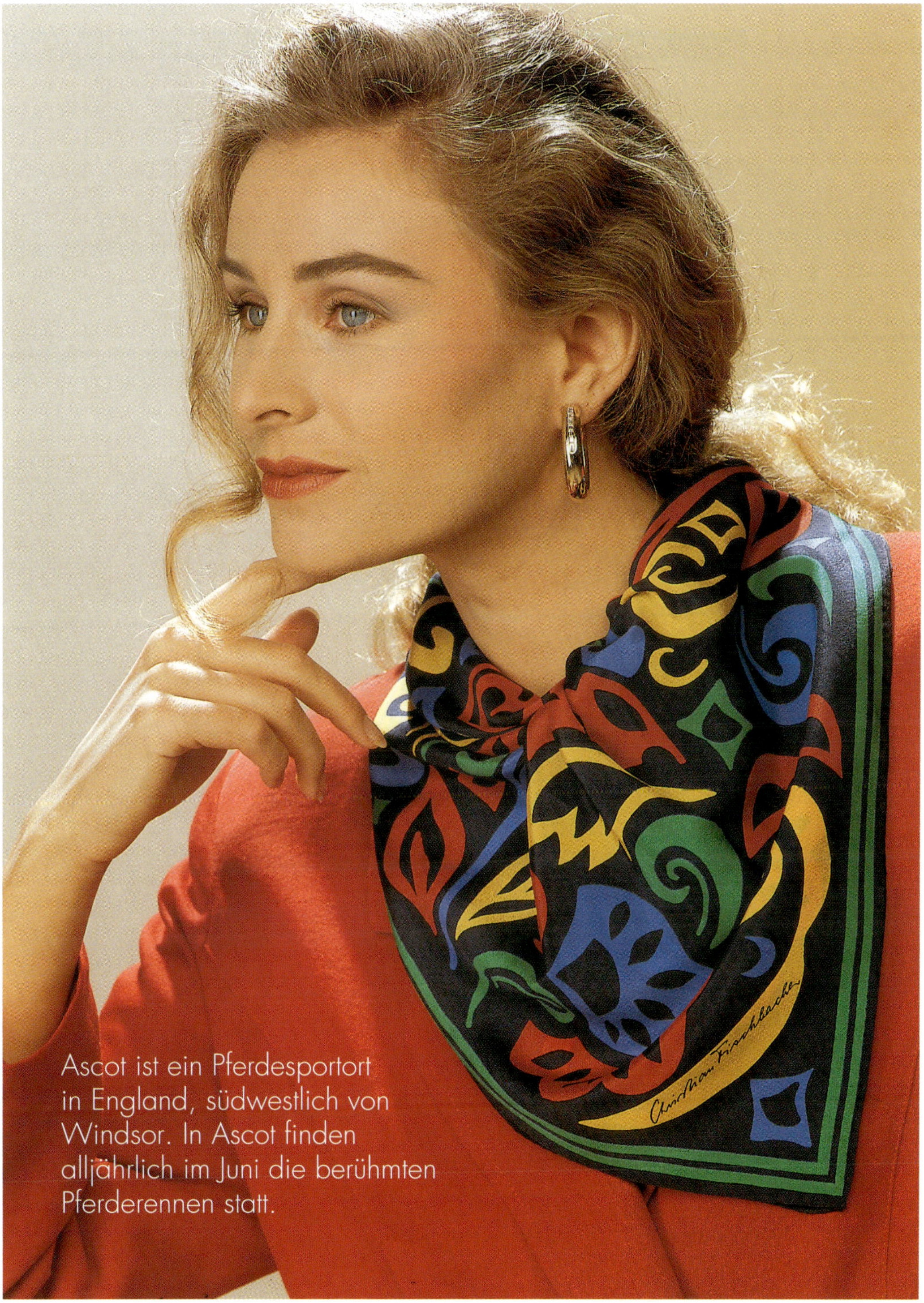

Ascot ist ein Pferdesportort in England, südwestlich von Windsor. In Ascot finden alljährlich im Juni die berühmten Pferderennen statt.

ASCOTS

ASCOT

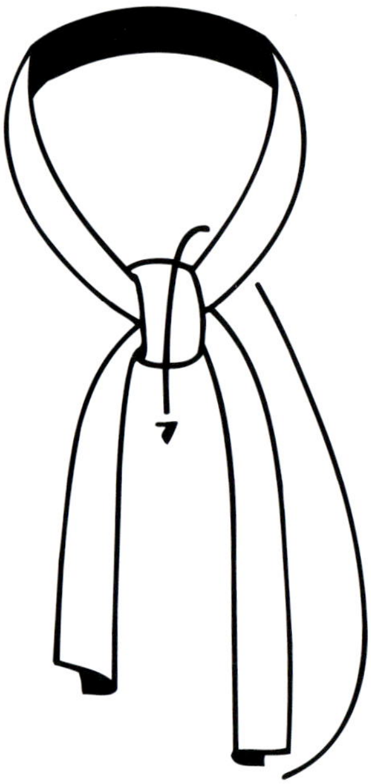

Wer kennt Sie nicht? Die verrutschten und aufgelösten Tücher, die man sich vorher sorgfältig in den Ausschnitt gesteckt hat. Hier ein Tip, wie Sie jeglichem Verrutschen des Tuchs ein Ende bereiten.

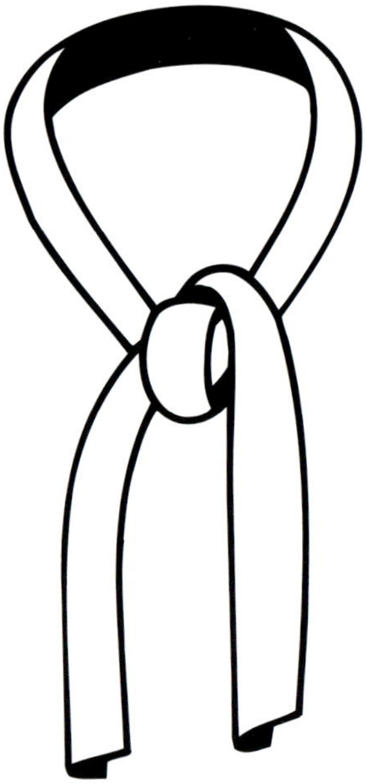

1 Legen Sie sich das Tuch um den Hals und befestigen Sie es mit dem Grundknoten. Ein Ende bleibt länger.

2 Machen Sie mit dem längeren Ende einen halben Überschlag über den Grundknoten.

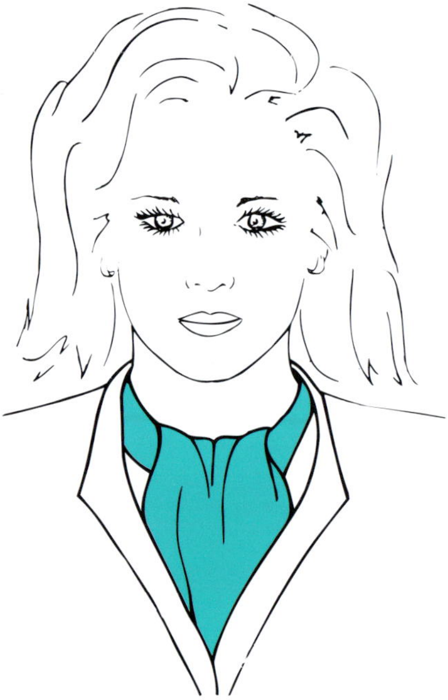

3 Zupfen Sie das obere Ende dekorativ zurecht und stecken Sie es in den Ausschnitt.

RINGASCOT I

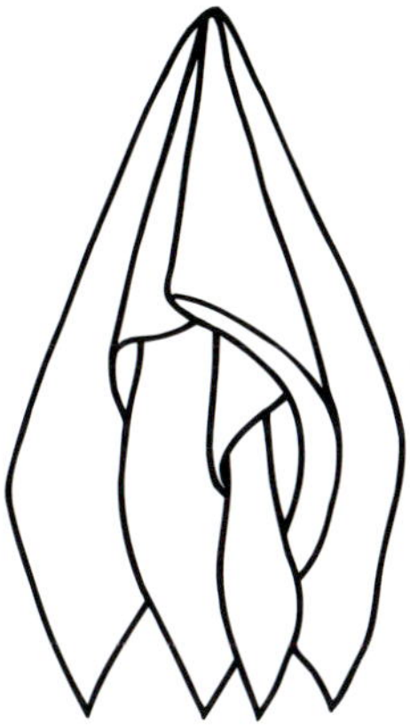

1 Fassen Sie das Tuch im Zentrum und lassen Sie die Enden locker herunterfallen.

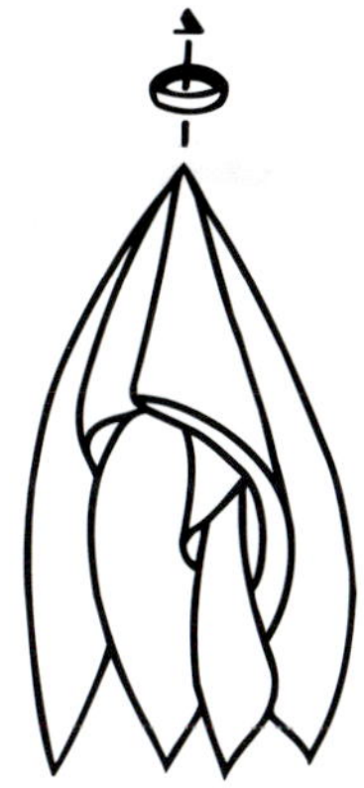

2 Ziehen Sie ein Haargummi, eine Tuchspange oder einen kleinen Gardinenring über die Spitze des Zentrums.

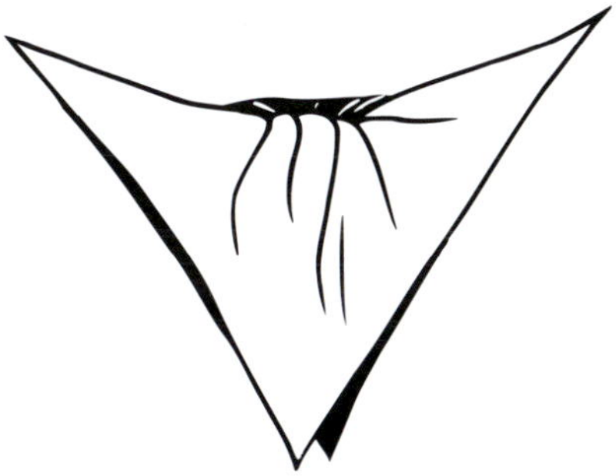

3 Schlagen Sie das Tuch über den Knoten, so daß der Knoten nach innen zeigt. Fassen Sie das Tuch an zwei gegenüberliegenden Enden, damit sich ein Dreieck bildet.

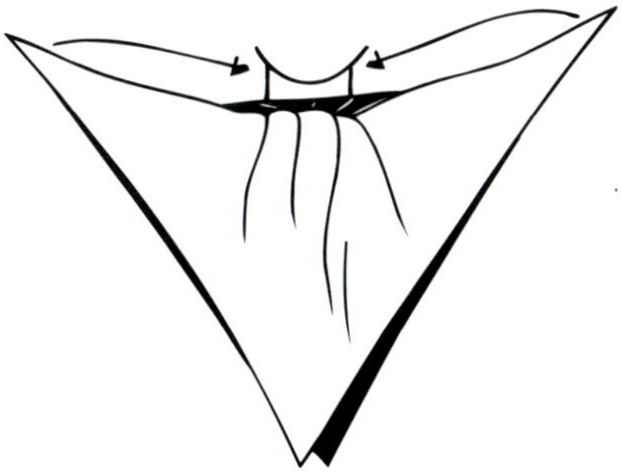

4 Legen Sie das Tuch locker von vorne um den Hals und befestigen Sie es hinten mit dem Grundknoten.

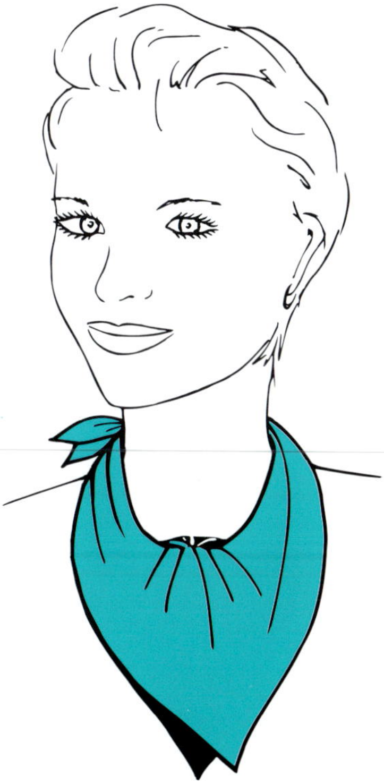

5 Zupfen Sie das Tuch dekorativ zurecht und stecken Sie es sich in den Ausschnitt oder lassen Sie es locker heraushängen.

RINGASCOT II

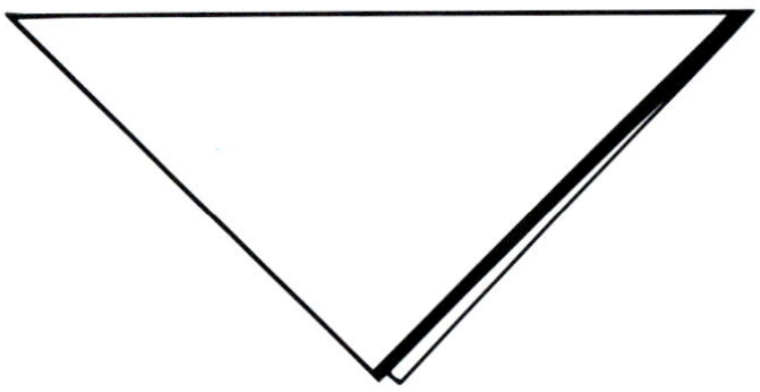

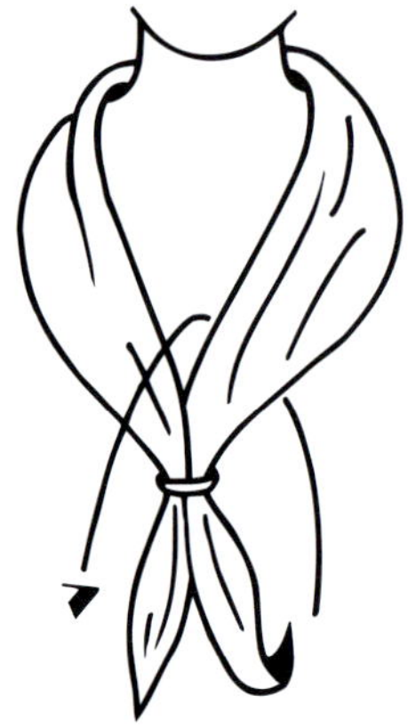

1 Falten Sie ein quadratisches Tuch zum Dreieck.

2 Legen Sie es sich um den Hals und stecken Sie beide Tuchzipfel durch einen Ring.

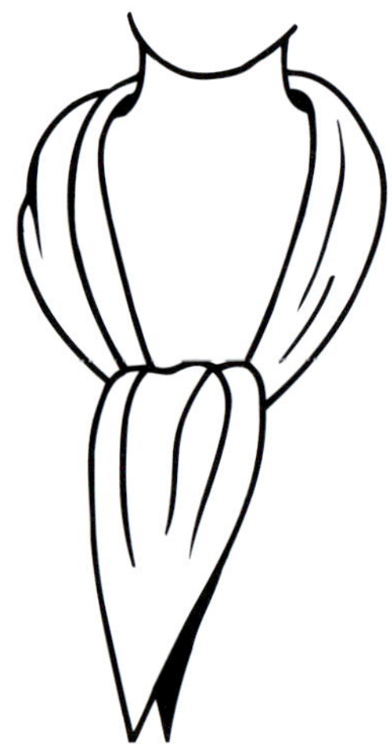

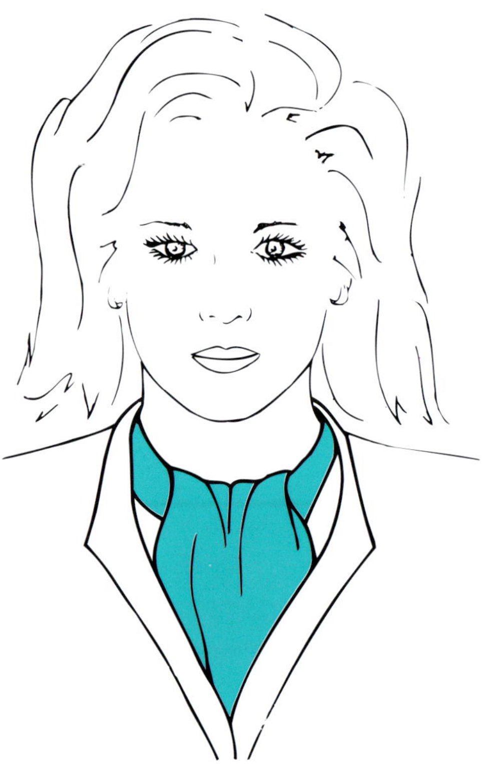

3 Machen Sie mit dem oberen Tuchzipfel einen halben Überschlag.

4 Zupfen Sie das Tuch dekorativ zurecht und stecken Sie es sich in den Ausschnitt.

Knotenascot

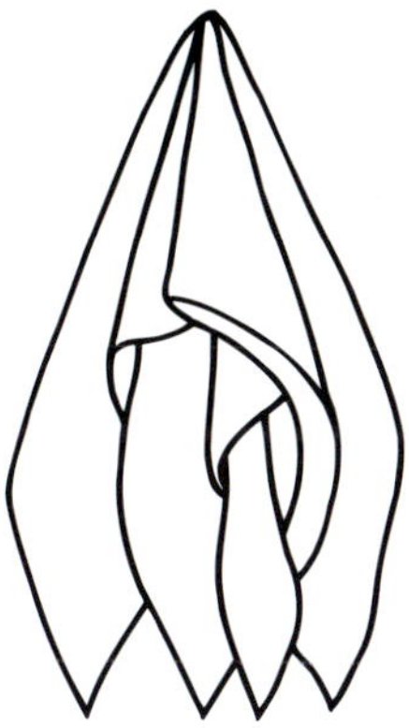

1 Fassen Sie das Tuch im Zentrum und lassen Sie die Enden locker herunterfallen.

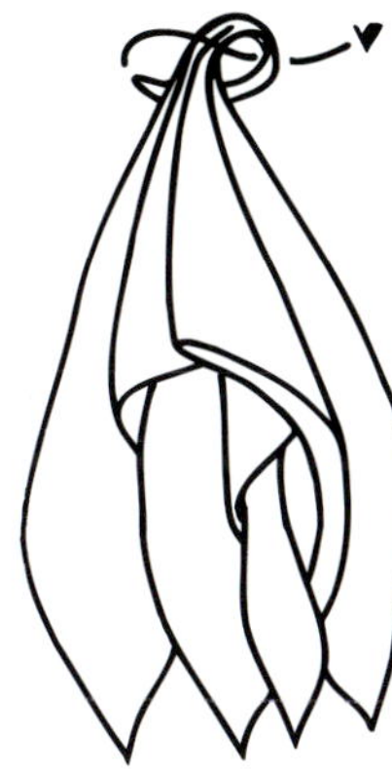

2 Bilden Sie aus der Spitze des Zentrums einen kleinen Knoten.

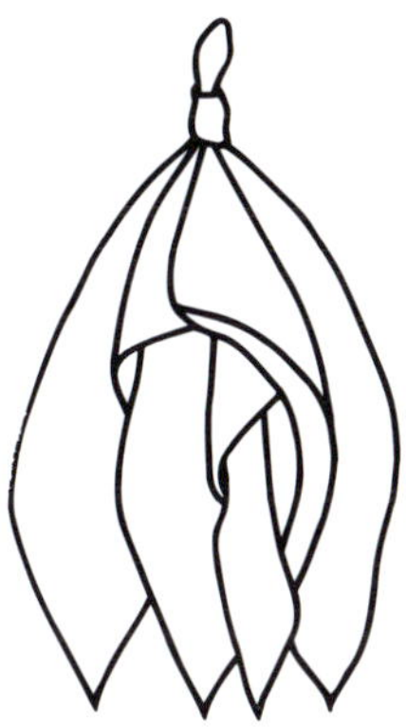

3 Fassen Sie das Tuch an zwei gegenüberliegenden Zipfeln.

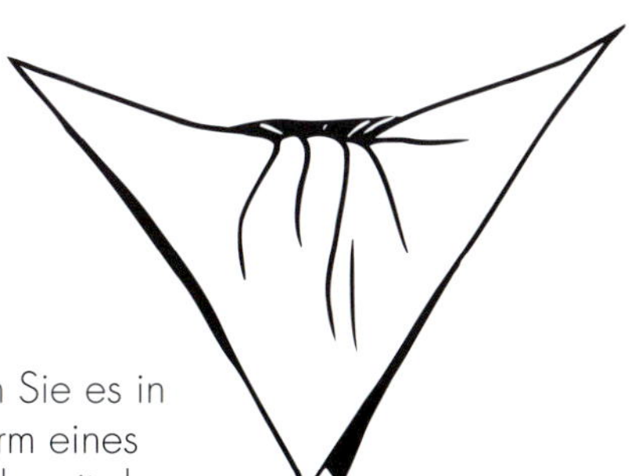

4 Ziehen Sie es in die Form eines Dreiecks mit dem Knoten in der Innenseite.

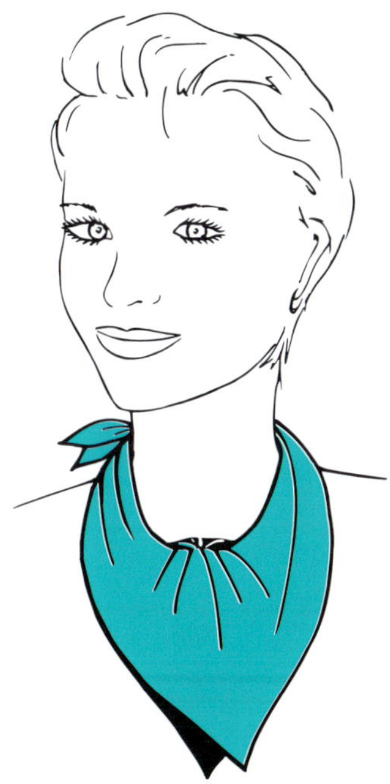

5 Legen Sie das Tuch locker von vorne um den Hals und befestigen Sie es hinten mit dem Grundknoten.

Zupfen Sie das Tuch dekorativ zurecht und stecken Sie es sich in den Ausschnitt oder lassen Sie es locker heraushängen.

Schlaufenknoten

Sch(l)aufmasche

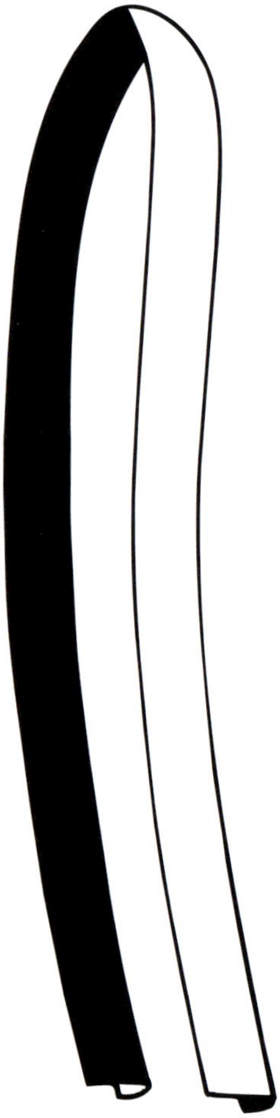

1 Falten Sie einen langen Schal der Länge nach in der Mitte.

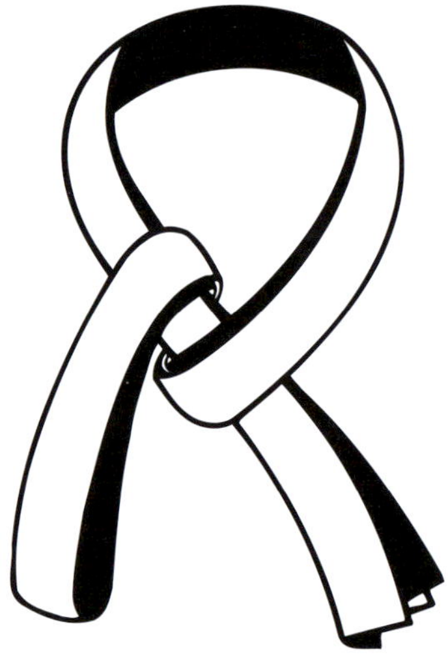

2 Legen Sie sich den Schal von hinten um den Hals und machen Sie mit der Schlaufenseite einen halben Überschlag.

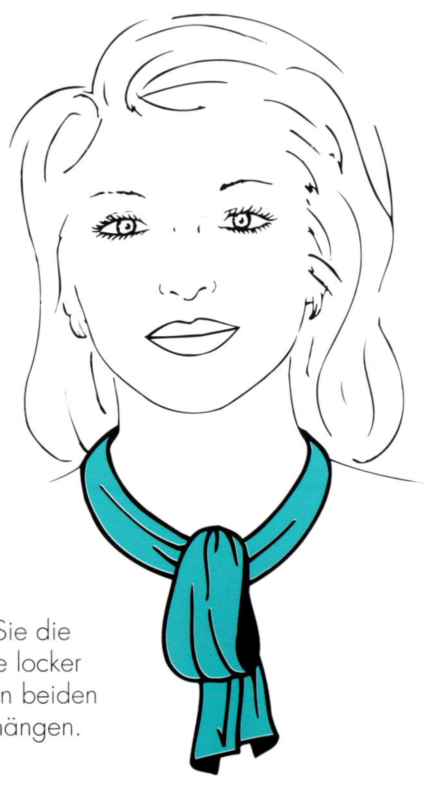

3 Lassen Sie die Schlaufe locker über den beiden Enden hängen.

Schlaufenknoten

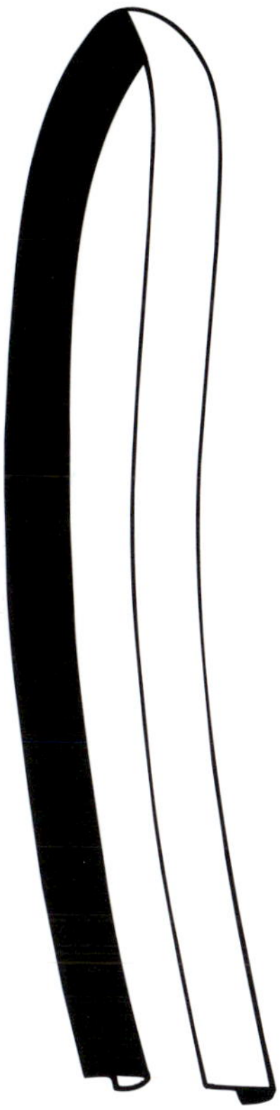

1 Falten Sie einen langen Schal der Länge nach in der Mitte.

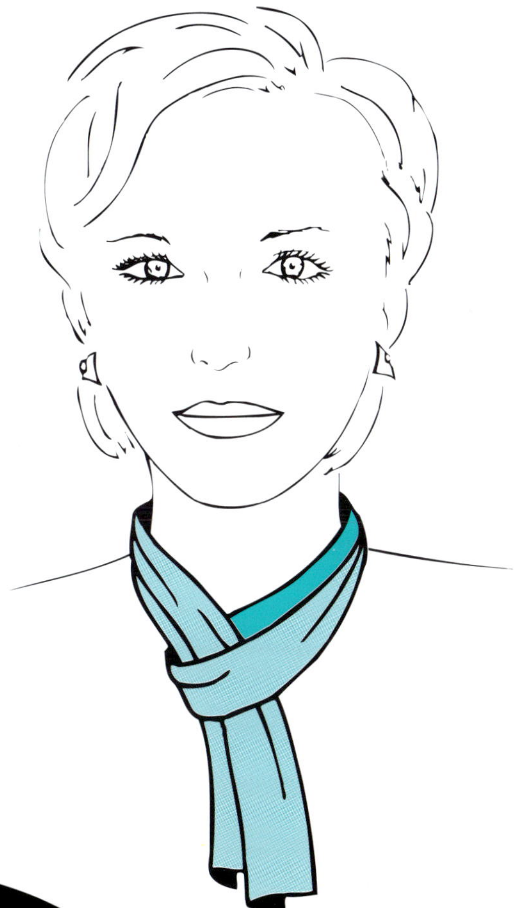

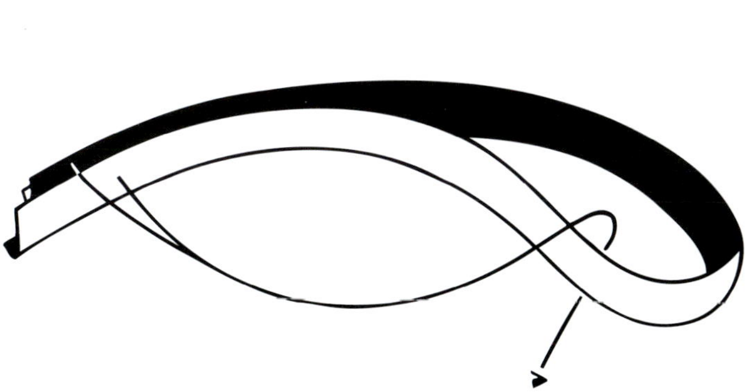

2 Legen Sie den Schal von hinten um den Hals und führen Sie beide Enden durch die Schlaufe.

3 So können Sie leicht einen zu langen Schal verkürzen.

RAUPENSCHLAUFE

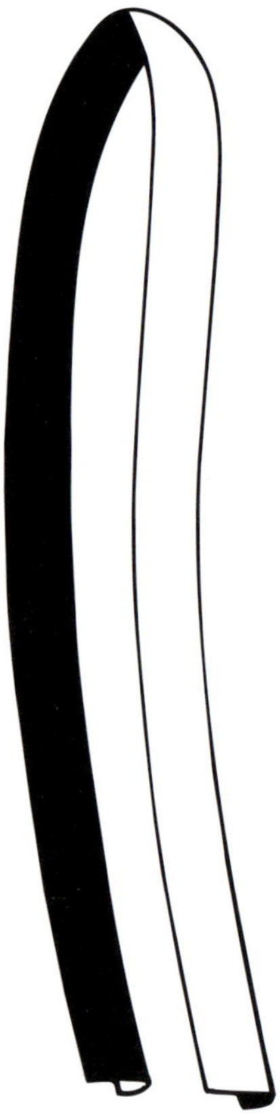

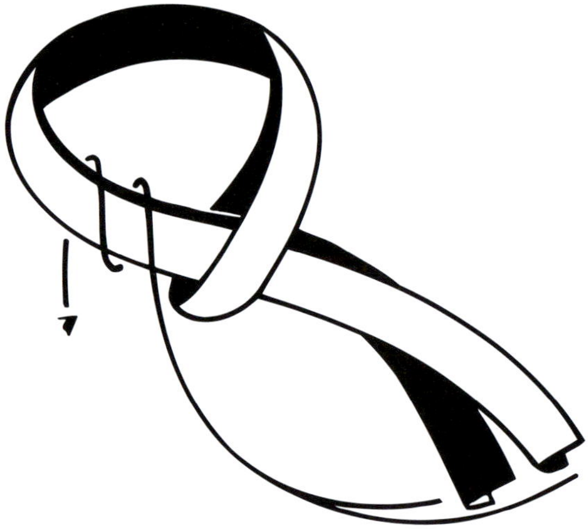

1 Falten Sie einen langen Schal der Länge nach in der Mitte.

3 Schlingen Sie die beiden Enden mehrmals um das Halsband herum.

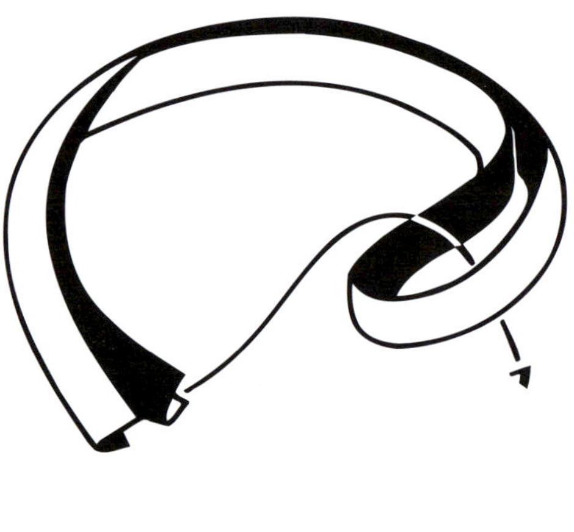

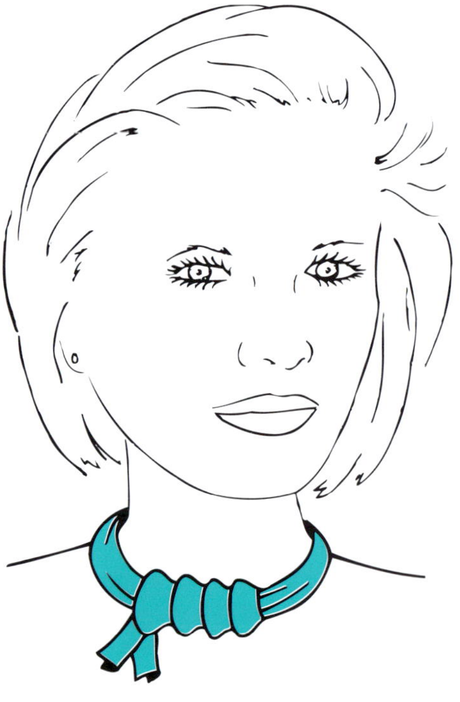

2 Führen Sie die Enden durch die Schlaufe.

SCHLAUFENKETTE

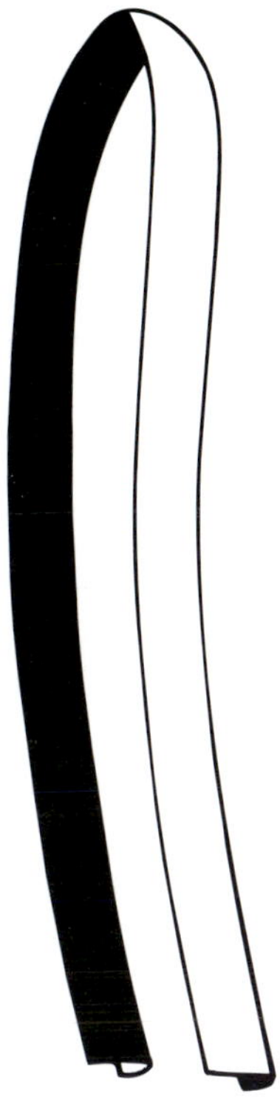

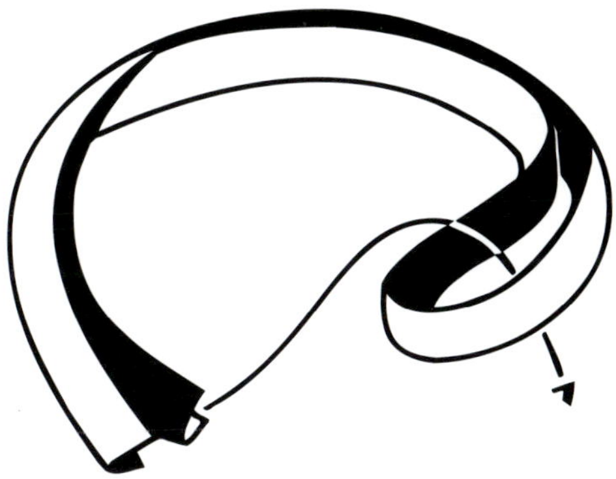

1 Falten Sie einen langen Schal der Länge nach in der Mitte.

2 Führen Sie die Enden durch die Schlaufe.

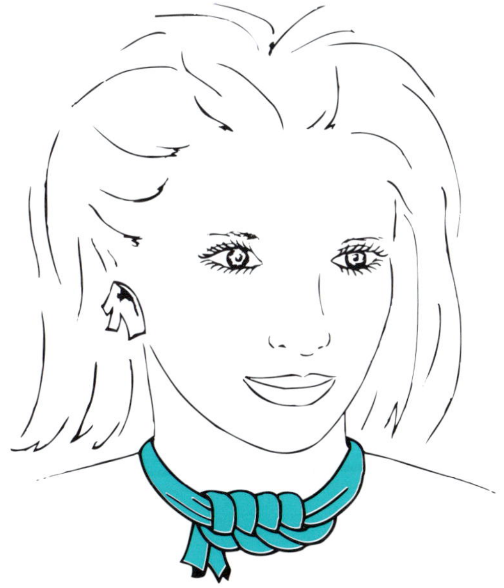

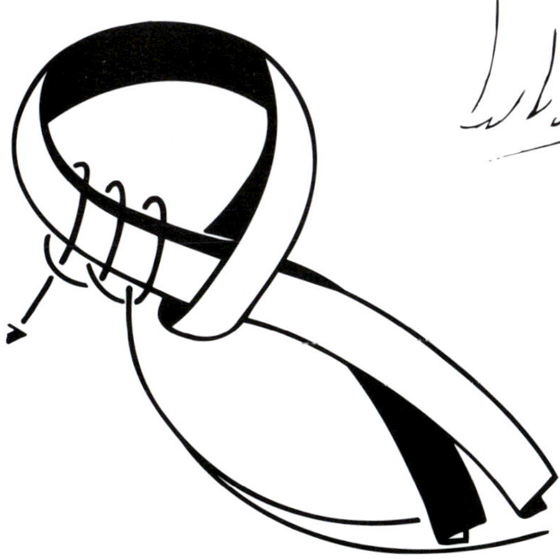

3 Schlingen Sie die beiden Enden mehrmals um das Halsband herum. Führen Sie dabei die beiden Enden durch die sich jeweils bildende Schlinge.

Webschlaufe

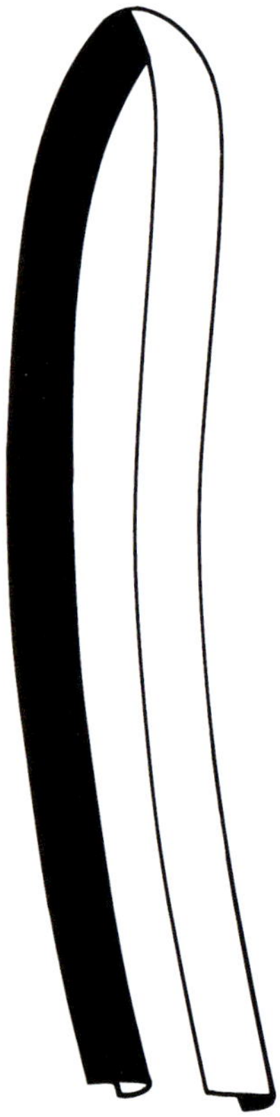

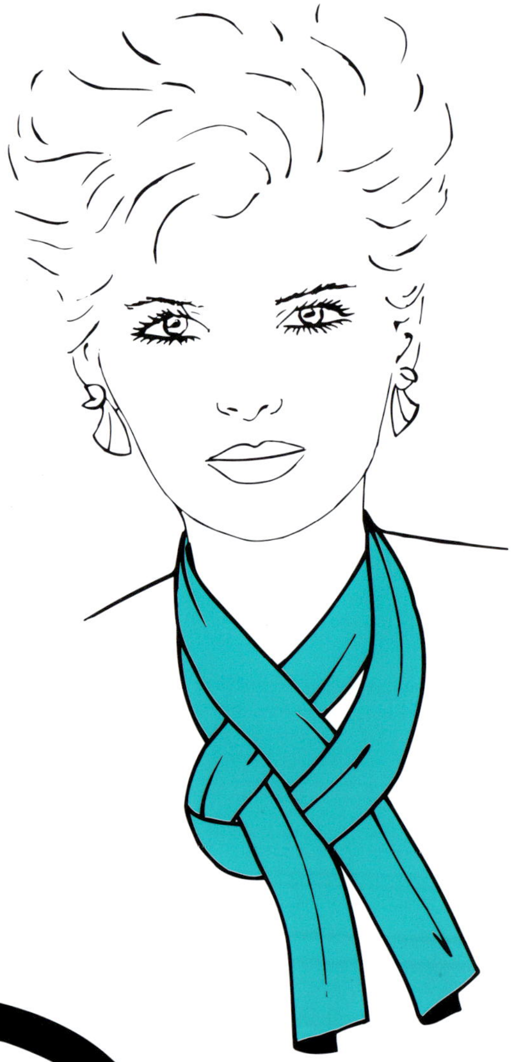

1 Falten Sie den Schal der Länge nach in der Mitte.

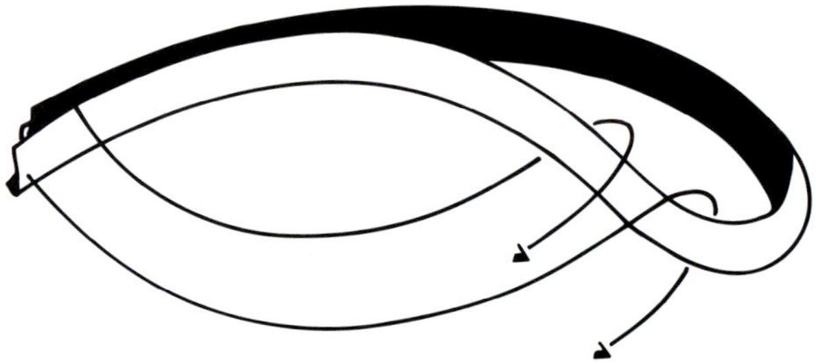

2 Legen Sie sich den Schal von hinten um den Hals und fädeln Sie die Schalenden versetzt wie beim Weben durch die Schlaufe.

3 Zupfen Sie den Schal locker und dekorativ zurecht.

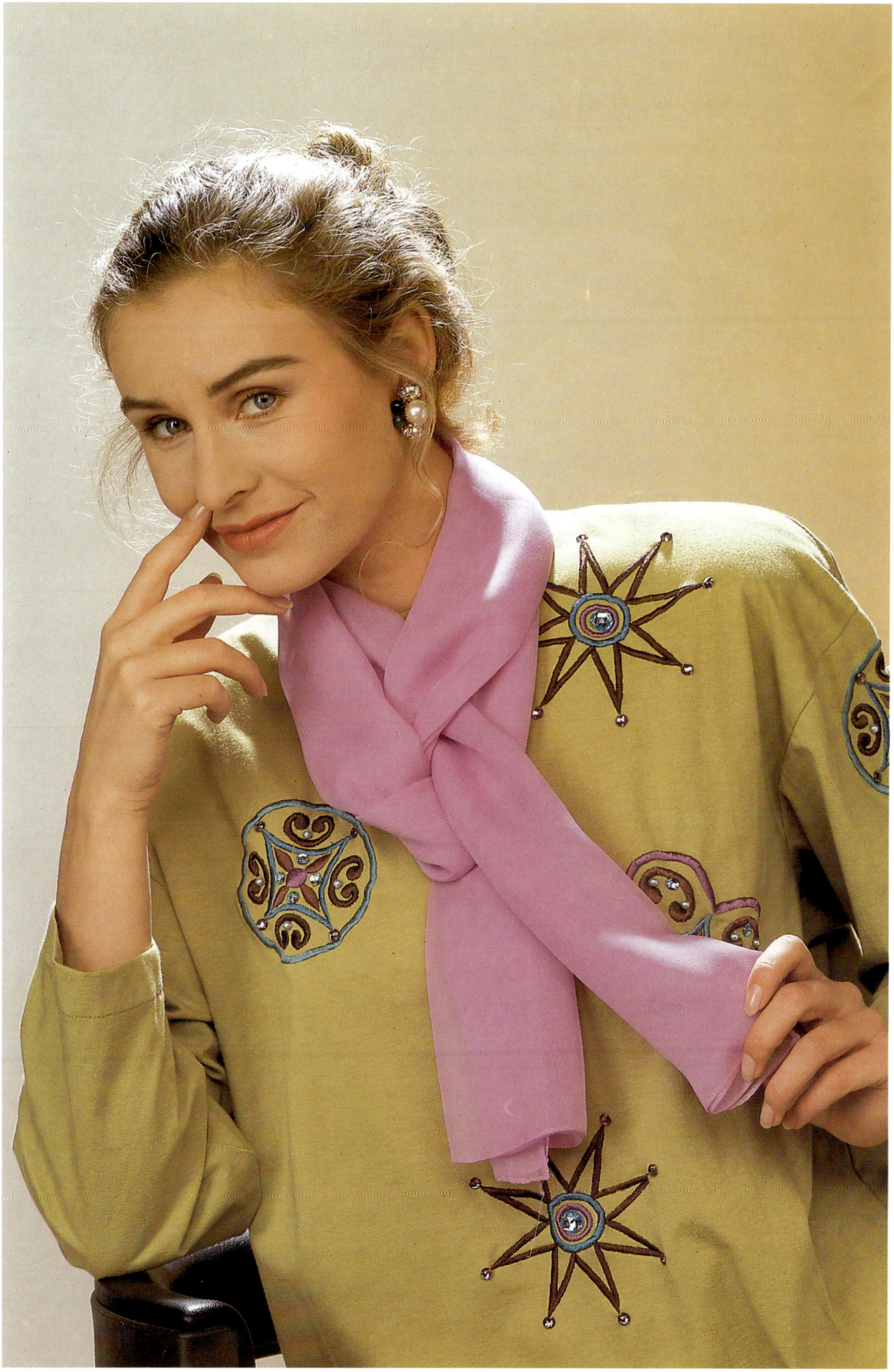

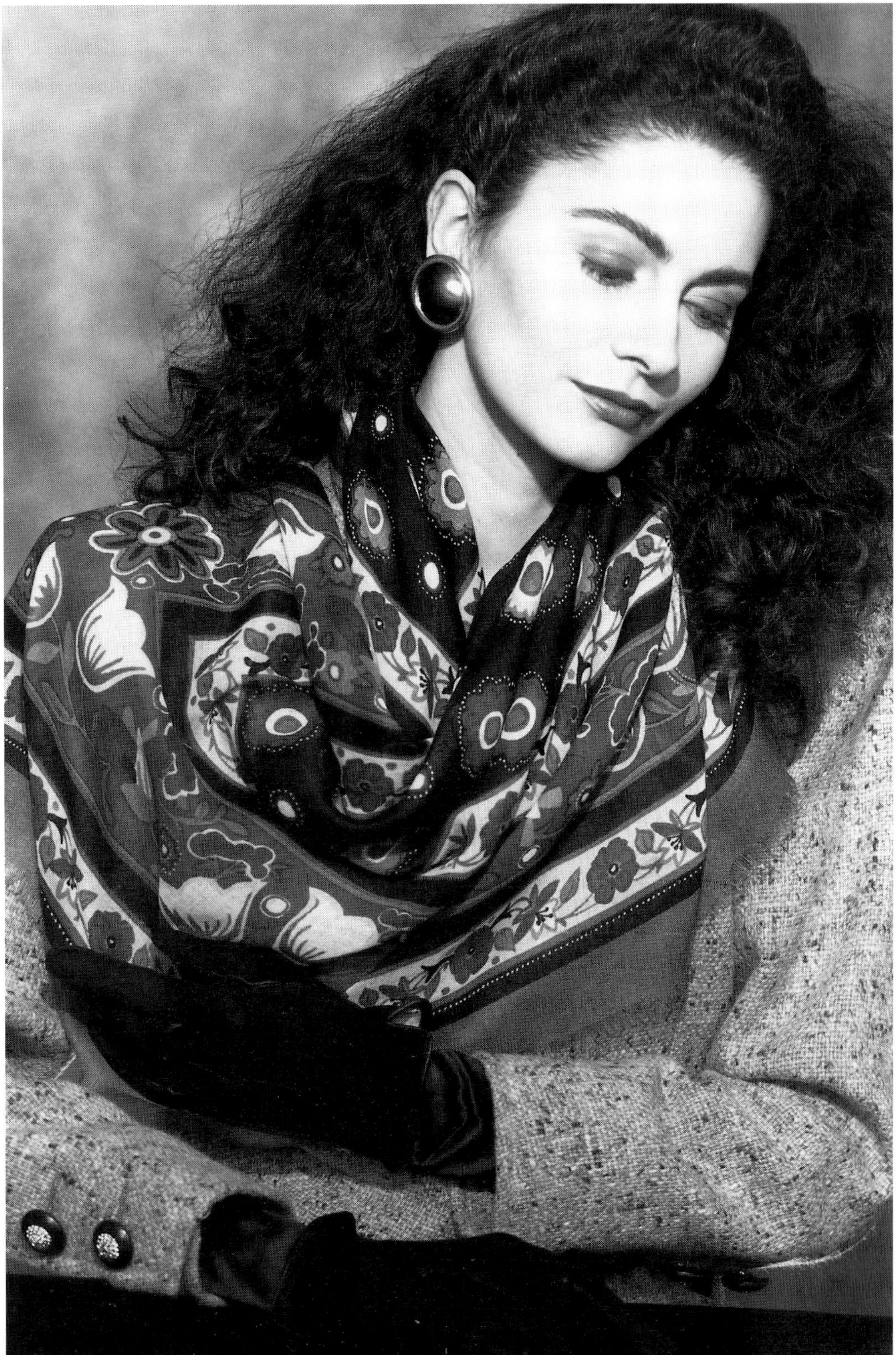

SCHLAUFENSTOPPER

Verhindert das Verrutschen Ihrer Schlaufenknoten.

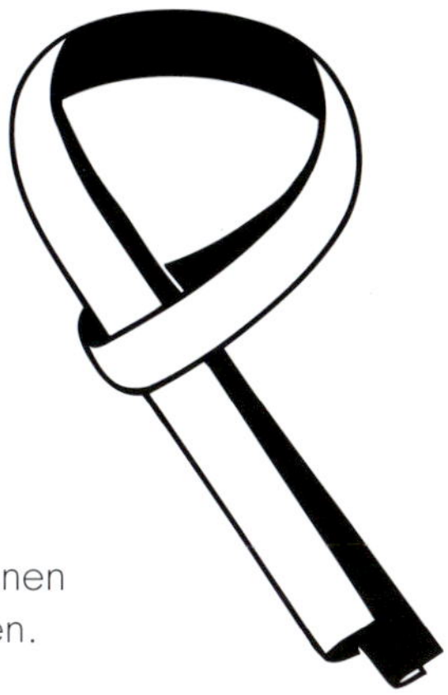

1 Machen Sie einen Schlaufenknoten.

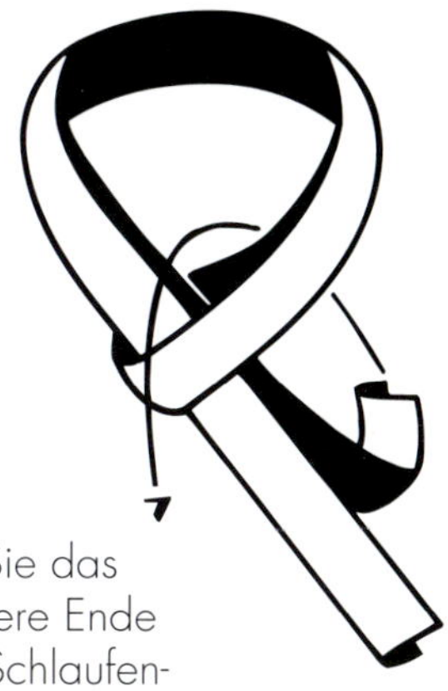

2 Schlingen Sie das untere längere Ende unter dem Schlaufenknoten durch und...

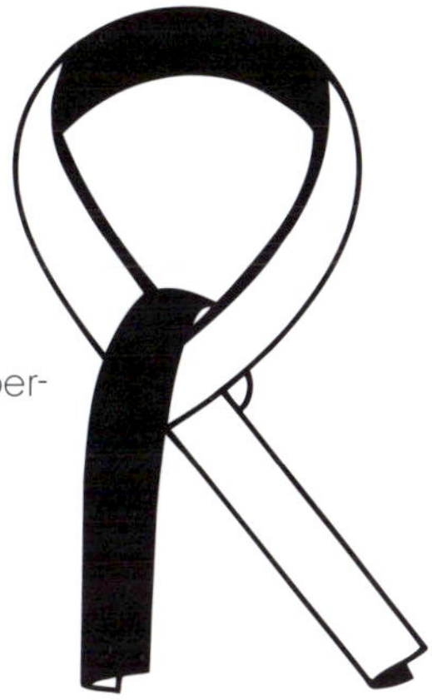

3 ... lassen Sie es locker darüberhängen.

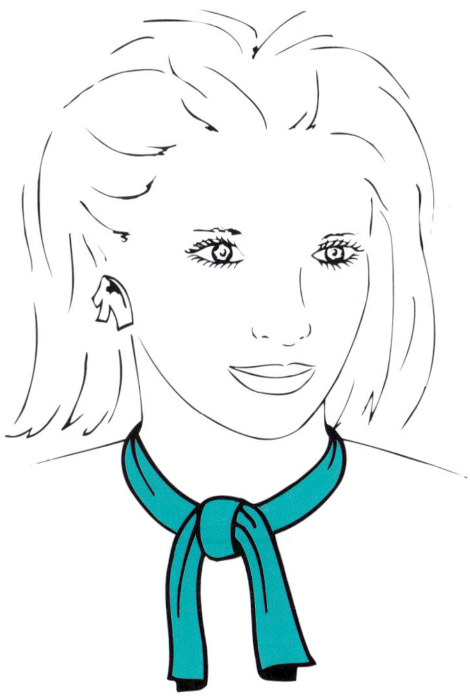

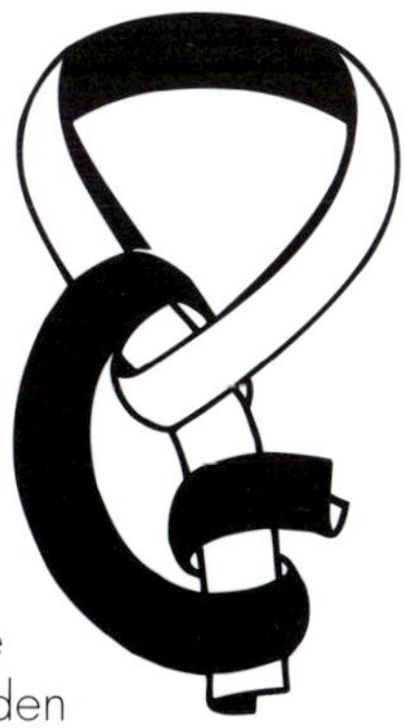

4 Machen Sie nun einen halben Überschlag um das jetzt untere Ende und ziehen Sie den Knoten horizontal zu.

ACHTUNG:

Es gelten die gleichen Kniffe wie beim Grundknoten. (Siehe Seite 28.)

Ideen Für Lange Schals

Je Länger Je Lieber

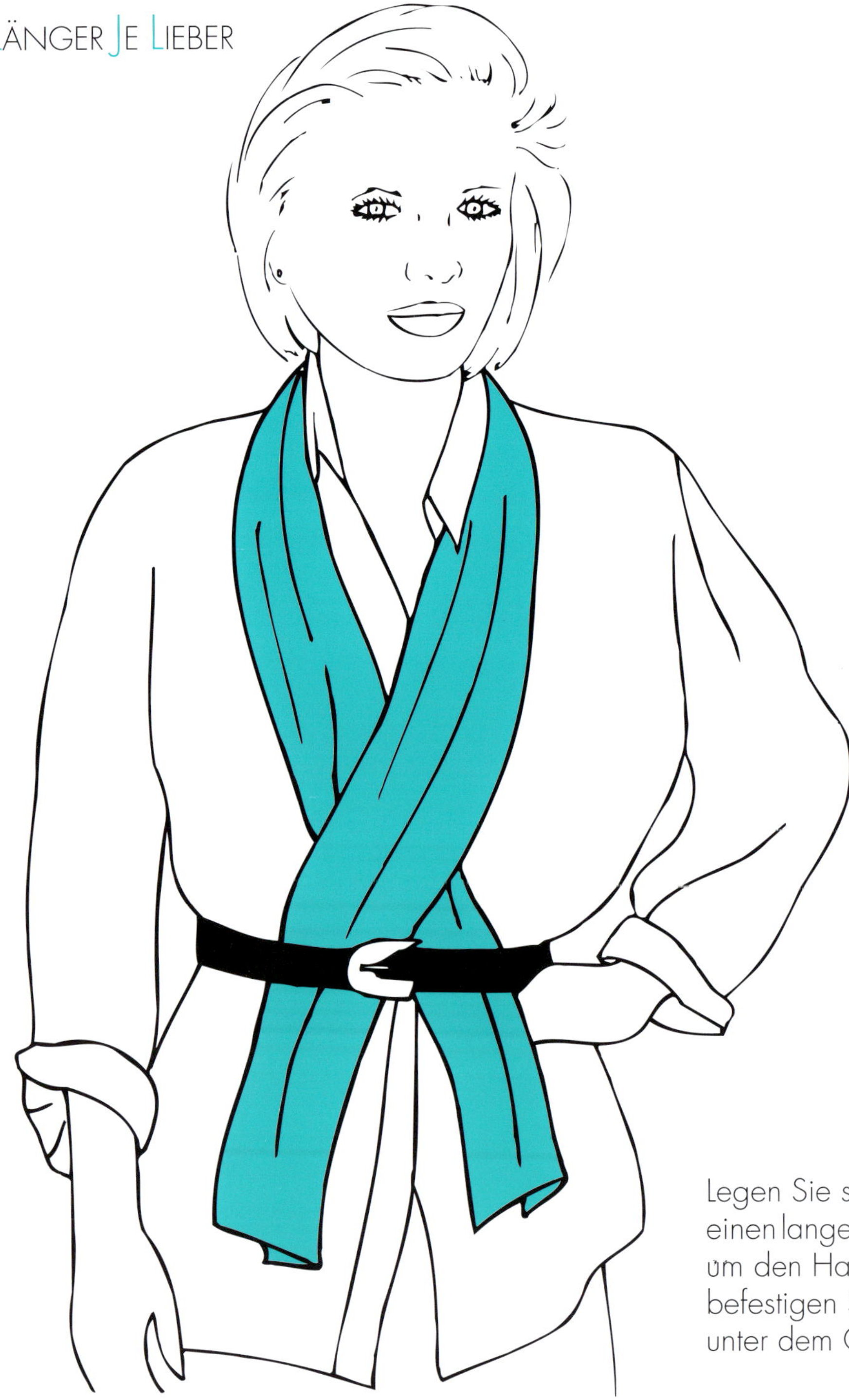

Legen Sie sich einen langen Schal um den Hals und befestigen Sie ihn unter dem Gürtel.

TIGERLILLY

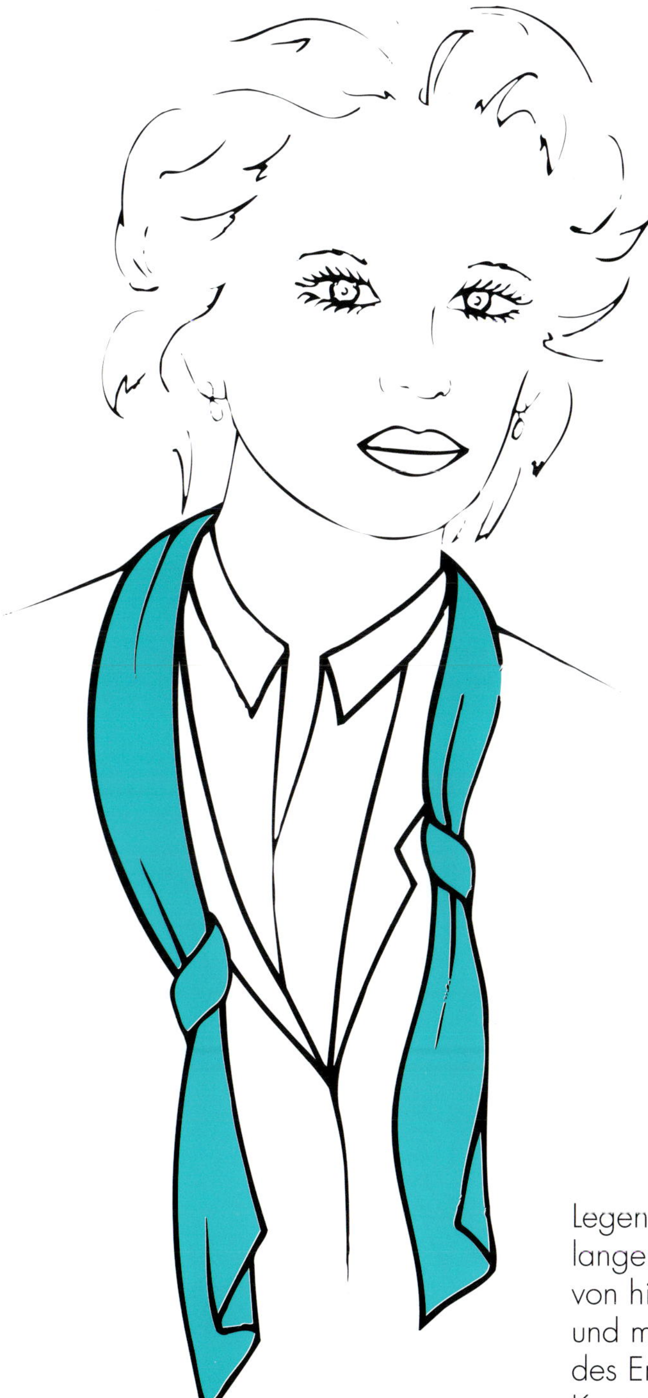

Legen Sie sich einen langen duftigen Schal von hinten um den Hals und machen Sie in jedes Ende einfach einen Knoten.

Tuch Mit Gürtelschnalle

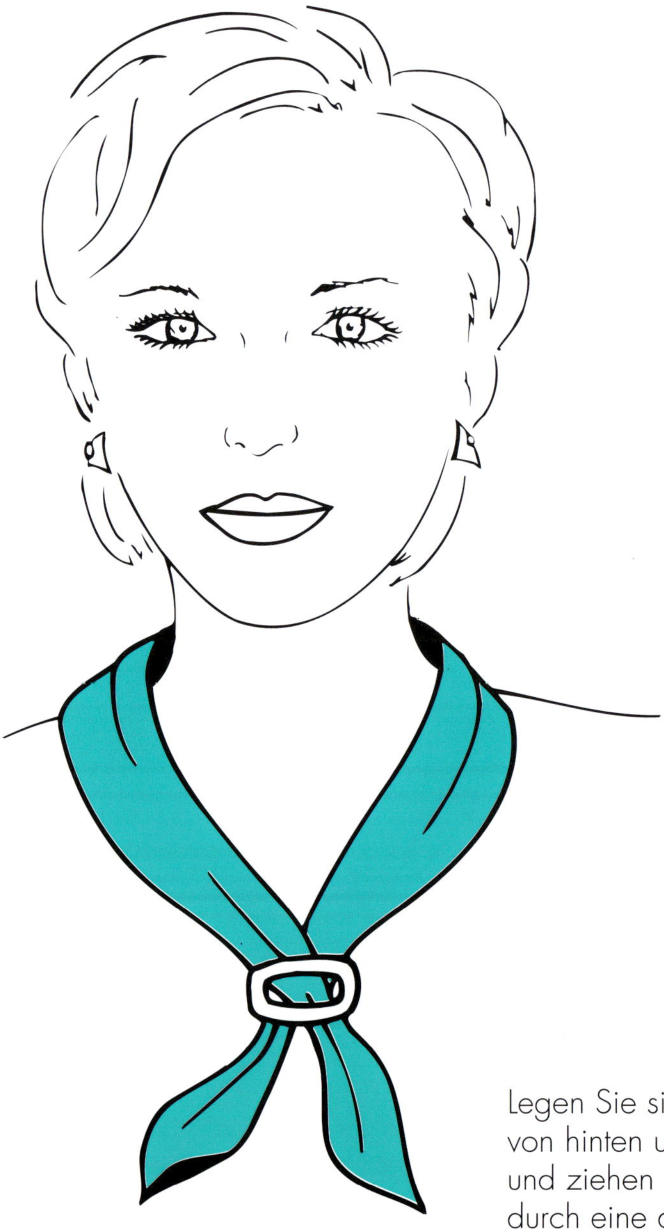

Legen Sie sich ein Tuch von hinten um den Hals und ziehen Sie die Enden durch eine dekorative Gürtelschnalle.

CASABLANCA

Ideal, um einen langen Schal zu verkürzen.

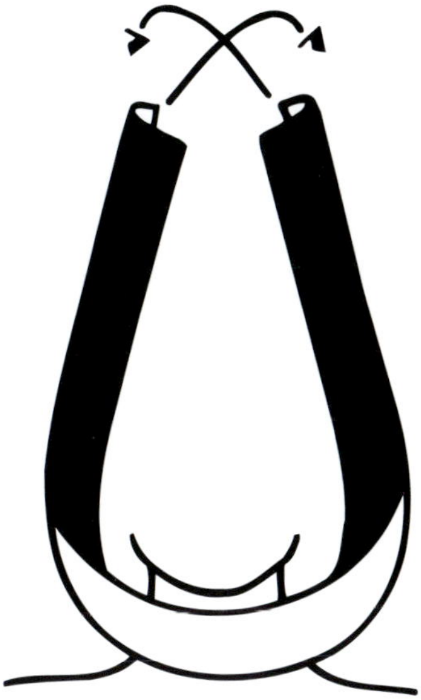

1 Legen Sie sich das Tuch von vorne um den Hals.

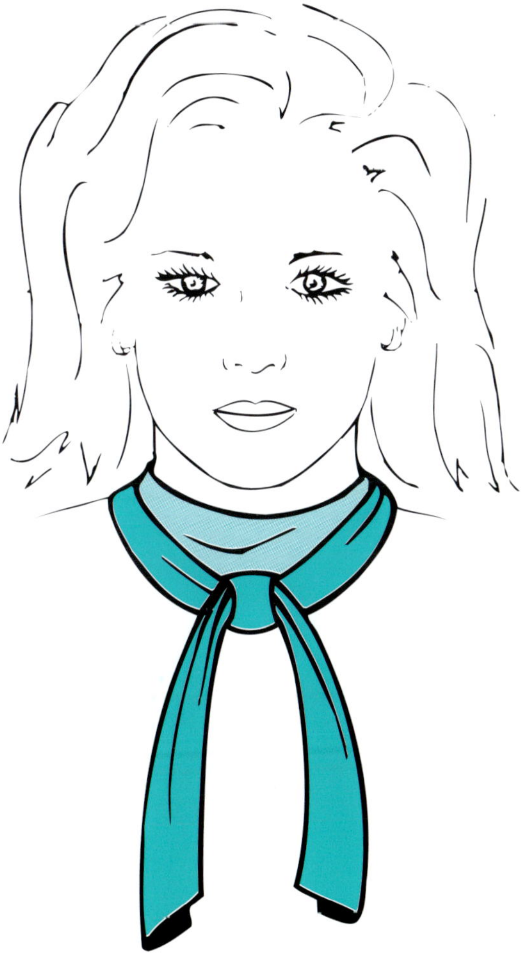

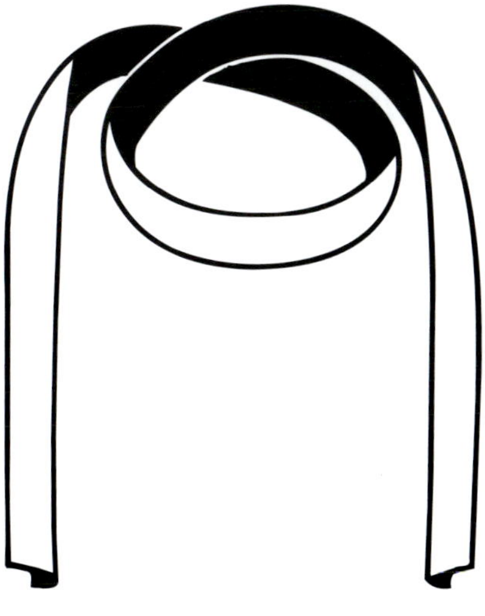

2 Überkreuzen Sie die Enden im Nacken und führen Sie die Enden wieder nach vorne.

3 Befestigen Sie das Tuch mit dem Grundknoten.

CAPRICE

1 Legen Sie sich das Tuch von vorne um den Hals

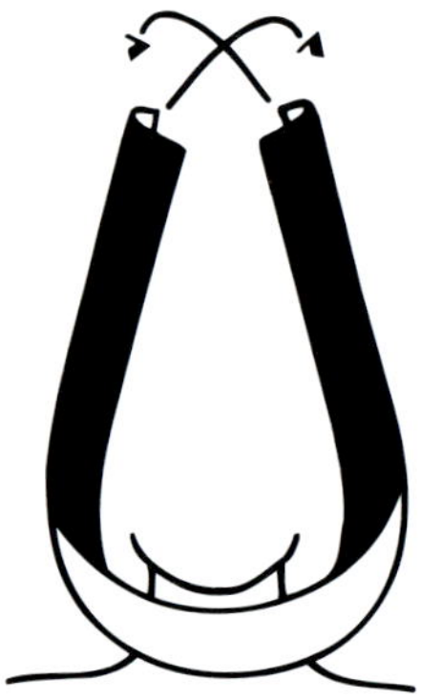

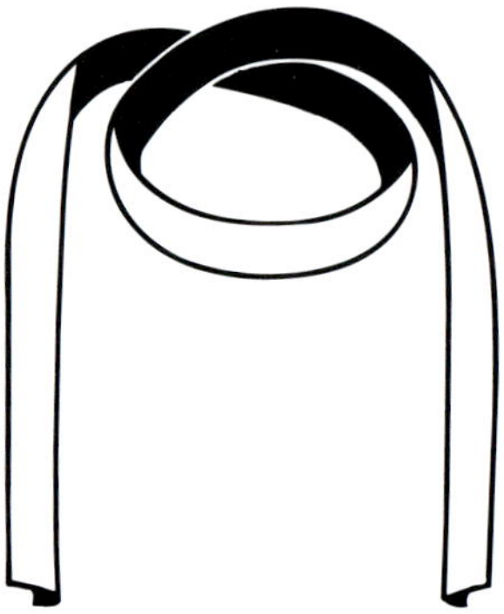

2 Überkreuzen Sie die Enden im Nacken und führen Sie die Enden wieder nach vorne. Zupfen Sie vorne die Mitte des Schals locker herunter, bis sich eine Schlaufe bildet.

3 Überkreuzen Sie die Enden unter der Schlaufe.

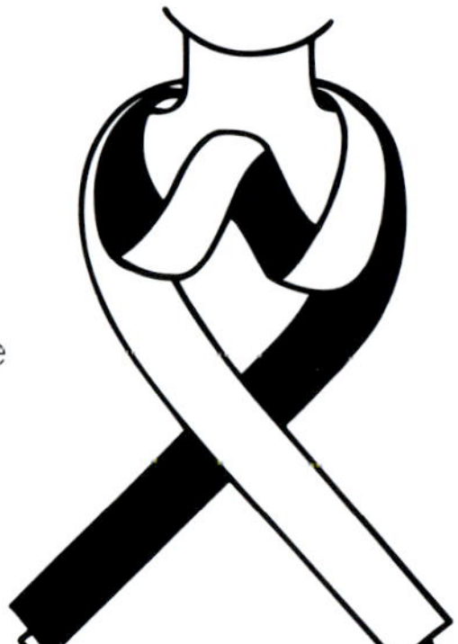

4 Schlagen Sie die Schlaufe über die überkreuzten Enden.

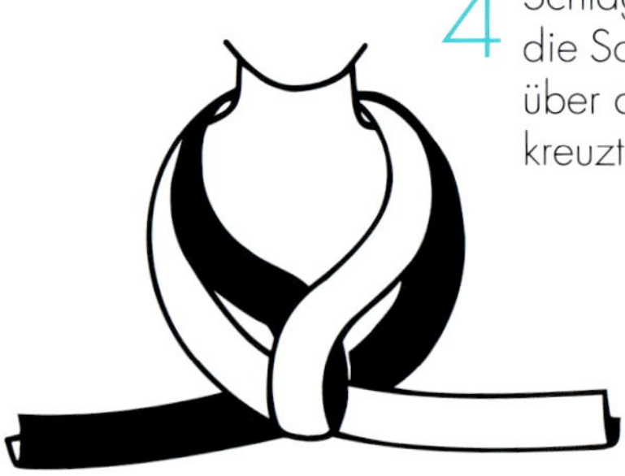

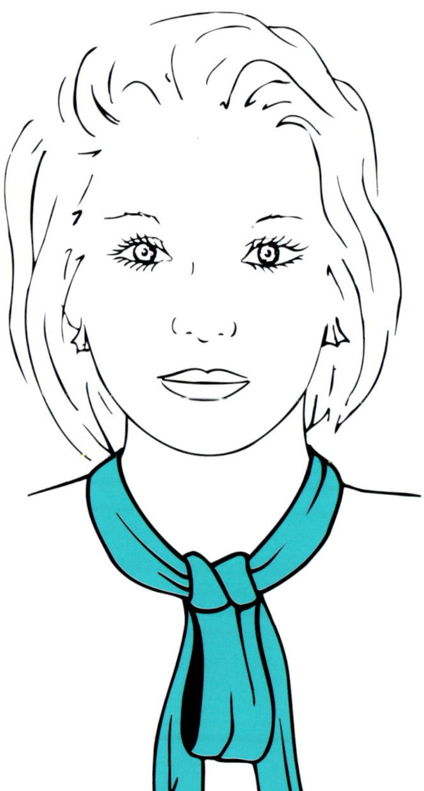

5 Befestigen Sie die Enden oberhalb der Schlaufe mit dem Grundknoten.

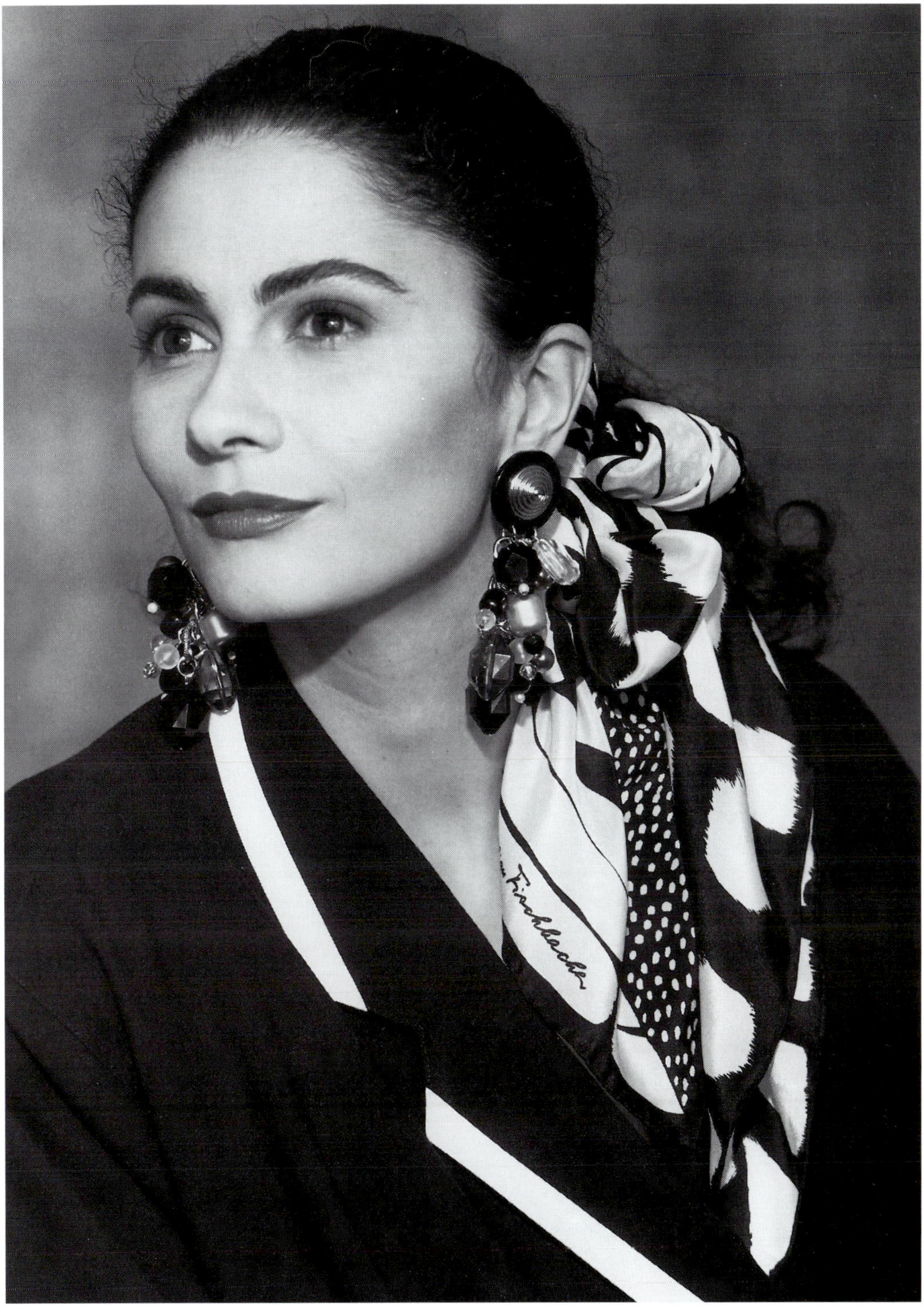

Verdrehte Tücher

SCHLANGE

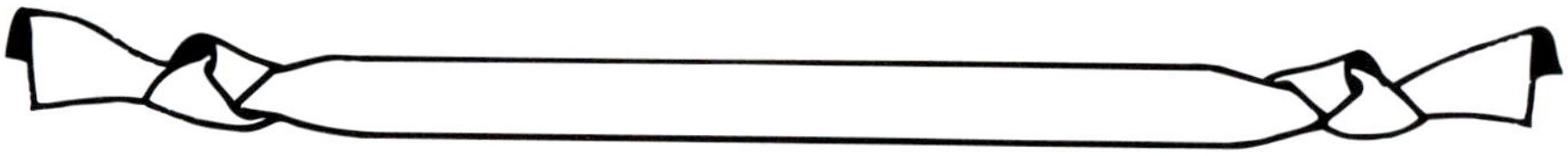

1 Machen Sie in beide Schalenden einen Knoten.

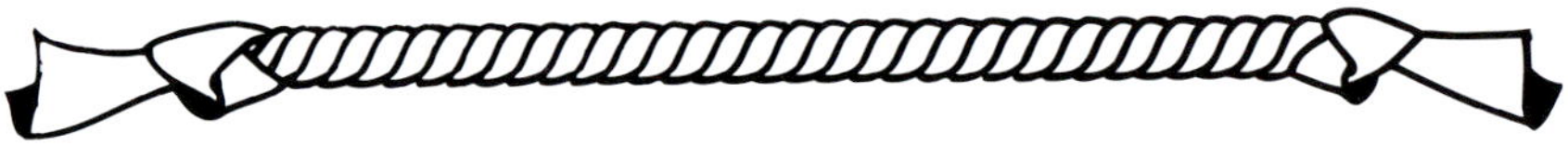

2 Drehen Sie den Schal um sich selbst, bis er wie eine gedrehte Kordel aussieht.

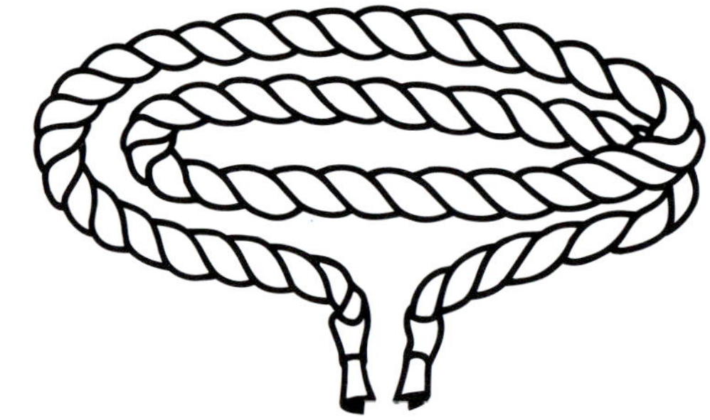

3 Wickeln Sie die Kordel je nach Länge ein bis zweimal um den Hals. Die Schalenden zeigen nach vorne.

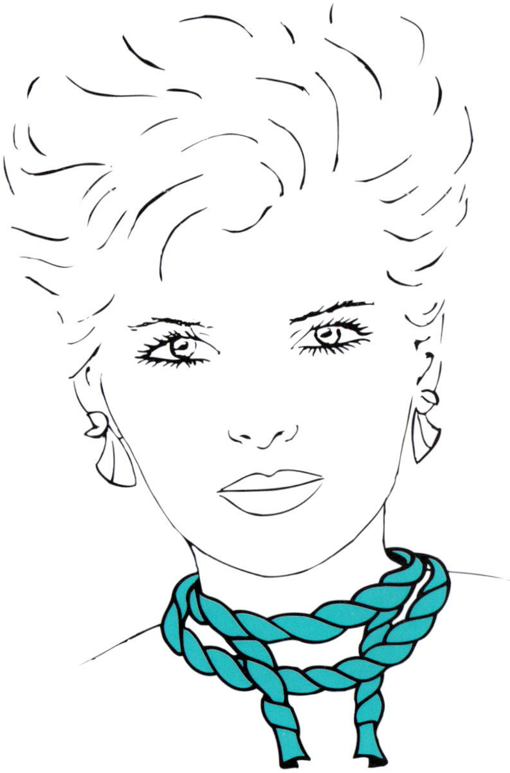

4 Stecken Sie die Schalenden unter die gedrehte Kordel und lassen Sie sie unter- und überlappen.

KORDEL

1 Drehen Sie den Schal um sich selbst, bis eine eng gedrehte Kordel entsteht.

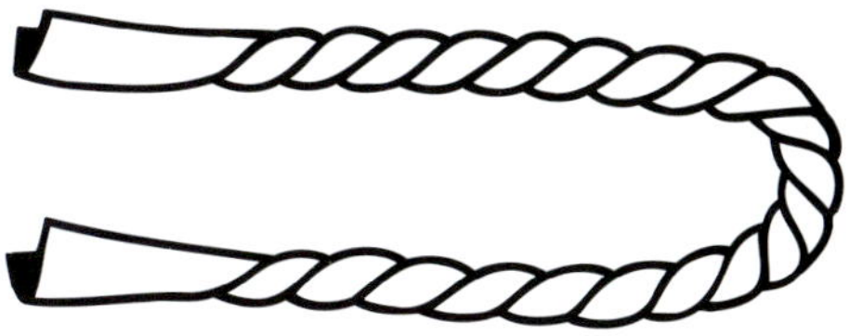

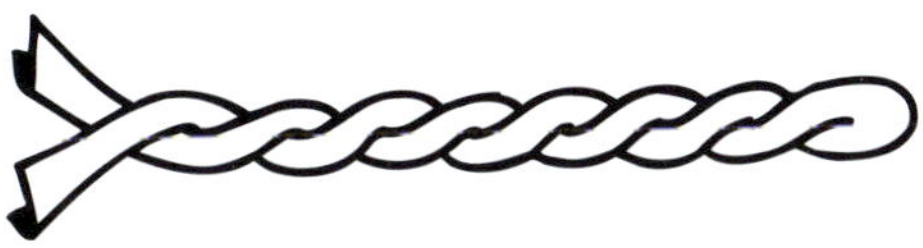

2 Knicken Sie den Schal in der Mitte. Halten Sie beide Enden dabei straff.

3 Halten Sie die losen Enden in der einen Hand und lassen Sie die Kordel sich langsam von selbst aufdrehen.

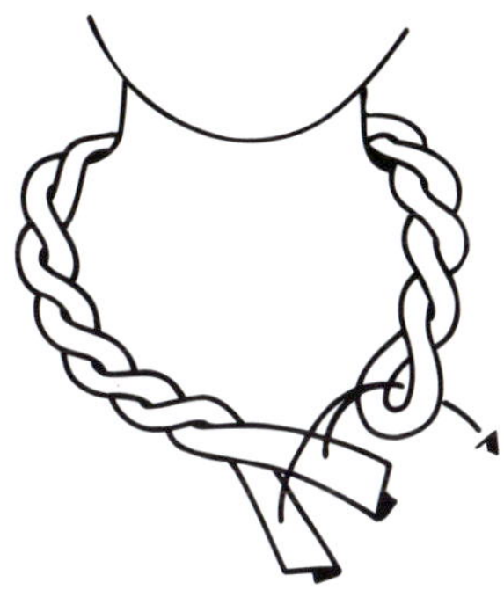

4 Legen Sie sich die Kordel von hinten um den Hals…

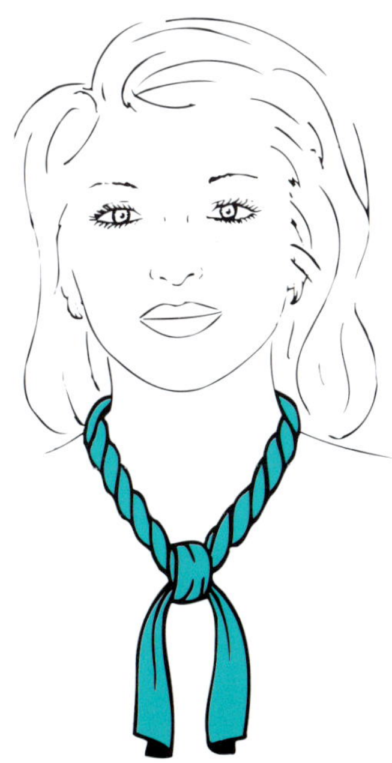

5 … und fädeln Sie beide Schalenden durch die Schlaufe.

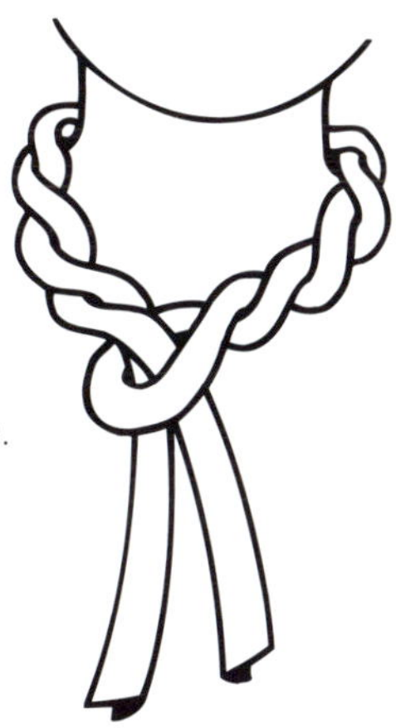

6 Verknoten Sie die Enden mit dem Schlaufenstopper und, wenn die Enden noch lang genug sind, weiter mit einer Schleife oder Rosette.

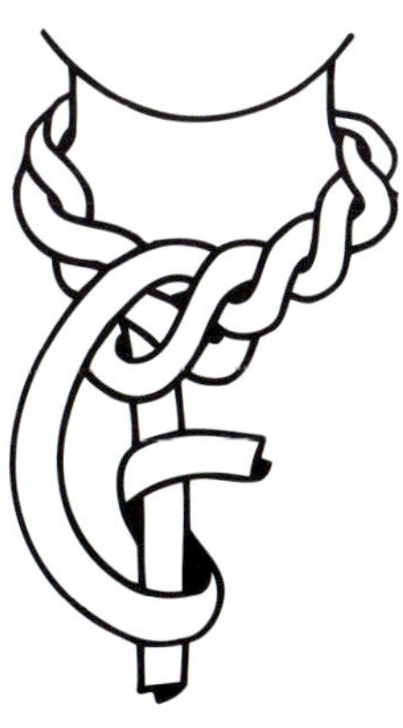

Zweifarbige Kordel

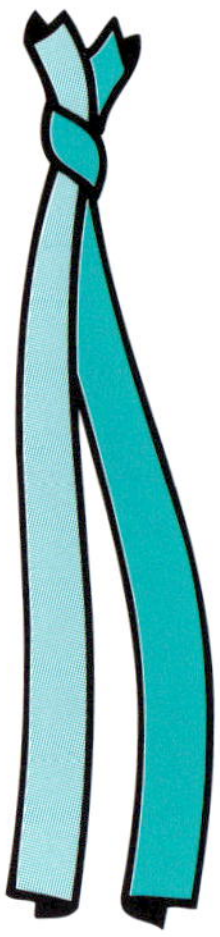

1 Verknoten Sie zwei farblich zusammenpassende Schals.

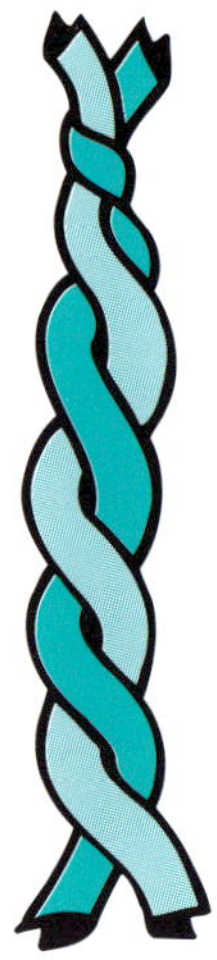

2 Drehen Sie die beiden Schals zu einer Kordel. Wenn niemand das geknotete Ende festhalten kann, hängen Sie es über eine Türklinke.

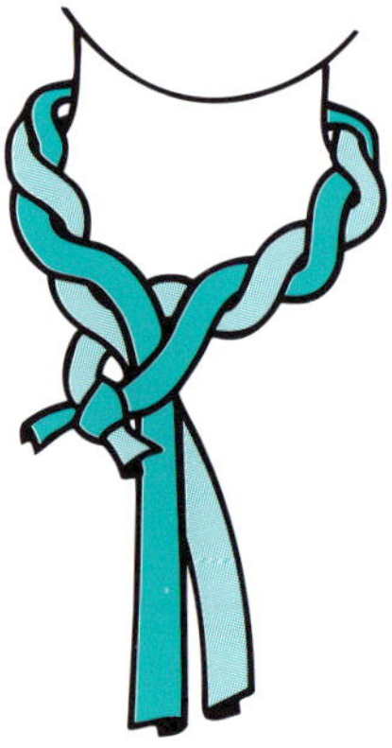

3 Legen Sie sich die Kordel von hinten um den Hals und fädeln Sie beide Schalenden durch die Öse hinter dem Knoten.

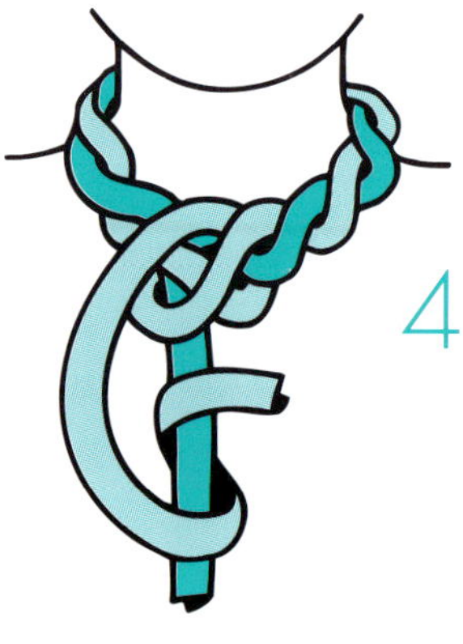

4 Befestigen Sie die Enden mit dem Schlaufenstopper und verdecken Sie dabei den Knoten.

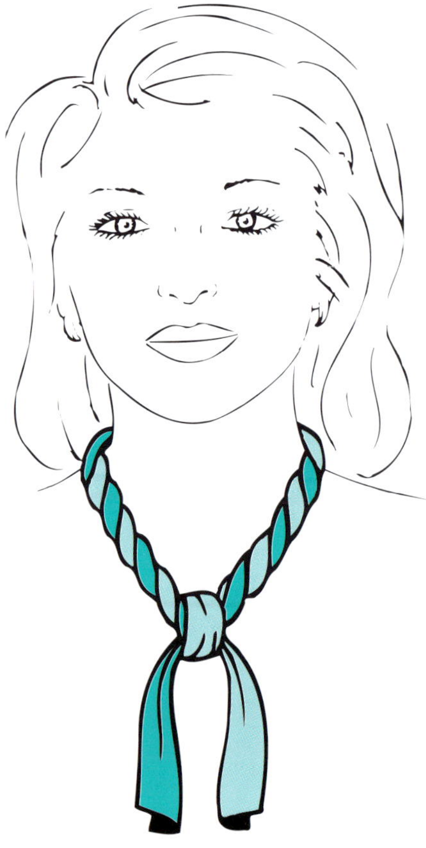

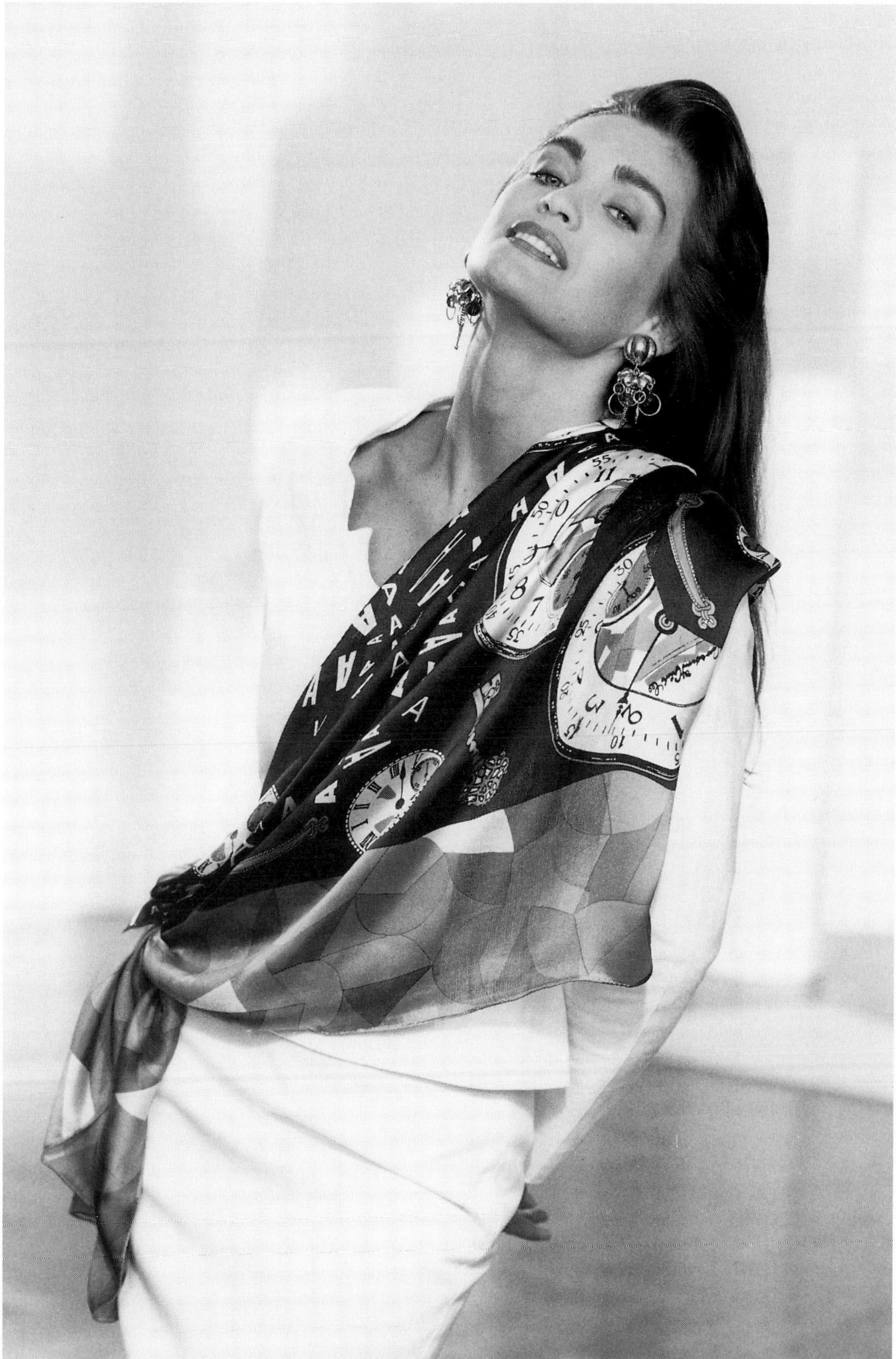

Die Rose

Hier geht ein Tuch auf Karrierekurs. Die Rose wirkt faszinierend feminin und romantisch. Sie sieht kompliziert aus und ist doch so einfach!

Schals in der Größe 40 x 120 cm und weichfallende Tücher in der Größe 90 x 90 cm eignen sich am besten für die Rose.

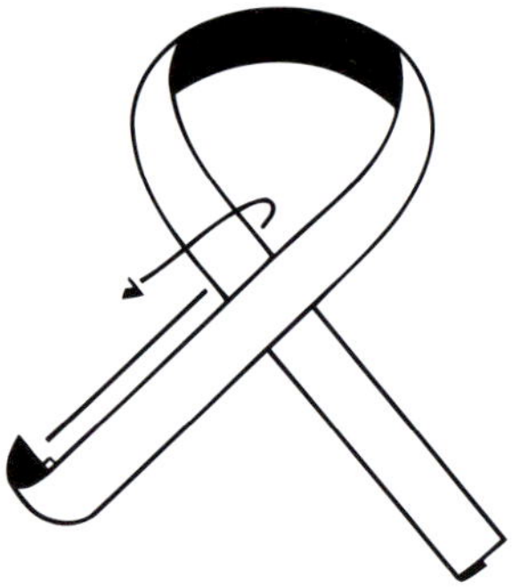

1 Machen Sie einen halben Überschlag.

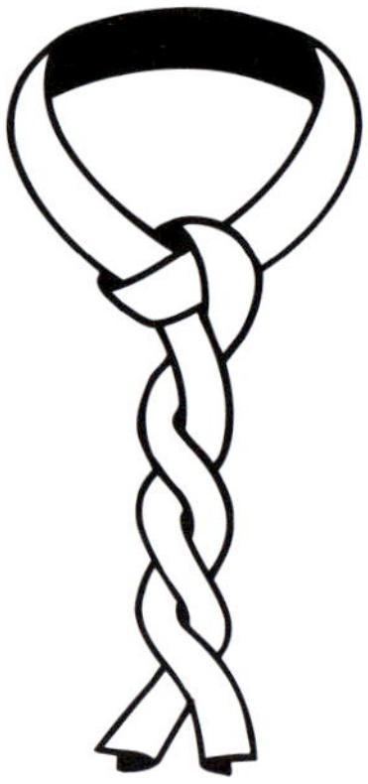

2 Die beiden Enden sollen gleich lang sein. Wickeln Sie diese umeinander wie eine Kordel.

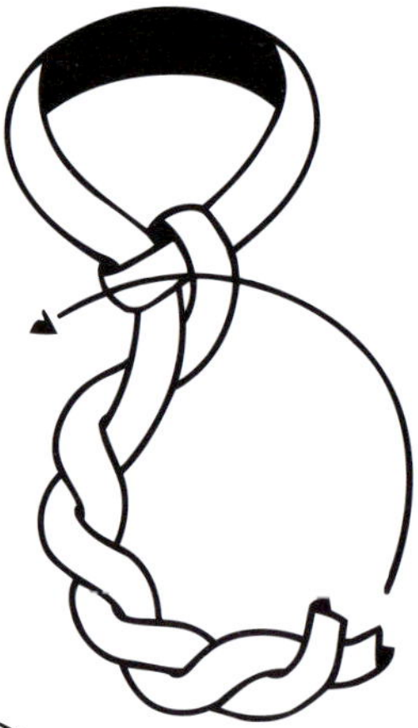

3 Rollen Sie die Kordel zu einer Schnecke.

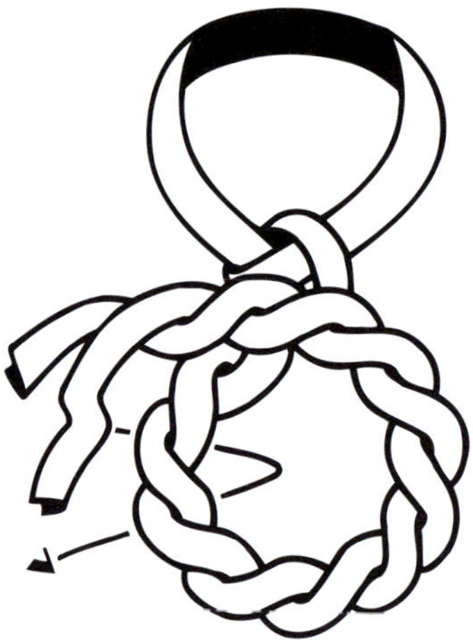

4 Zupfen Sie eine kleine Falte aus den Tuchenden zurecht und stecken Sie diese durch das Zentrum der Schnecke.

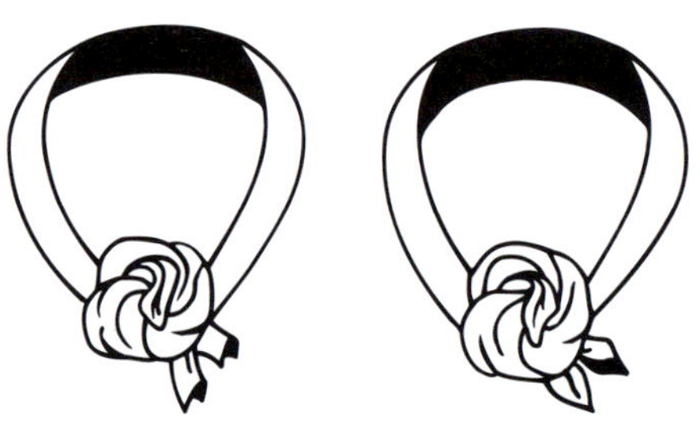

5 Verstecken Sie die Enden oder lassen Sie die Zipfel als Blätter hervorschauen.

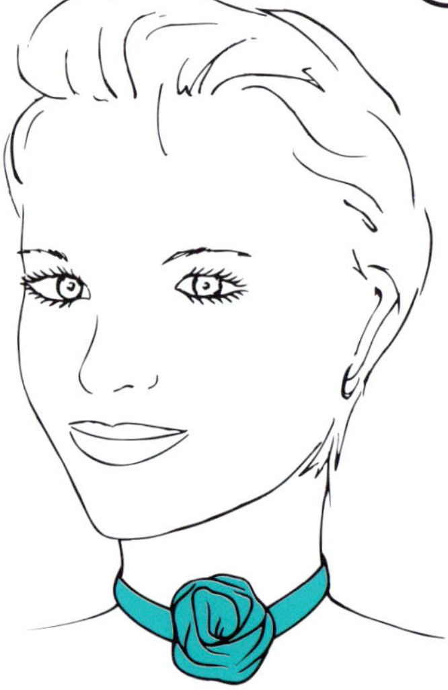

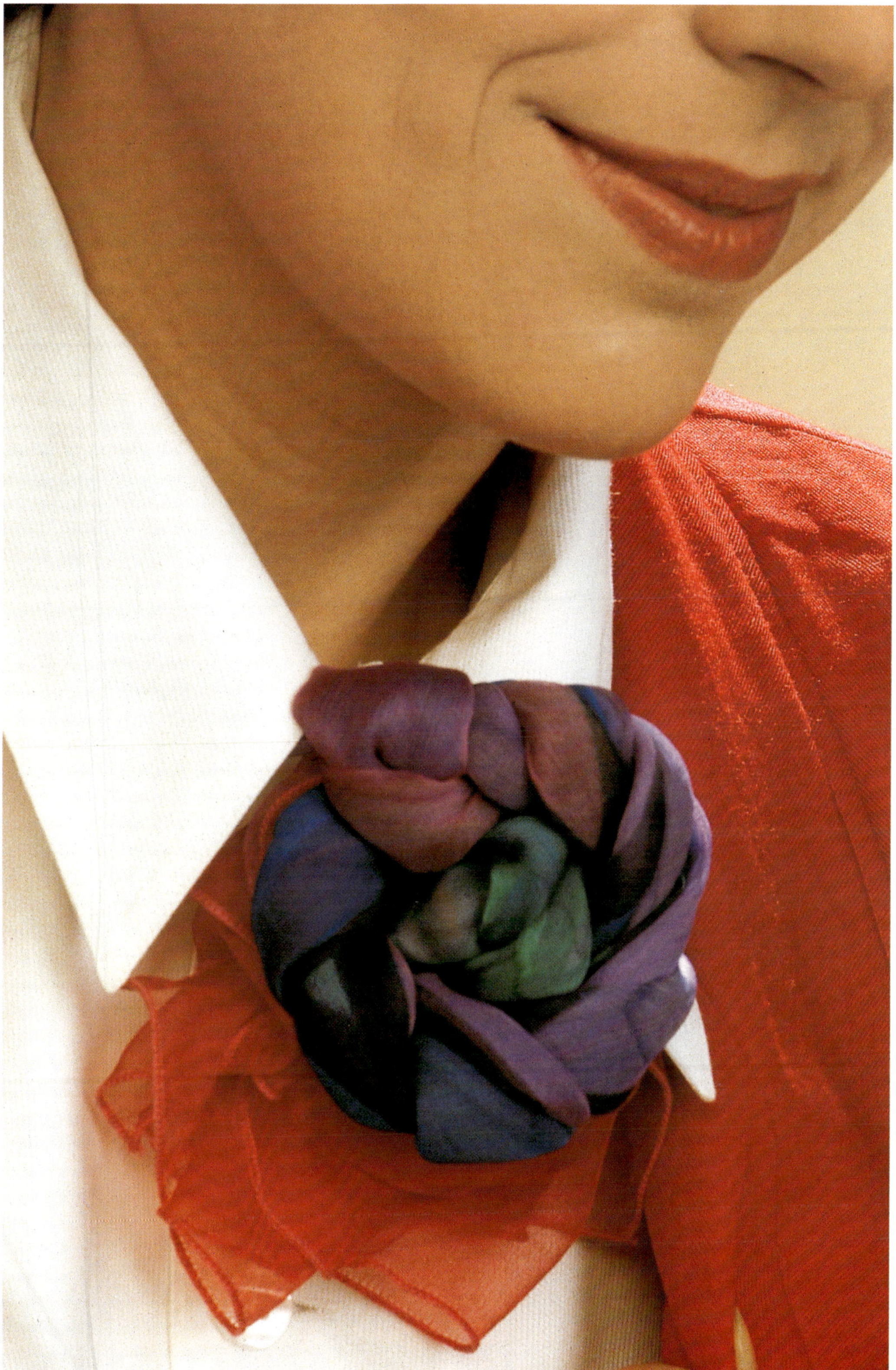

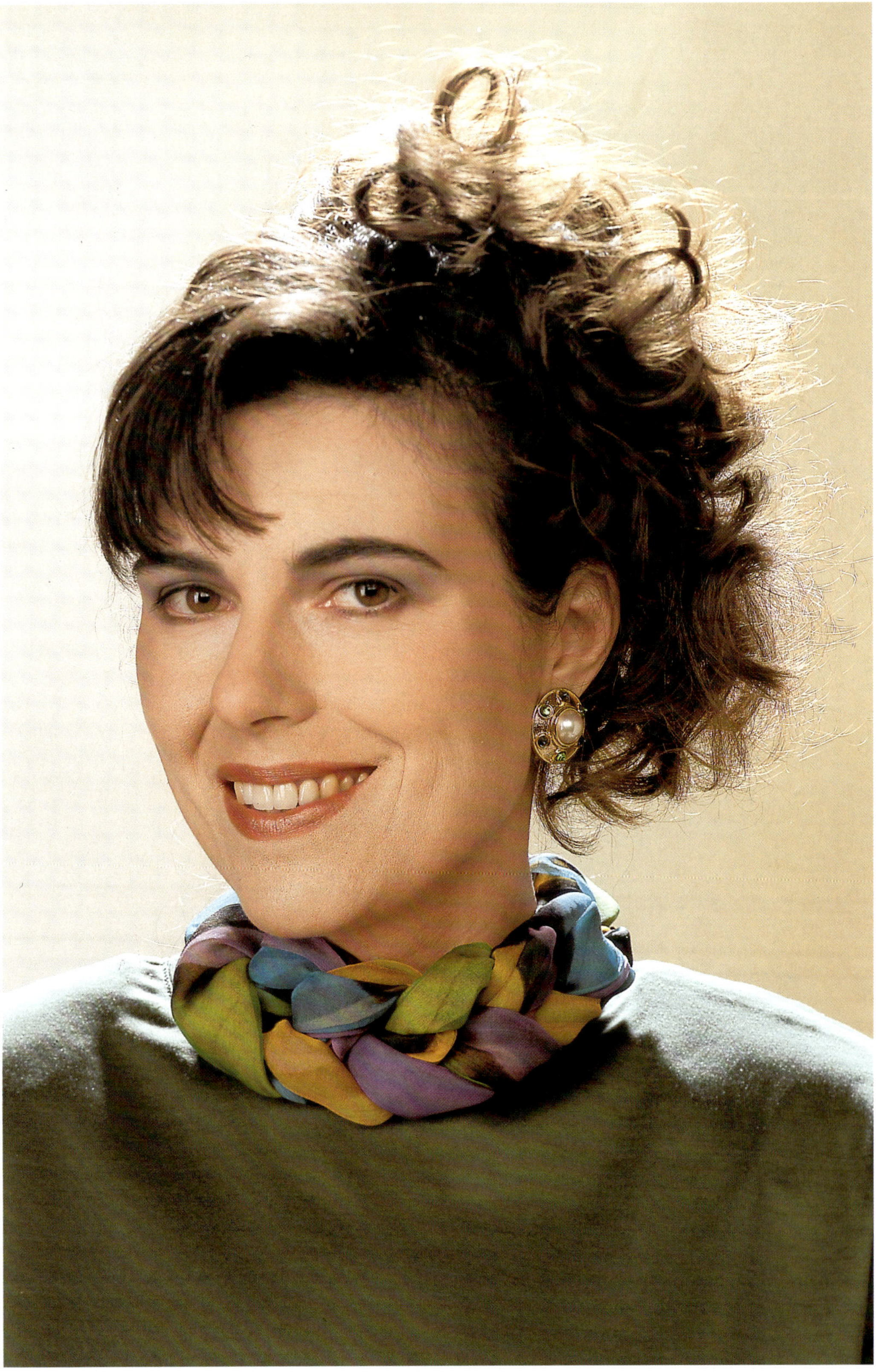

STRICKLIESL

für lange Schals und größere Tücher.

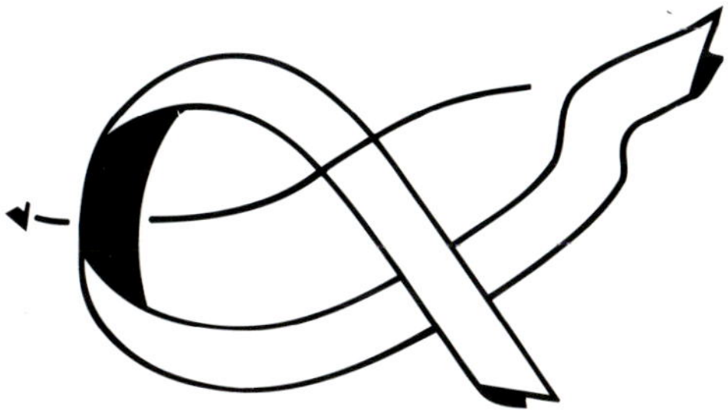

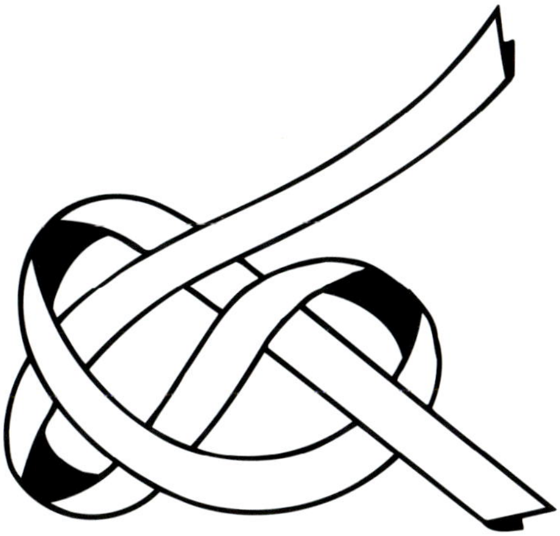

1 Bilden Sie eine kleine Schlinge mit dem kürzeren Tuchende. Fassen Sie mit zwei Fingern von unten durch die Schlinge und ziehen Sie das längere Ende 3 cm durch die Schlaufe.

2 Es bildet sich eine zweite Schlinge wie beim Häkeln.

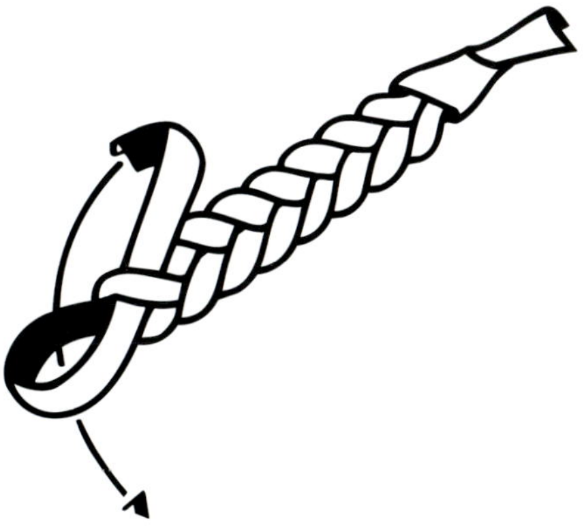

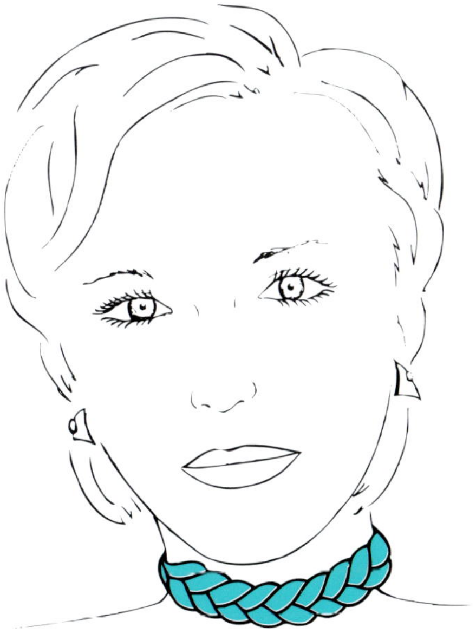

3 Häkeln Sie weiter und ziehen Sie das Ende des Tuches durch die letzte Schlinge.

4 Binden Sie das Häkelband um den Hals und befestigen Sie es mit dem Grundknoten.

Häkelbänder

Zweifarbiges Häkelband

Dieser Knoten ist besonders effektvoll, wenn Sie zwei farblich harmonierende unifarbene Tücher verwenden.

1 Knoten Sie die beiden Tücher zusammen.

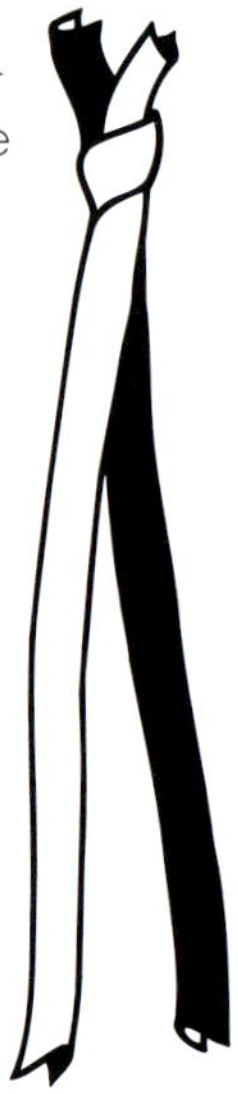

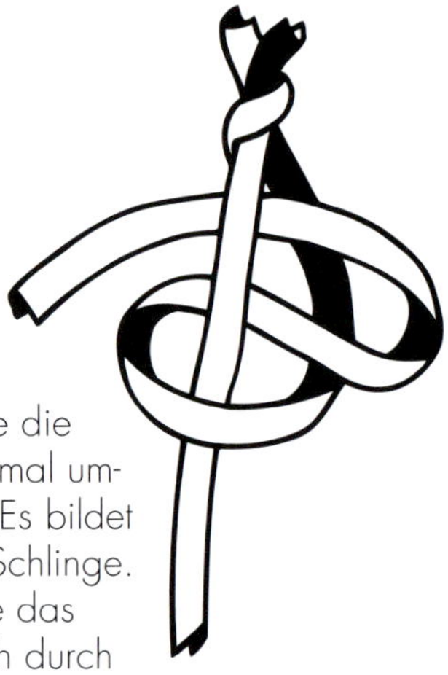

2 Drehen Sie die Tücher einmal umeinander. Es bildet sich eine Schlinge. Ziehen Sie das obere Tuch durch diese Schlinge und bilden Sie damit eine zweite Schlinge.

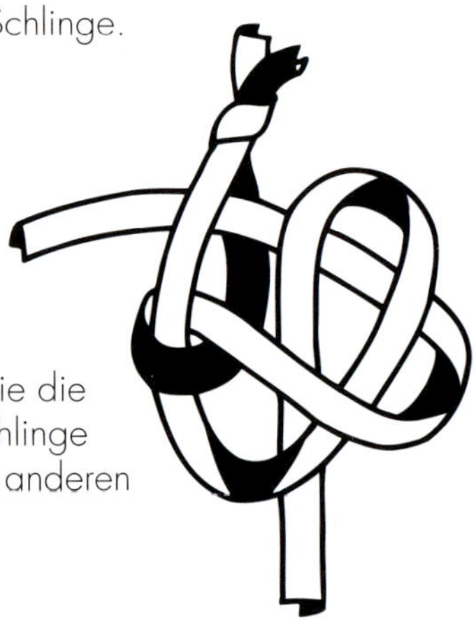

3 Bilden Sie die dritte Schlinge mit dem anderen Tuch.

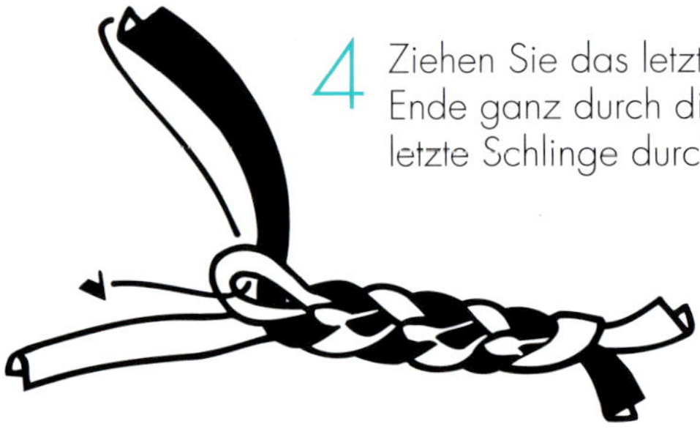

4 Ziehen Sie das letzte Ende ganz durch die letzte Schlinge durch.

5 Binden Sie sich das zweifarbige Häkelband von vorne um den Hals und befestigen Sie es mit dem Grundknoten.

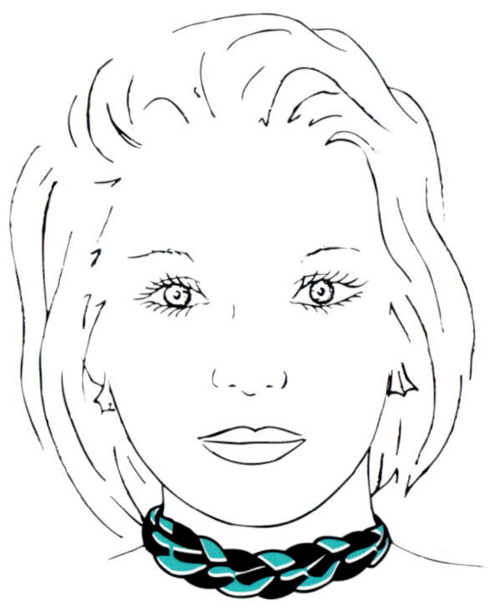

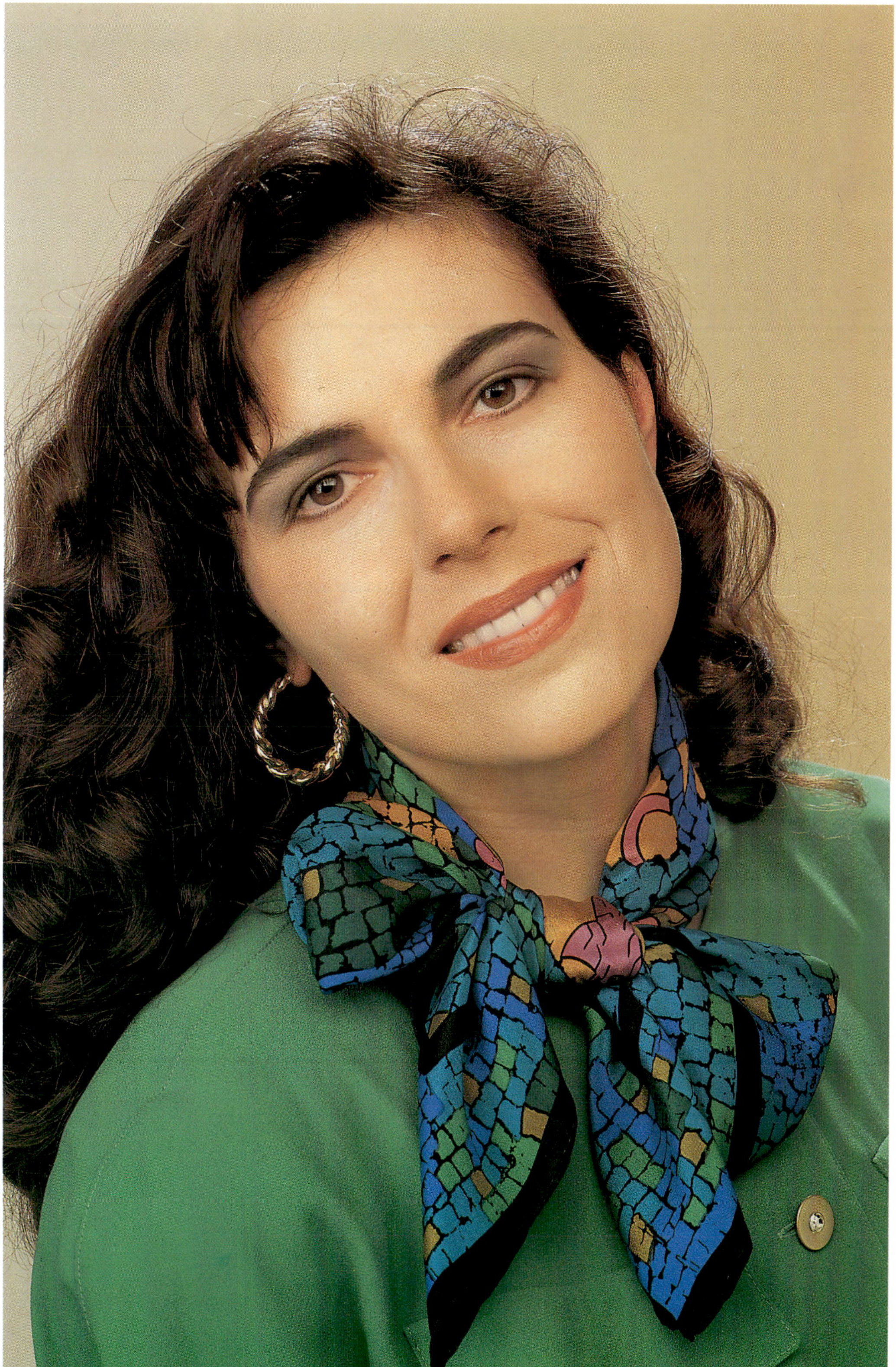

Schleifen

Halbe Schleife

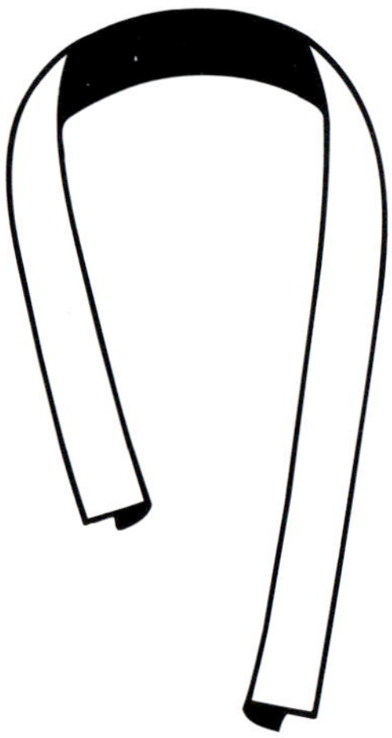

1 Legen Sie ein gefaltetes Tuch um Ihren Hals. Ein Ende ist etwas länger als das andere.

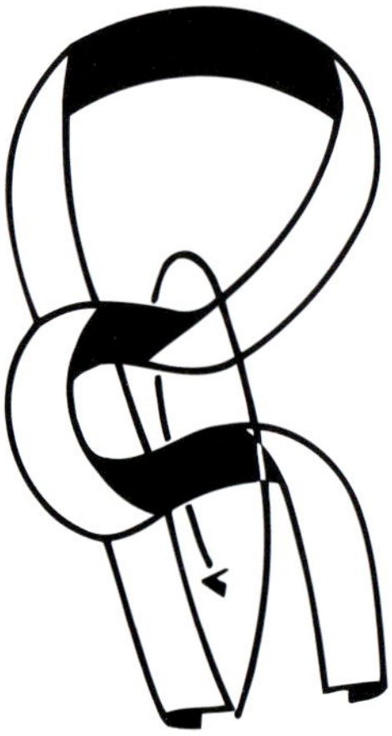

2 Bilden Sie aus dem längeren Ende eine Schlaufe und legen Sie das andere Ende einmal um die Schlaufe herum.

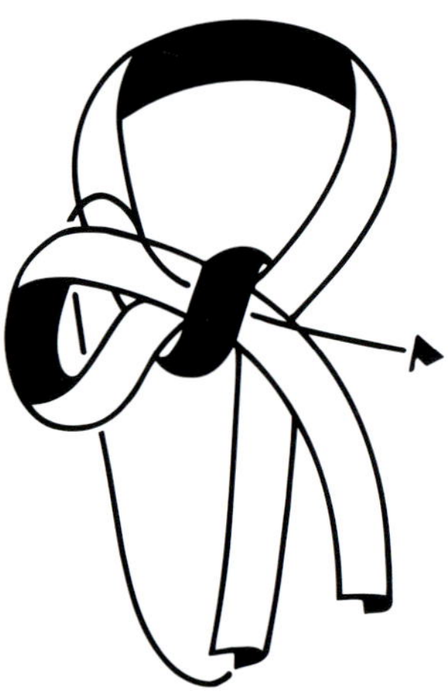

3 Zum Befestigen führen Sie das kürzere Ende hinter der Schlaufe entlang durch den flachen Mittelknoten.

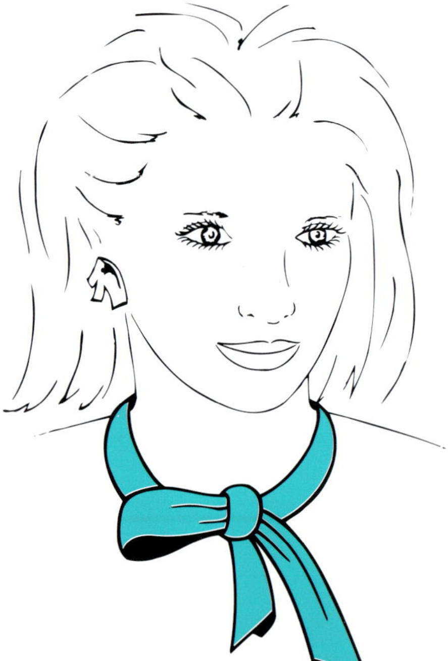

4 Zupfen Sie die halbe Schleife dekorativ zurecht.

Schleifen

Schleife I

Tricks für eine schöne Schleife:
Bilden Sie die erste Schlaufe immer mit dem unteren Tuchende. Machen Sie die Schlaufen nicht zu groß und ziehen Sie die Schleife in horizontaler Richtung fest.

1 Legen Sie ein gefaltetes Tuch um Ihren Hals. Ein Ende ist etwas länger als das andere.

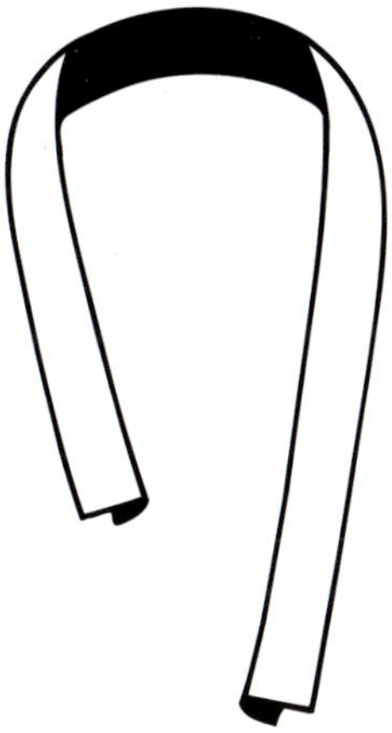

2 Machen Sie mit dem längeren Ende einen halben Überschlag.

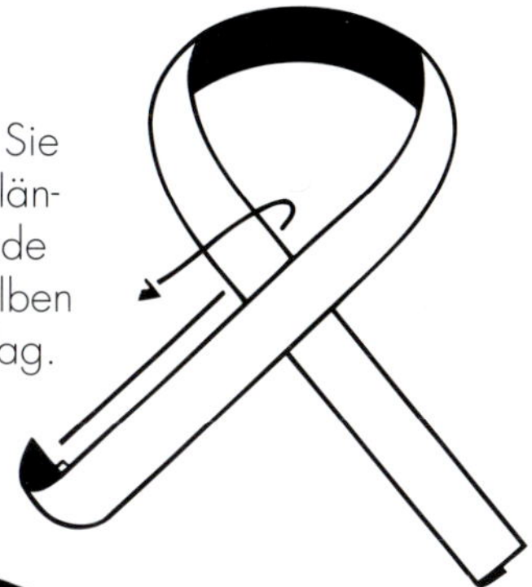

3 Bilden Sie aus dem unteren Tuchende eine Schlaufe.

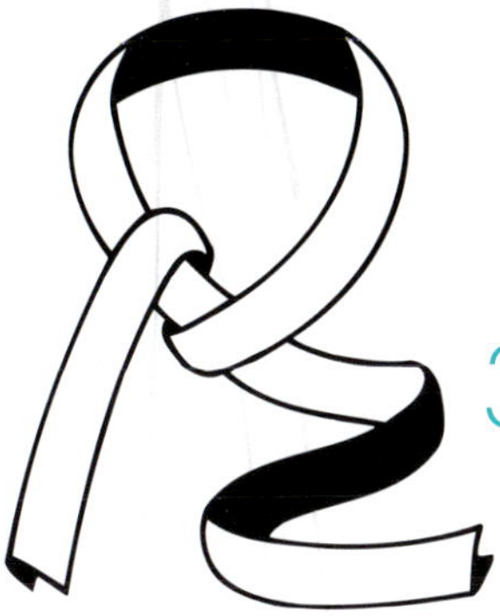

4 Halten Sie die untere Schlaufe gut fest.

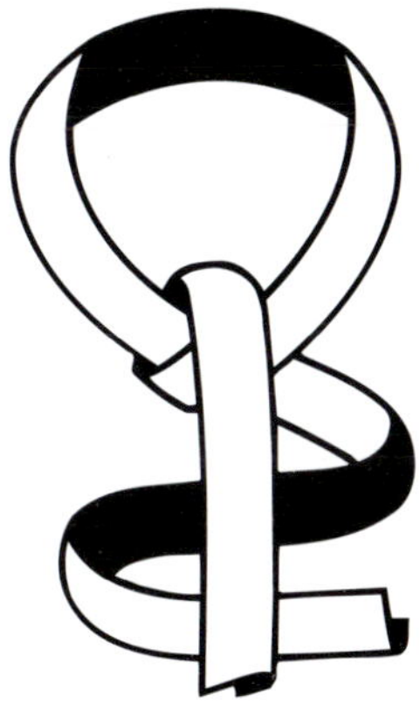

5 Führen Sie das obere Tuchende über die untere Schlaufe und formen Sie eine zweite Schlaufe. Ziehen Sie die Schleife in horizontaler Richtung zu.

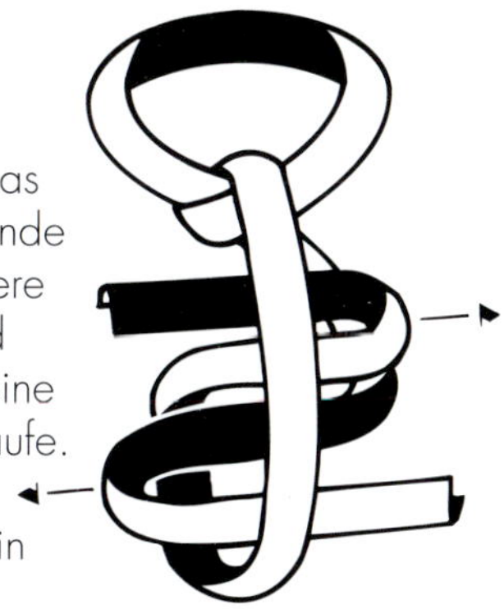

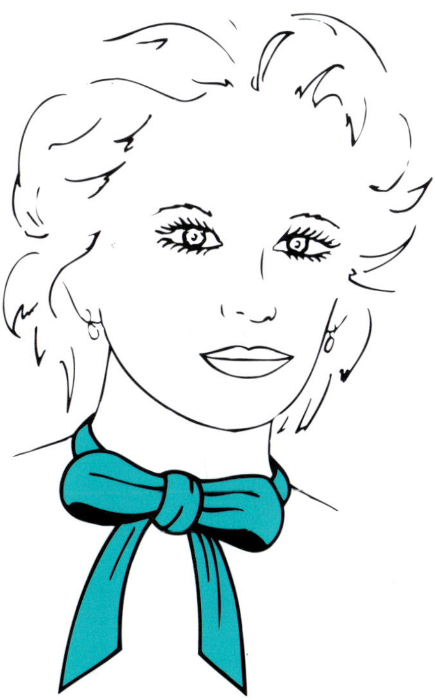

Schleifen

Schleife II

Es gibt auch noch andere Wege, eine Schleife attraktiv zu binden.

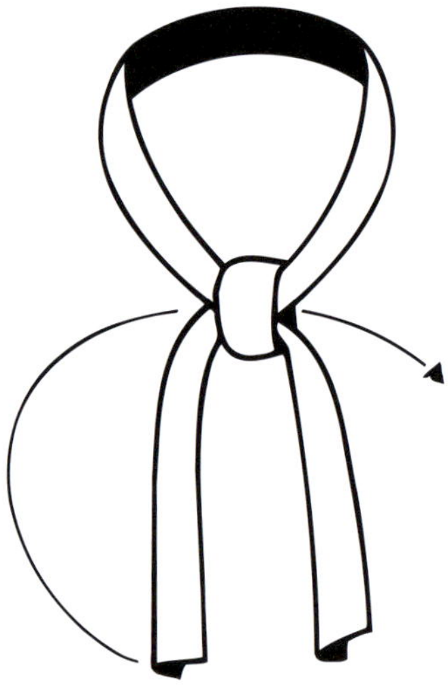

1 Machen Sie in Ihr Tuch einen Grundknoten.

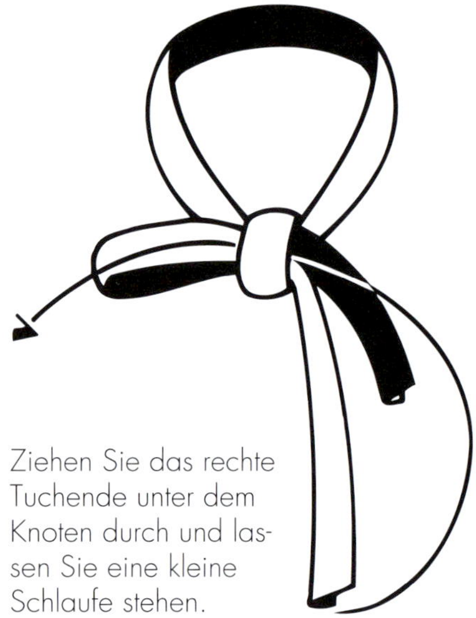

2 Ziehen Sie das rechte Tuchende unter dem Knoten durch und lassen Sie eine kleine Schlaufe stehen.

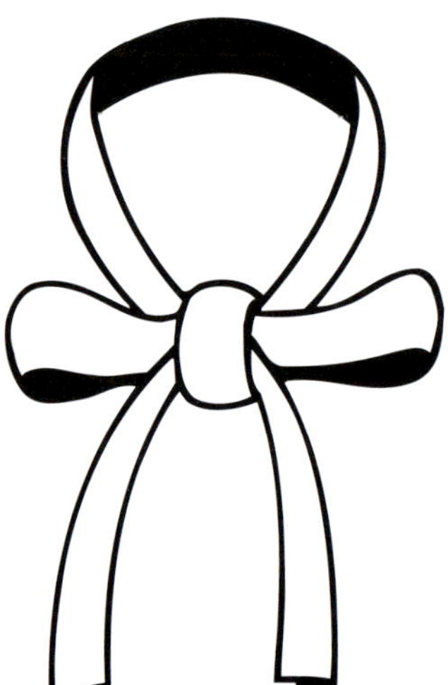

3 Ziehen Sie auch das linke Ende wie unter Punkt 2 unter dem Knoten durch und ziehen Sie die Schleife horizontal zu.

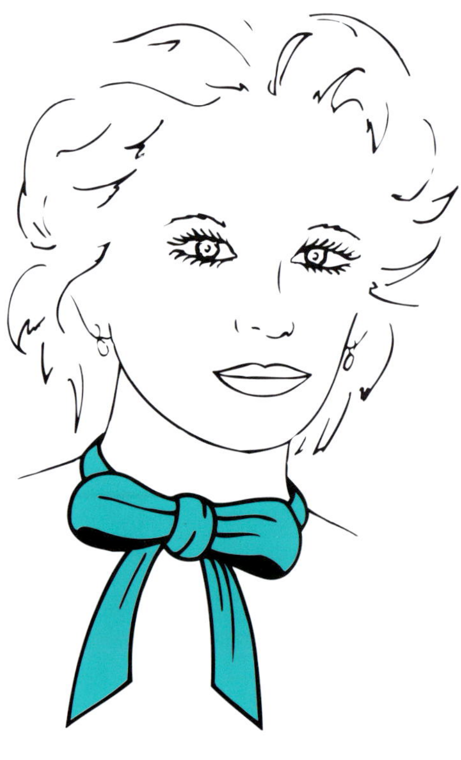

SCHLEIFENSTOPPER

Kein Verrutschen gibt es mehr, wenn Sie die Schleife noch mit einem halben Überschlag absichern.

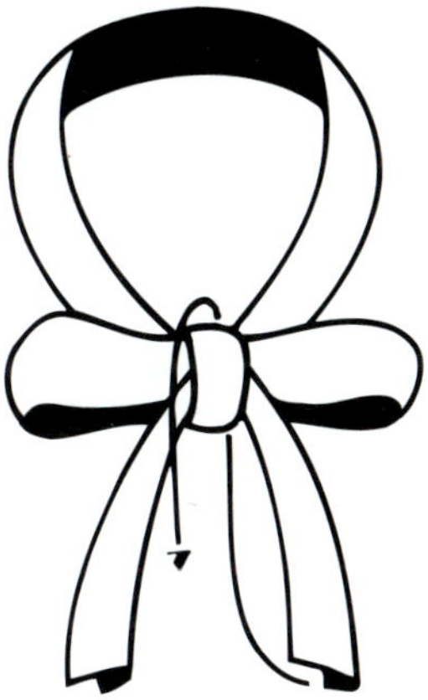

1 Machen Sie in Ihr Tuch einen Grundknoten.

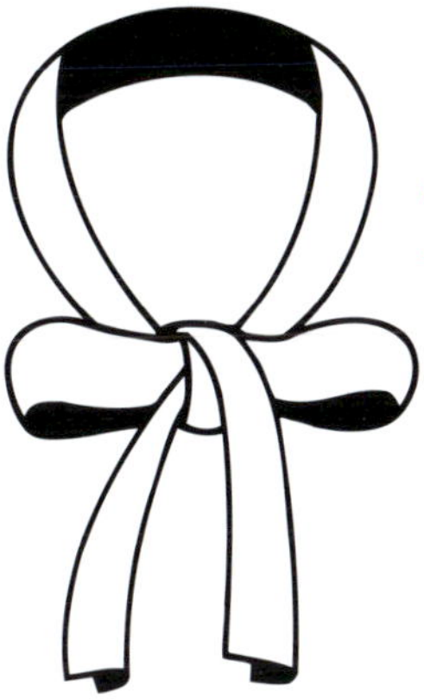

2 Ziehen Sie das rechte Tuchende unter dem Knoten durch und lassen Sie eine kleine Schlaufe stehen.

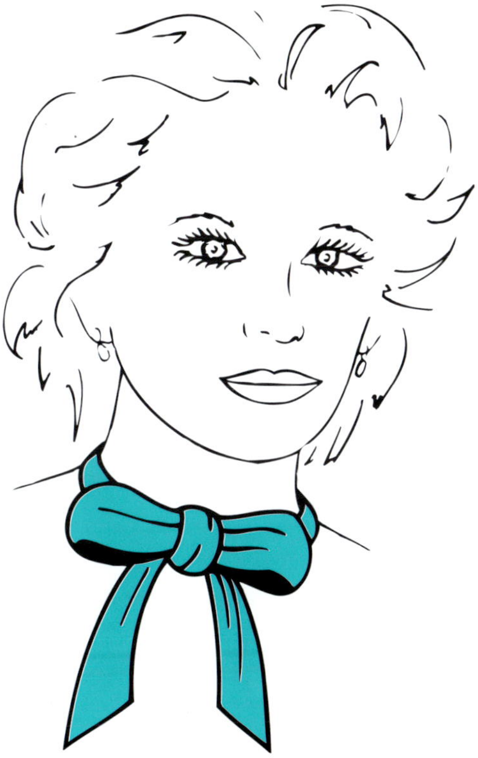

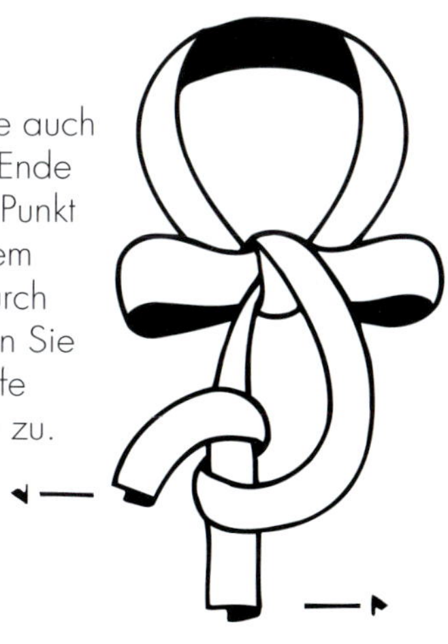

3 Ziehen Sie auch das linke Ende wie unter Punkt 2 unter dem Knoten durch und ziehen Sie die Schleife horizontal zu.

Schleifen

Rosette

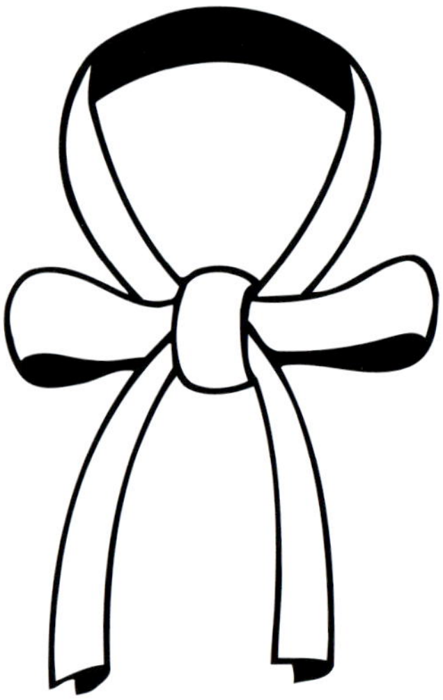

1 Binden Sie eine Schleife…

2 … und über diese Schleife eine zweite.

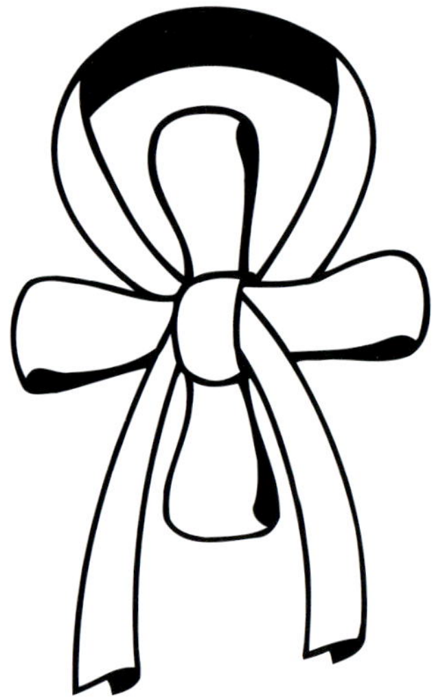

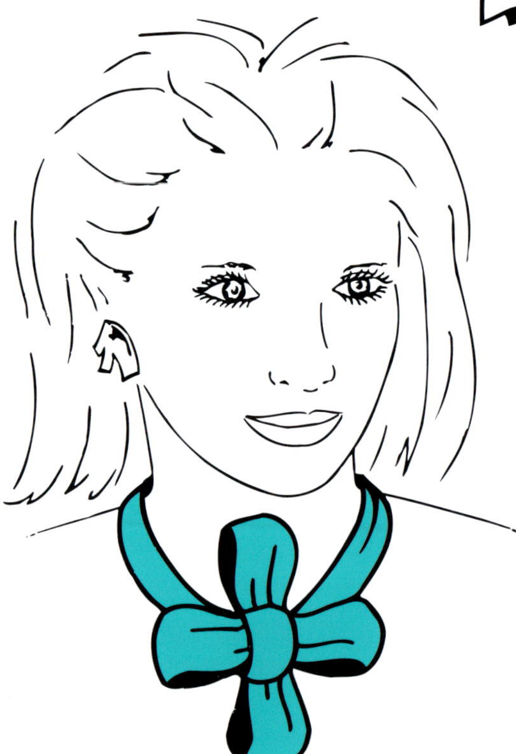

3 Zupfen Sie die Rosette dekorativ zurecht.

ZWEIFARBIGE SCHLEIFE

Pfiffig und frech wirkt die doppelte Schleife, wenn man einen unifarbenen und einen gemusterten Schal miteinander kombiniert.

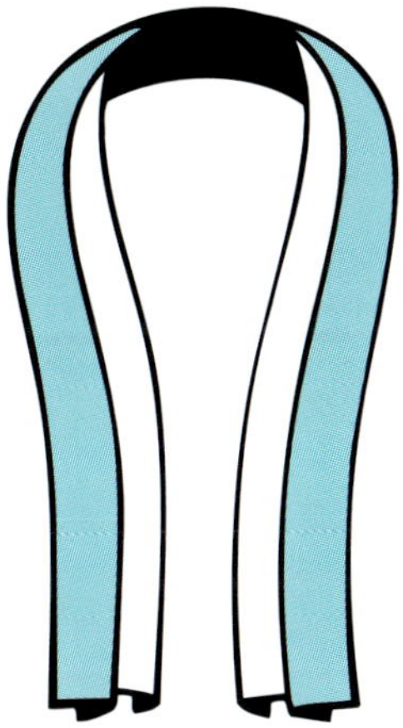

1 Legen Sie beide Schals um den Hals und...

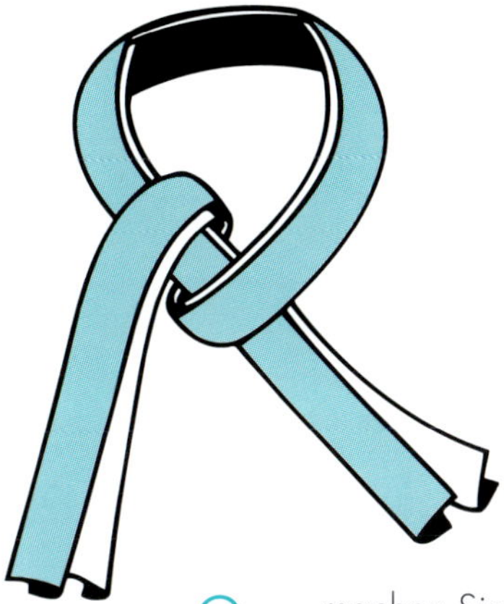

2 ... machen Sie einen halben Überschlag.

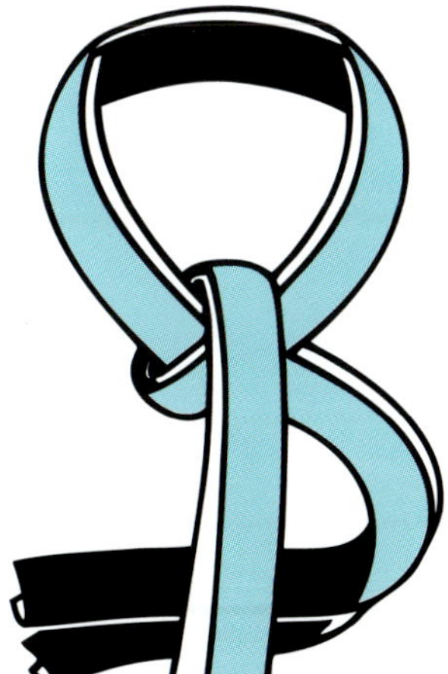

3 Bilden Sie aus den unteren beiden Tuchenden eine Schlaufe.

4 Bilden Sie mit den übrigen Enden eine zweite Schlaufe und ziehen Sie die zweifarbige Schleife horizontal zu.

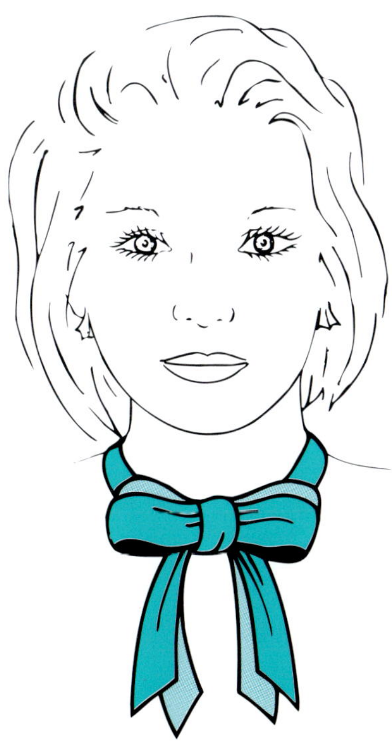

Der Fächer - Eleganz Mit Pfiff

Der Fächer ist ein Blickfang. Er gibt Ihrem Aussehen einen extravaganten Effekt. Er wirkt dekorativ, individuell und selbstbewußt, und man wird Sie sicherlich ansprechen, wie Sie es geschafft haben, Ihr Tuch in einen Fächer zu verwandeln. Und wenn Sie nicht direkt darauf angesprochen werden, dann sind es die unverhohlenen Blikke, die Sie wahrscheinlich bemerken.

Auf den folgenden Seiten finden Sie 9 verschiedene Methoden, einen Fächer zu falten. Suchen Sie sich eine für Ihr Tuch oder ihren Schal passende aus und probieren Sie, welche Methode das beste Ergebnis ergibt.

Wenn Sie Ihr Tuch zu einem Band gefaltet haben, beginnen Sie es direkt an einem Ende in gleichmäßige Falten zu legen. Haben Sie es zur Krawatte gelegt, beginnen Sie ein Stück oberhalb der Spitze.

Gut geeignet für den Fächer sind Tücher, die Sie in ca. 12 bis 15 cm Breite zur Krawatte gefaltet haben.

Ein langer Schal, ca. 10 bis 20 cm breit und 135 cm lang, ergibt ein noch besseres Ergebnis. Schals, die breiter als 20 cm sind, wirken zu lappig.

Etwas Sprühstärke (vorsichtig) aufgetragen, vereinfacht eventuell die Handhabung des Tuches.

Und noch ein Tip: Alle Tücher, die einen unifarbenen Abschluß am Rand oder einen Streifen am Rand haben, wirken am effektvollsten.

Das Schwierigste an dieser pfiffigen Tuchidee ist das akkurate Legen der Falten. Mit ein bißchen Übung gelingt es Ihnen bestimmt.

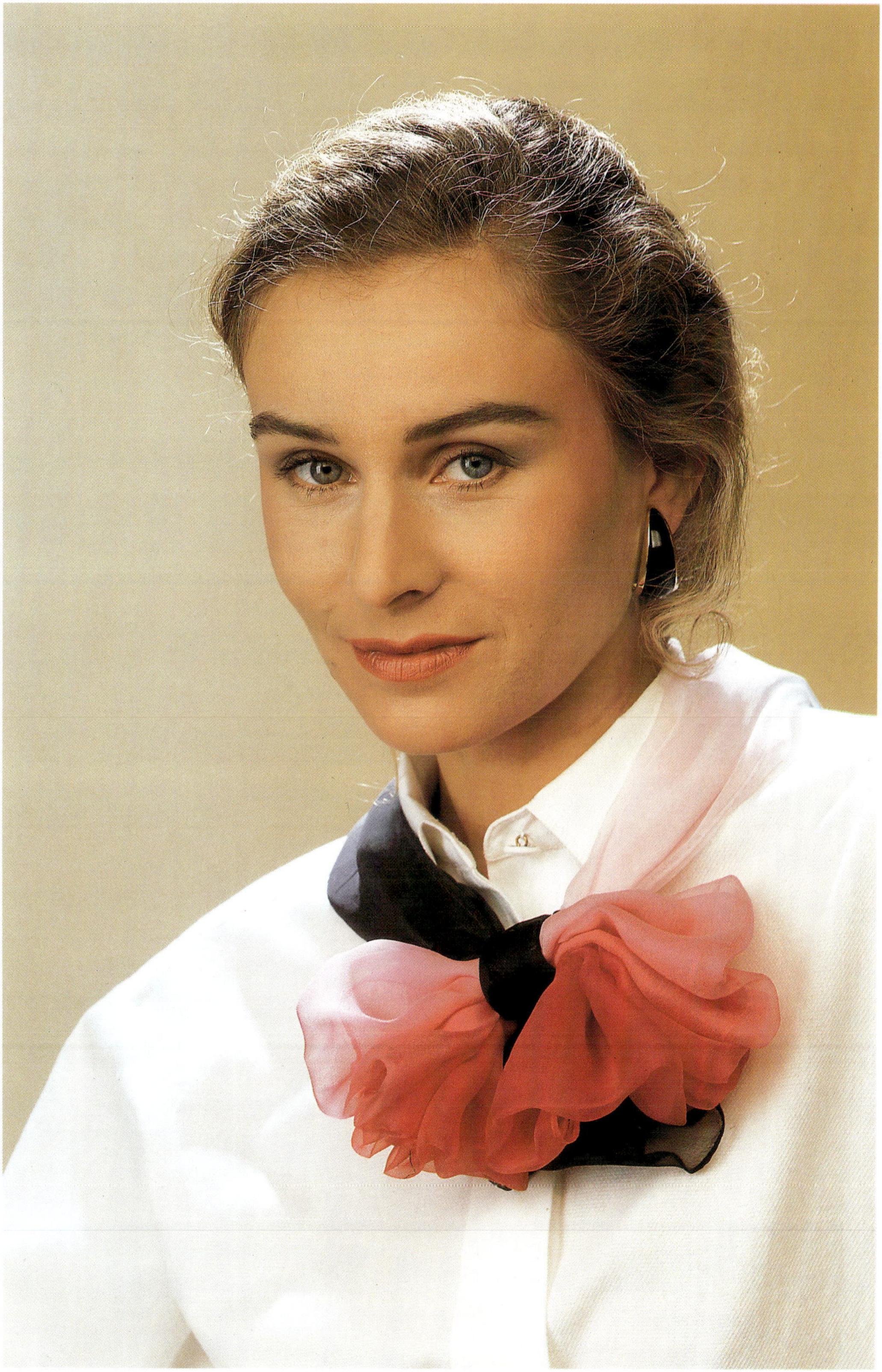

Carmen

Für Rechtshänder

Der Fächer wirkt elegant und festlich und wird ein besonderes Augenmerk auf Sie richten.

Alle Zeichnungen sind spiegelverkehrt. Legen Sie das Buch vor sich an den Spiegel und knoten Sie genauso, wie die Abbildungen es zeigen.

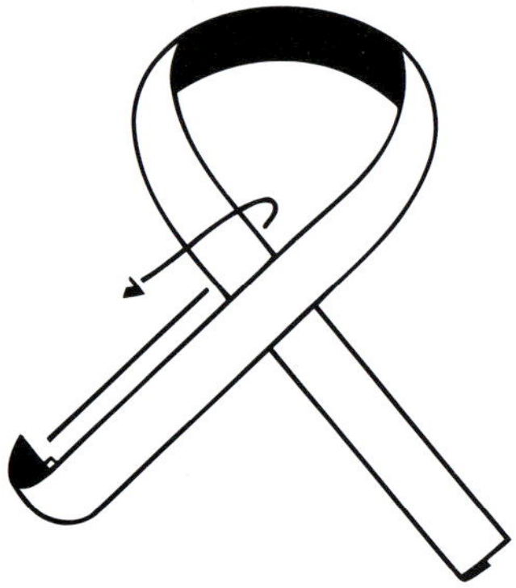

1 Legen Sie sich einen langen Schal von hinten um den Hals. Ein Ende bleibt länger. Machen Sie einen halben Überschlag.

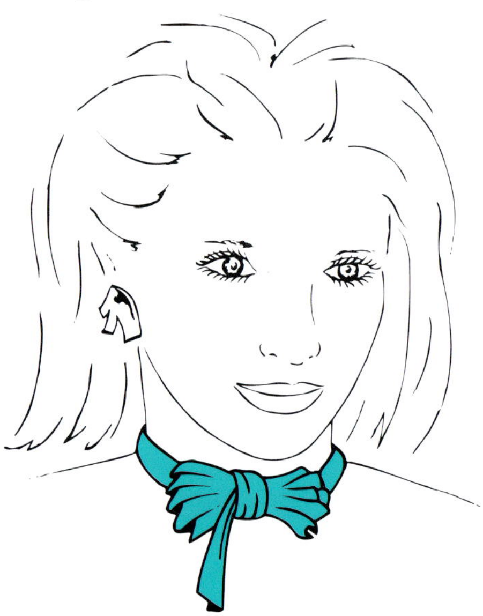

2 Legen Sie das längere Tuchende plisseeartig in ca. 2 cm breite Falten.

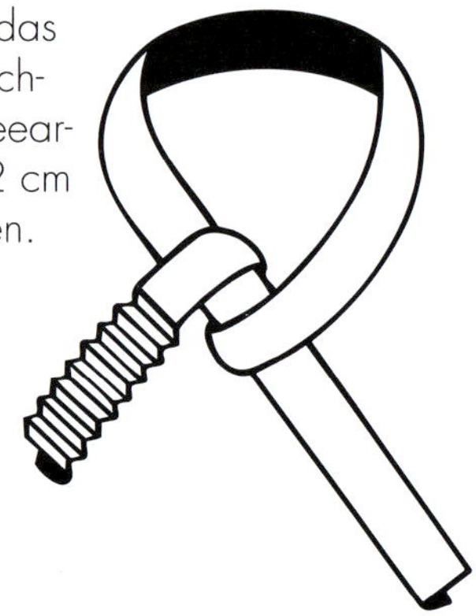

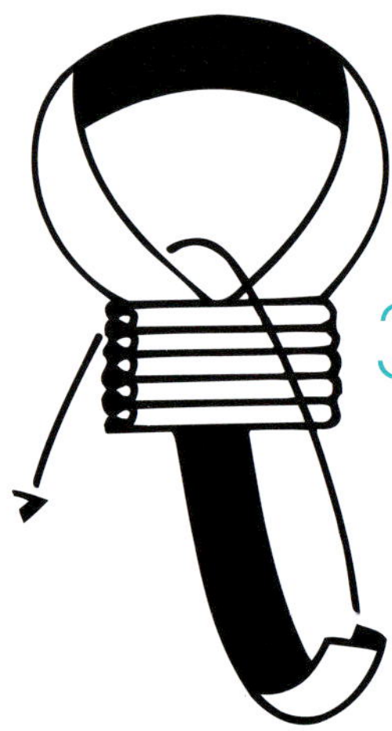

3 Wickeln Sie das kürzere Ende je nach seiner Länge ein oder mehrmals um die Falten …

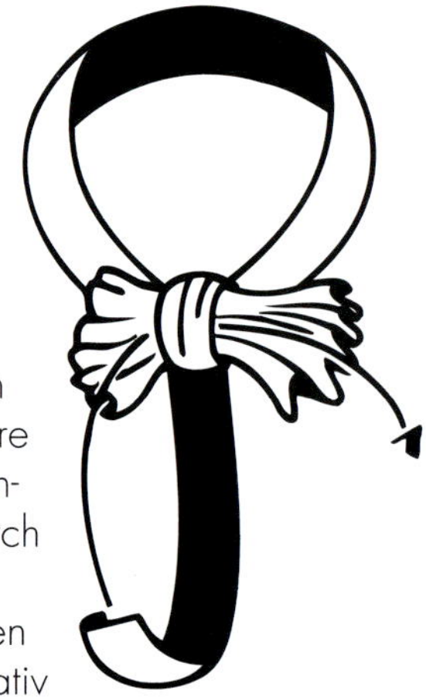

4 … und ziehen Sie das kürzere Ende noch einmal vorne durch den Knoten. Zupfen Sie den Fächer dekorativ zurecht.

Für Linkshänder

Der Fächer wirkt elegant und festlich und wird ein besonderes Augenmerk auf Sie richten.

Alle Zeichnungen sind spiegelverkehrt. Legen Sie das Buch vor sich an den Spiegel und knoten Sie genauso, wie die Abbildungen es zeigen.

1 Legen Sie sich einen langen Schal von hinten um den Hals. Ein Ende bleibt länger. Machen Sie einen halben Überschlag.

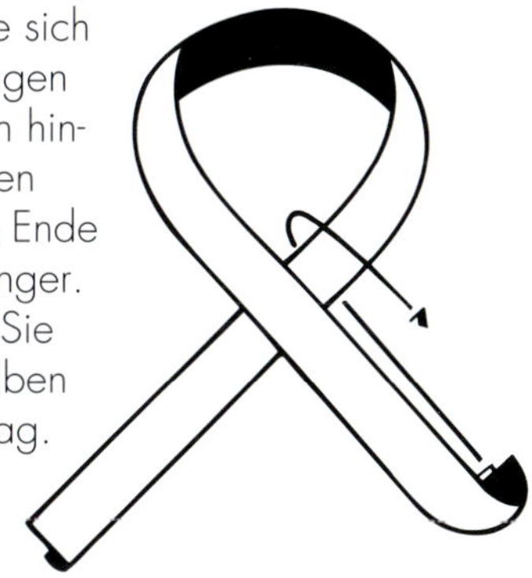

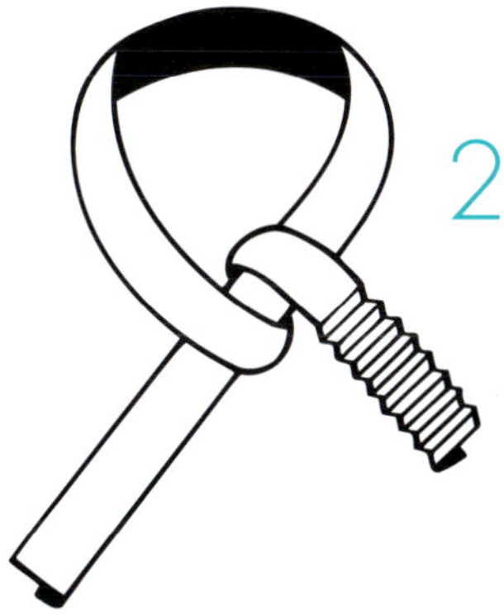

2 Legen Sie das längere Tuchende plisseeartig in ca. 2 cm breite Falten.

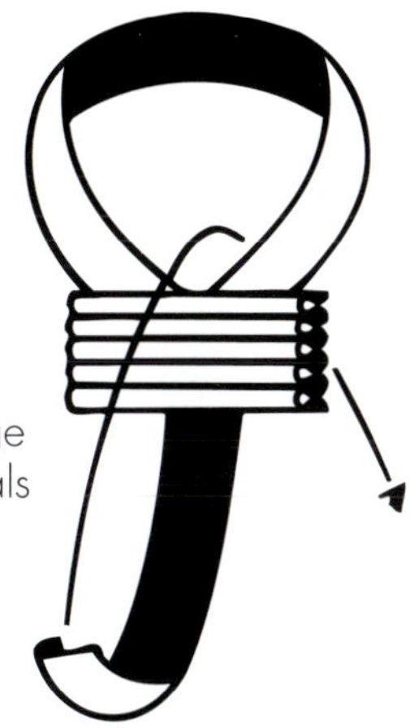

3 Wickeln Sie das kürzere Ende je nach seiner Länge ein oder mehrmals um die Falten …

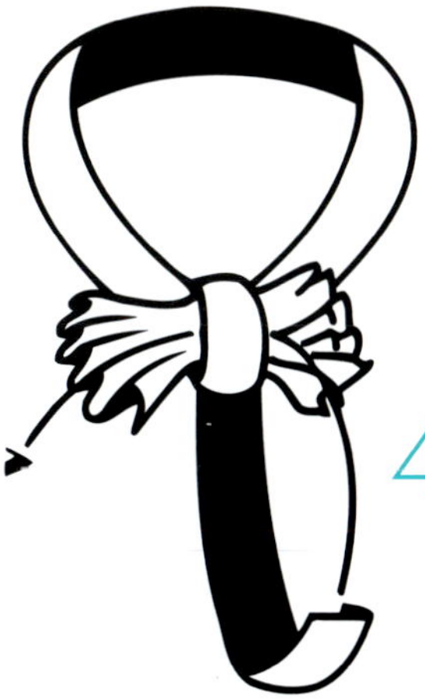

4 … und ziehen Sie das kürzere Ende noch einmal vorne durch den Knoten. Zupfen Sie den Fächer dekorativ zurecht.

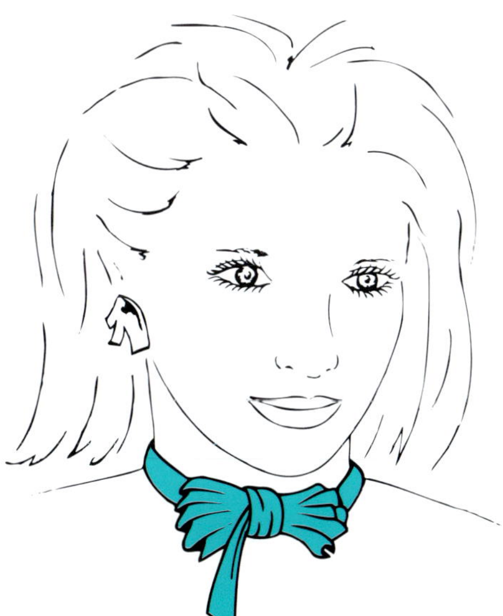

FLAMENCO

FÜR RECHTSHÄNDER

Alle Zeichnungen sind spiegelverkehrt. Legen Sie das Buch vor sich an den Spiegel und knoten Sie genauso, wie die Abbildungen es zeigen.

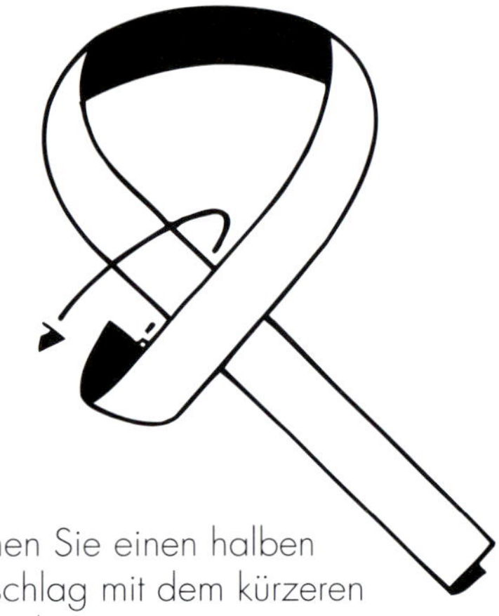

1 Machen Sie einen halben Überschlag mit dem kürzeren Tuchende.

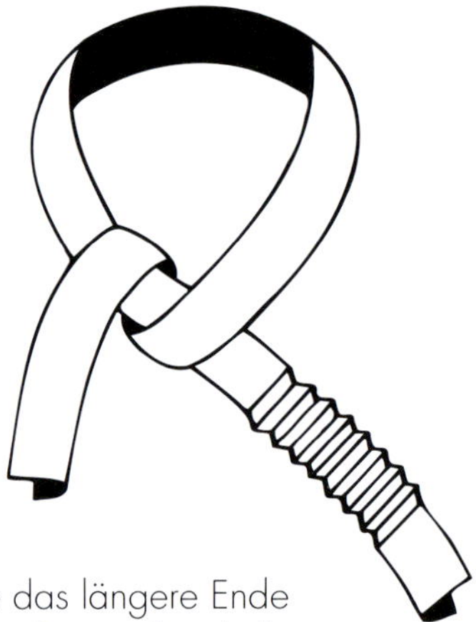

2 Falten Sie das längere Ende plisseeartig bis zu dem halben Überschlag des kürzeren Tuchendes.

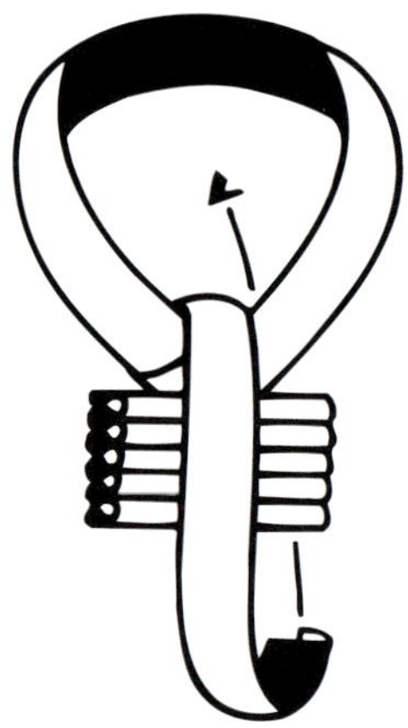

3 Ziehen Sie das kürzere Ende über die Falten und unter dem Halsband durch nach oben.

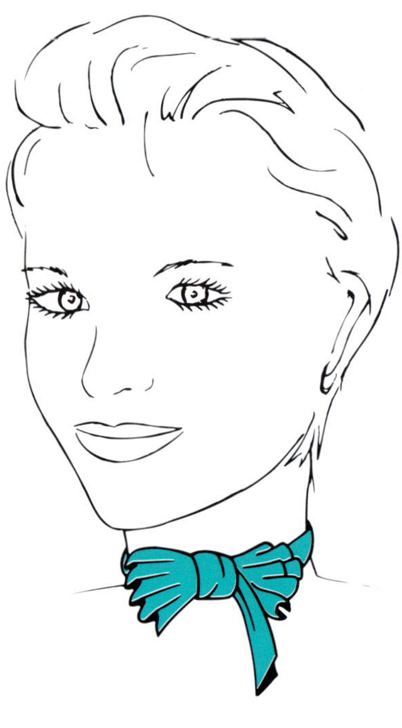

4 Ziehen Sie das untere Tuchende durch den Knoten hindurch und wieder zurück hinter das Halsband. Zupfen Sie den Fächer dekorativ zurecht.

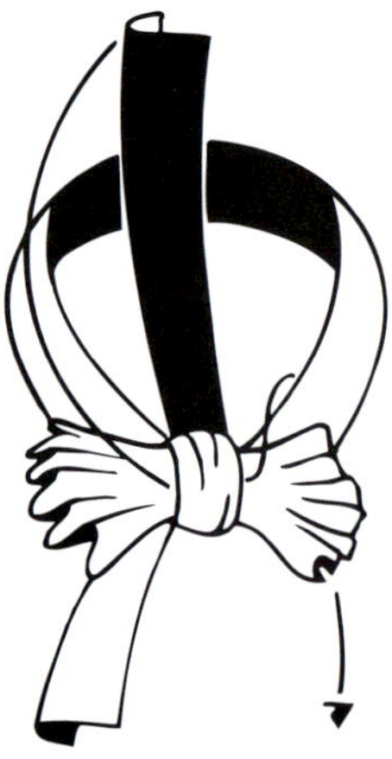

Für Linkshänder

Alle Zeichnungen sind spiegelverkehrt. Legen Sie das Buch vor sich an den Spiegel und knoten Sie genauso, wie die Abbildungen es zeigen.

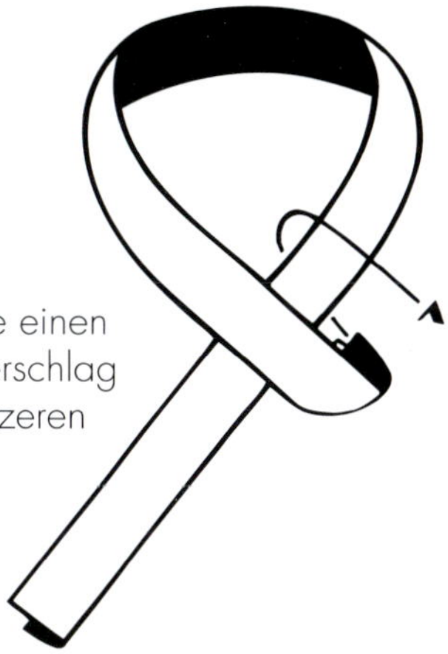

1 Machen Sie einen halben Überschlag mit dem kürzeren Tuchende.

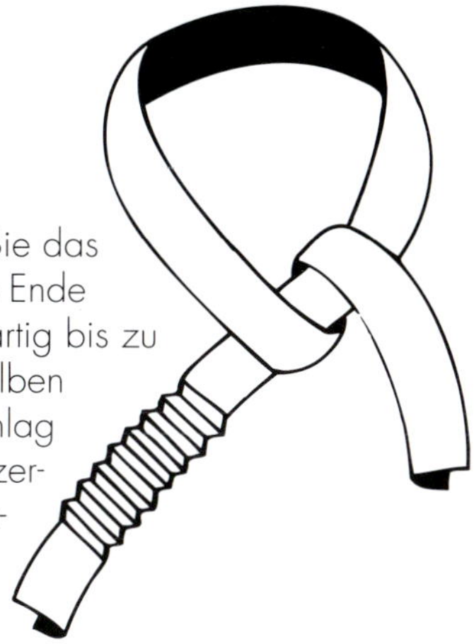

2 Falten Sie das längere Ende plisseeartig bis zu dem halben Überschlag des kürzeren Tuchendes.

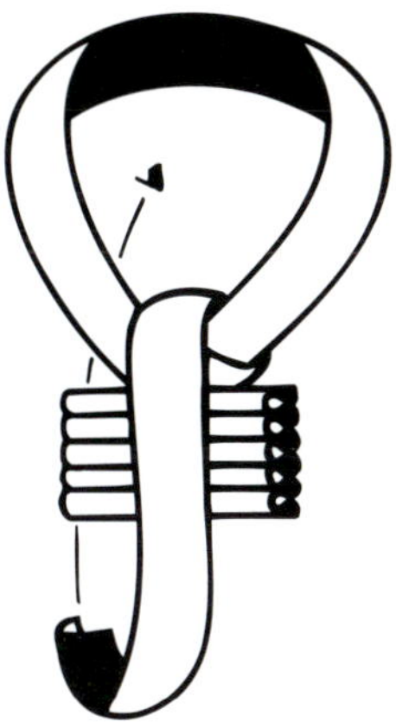

3 Ziehen Sie das kürzere Ende über die Falten und unter dem Halsband durch nach oben.

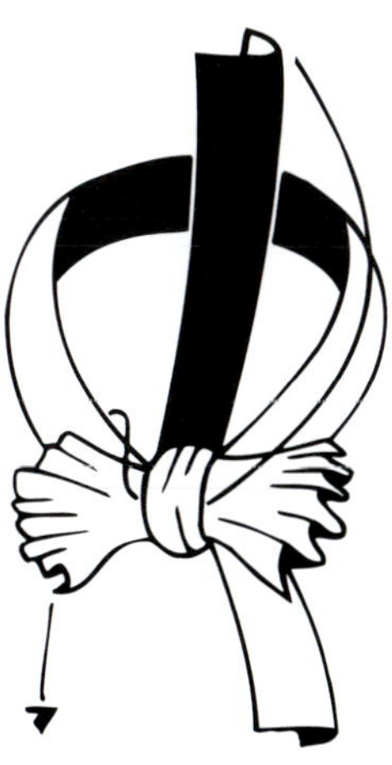

4 Ziehen Sie das untere Tuchende durch den Knoten hindurch und wieder zurück hinter das Halsband. Zupfen Sie den Fächer dekorativ zurecht.

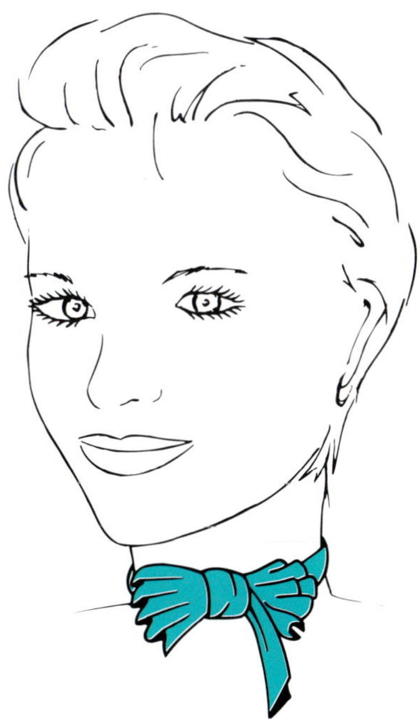

Cabaret

Für Eilige Gelegenheiten

1 Falten Sie das Ende eines Schals plisseeartig auf. Lassen Sie ca. 45 cm ungefaltet.

3 Sie haben nun einen bereits fertig gebundenen Fächer.

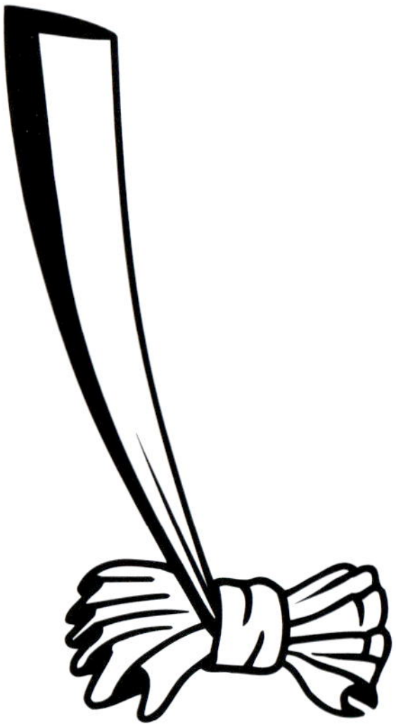

2 Machen Sie mit dem losen Ende einen Knoten um den Fächer.

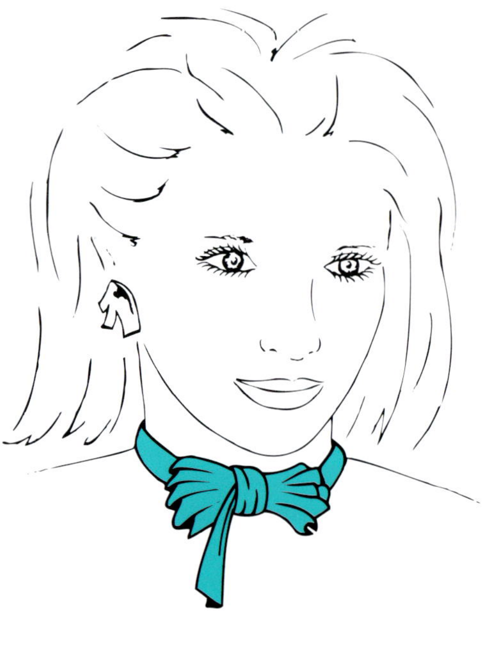

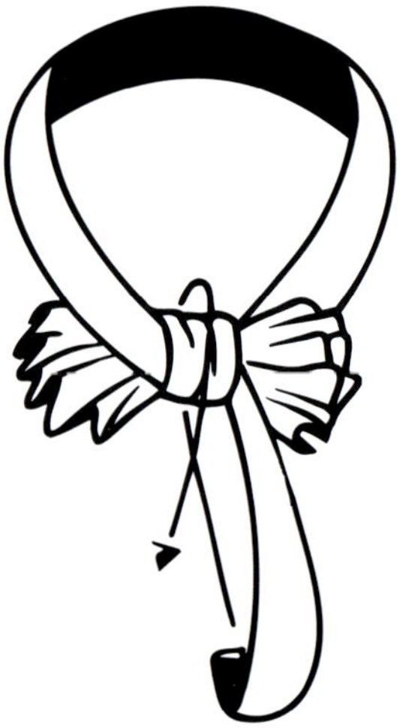

4 Legen Sie den Schal von hinten um den Hals und ziehen Sie das lose Tuchende durch den Knoten. Machen Sie einen halben Überschlag und befestigen Sie ihn mit dem Grundknoten.

5 Drehen Sie den Fächer so, daß das Ende nicht zu sehen ist und zupfen Sie ihn dekorativ zurecht.

FÜR EILIGE GELEGENHEITEN

Sie benötigen ein großes und ein kleines Tuch, die farblich miteinander harmonieren.

1 Machen Sie in das größere Tuch ....

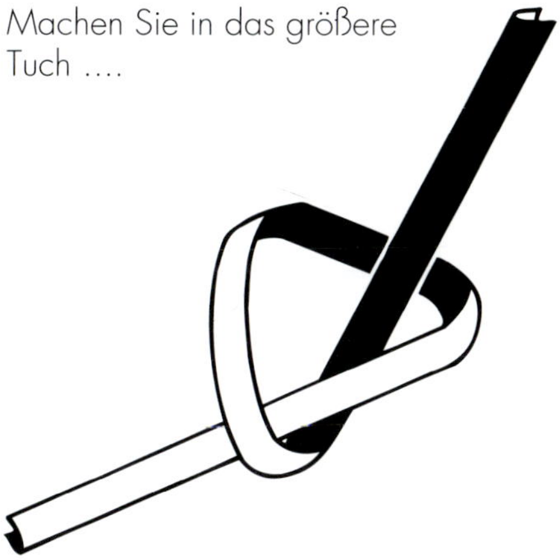

2 ... einen einfachen Knoten.

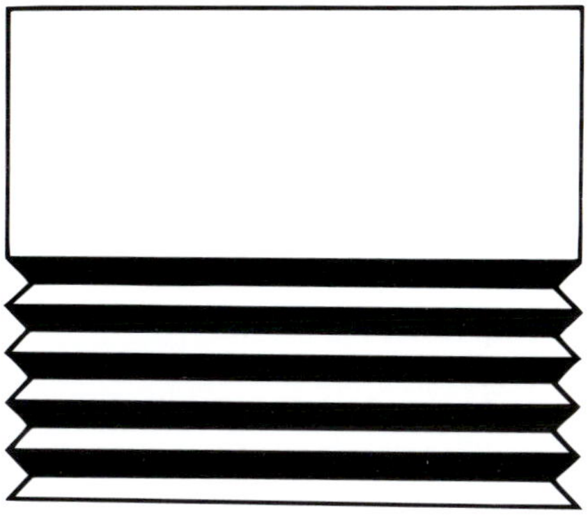

3 Falzen Sie das kleinere Tuch plisseeartig zum Fächer.

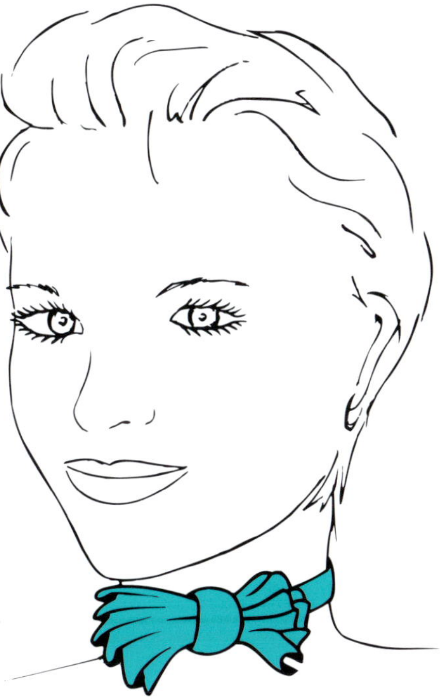

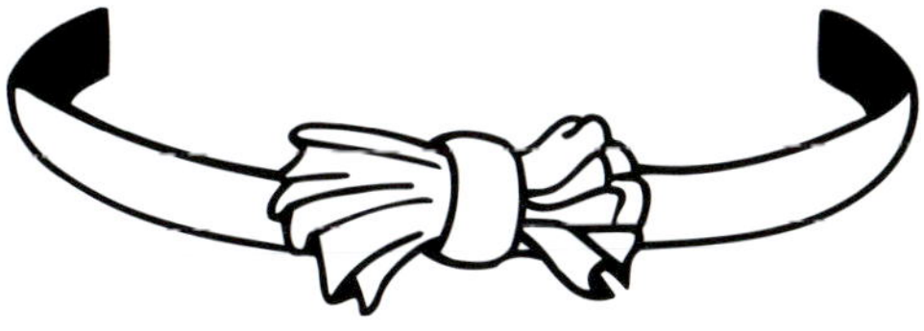

4 Schieben Sie den Fächer unter den Knoten.

5 Binden Sie sich den Fächer mit dem Grundknoten um den Hals.

Dieser Fächer läßt sich gut vorbereiten und braucht später nur noch schnell umgebunden zu werden.

AKKORDEON

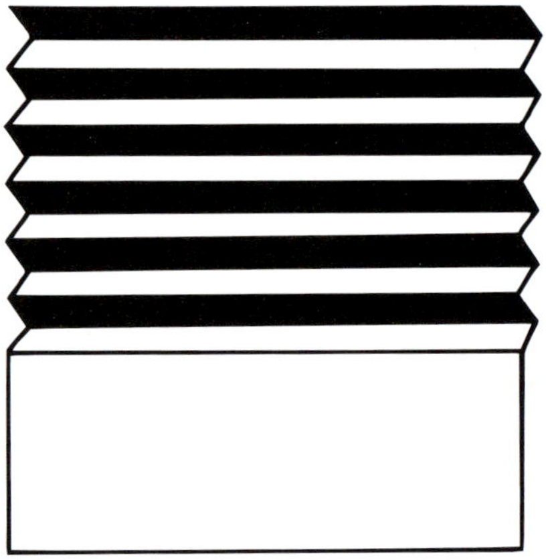

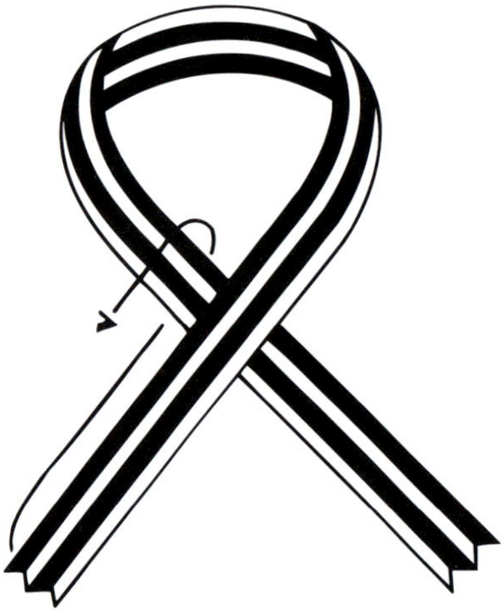

1 Falten Sie ein mittelgroßes quadratisches Tuch plisseeartig zu einem schmalen Band.

2 Legen Sie sich das Band um den Hals. Halten Sie die Falten gut zusammen.

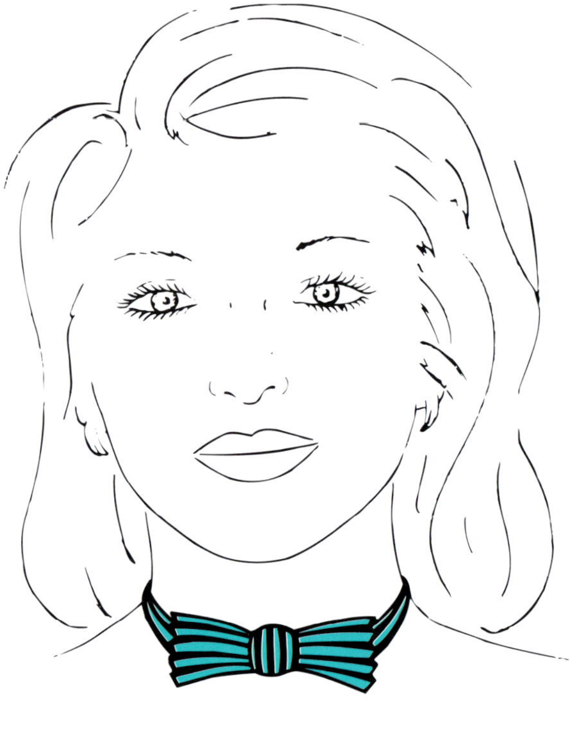

3 Verknoten Sie das gefaltete Band vorne mit dem Grundknoten.

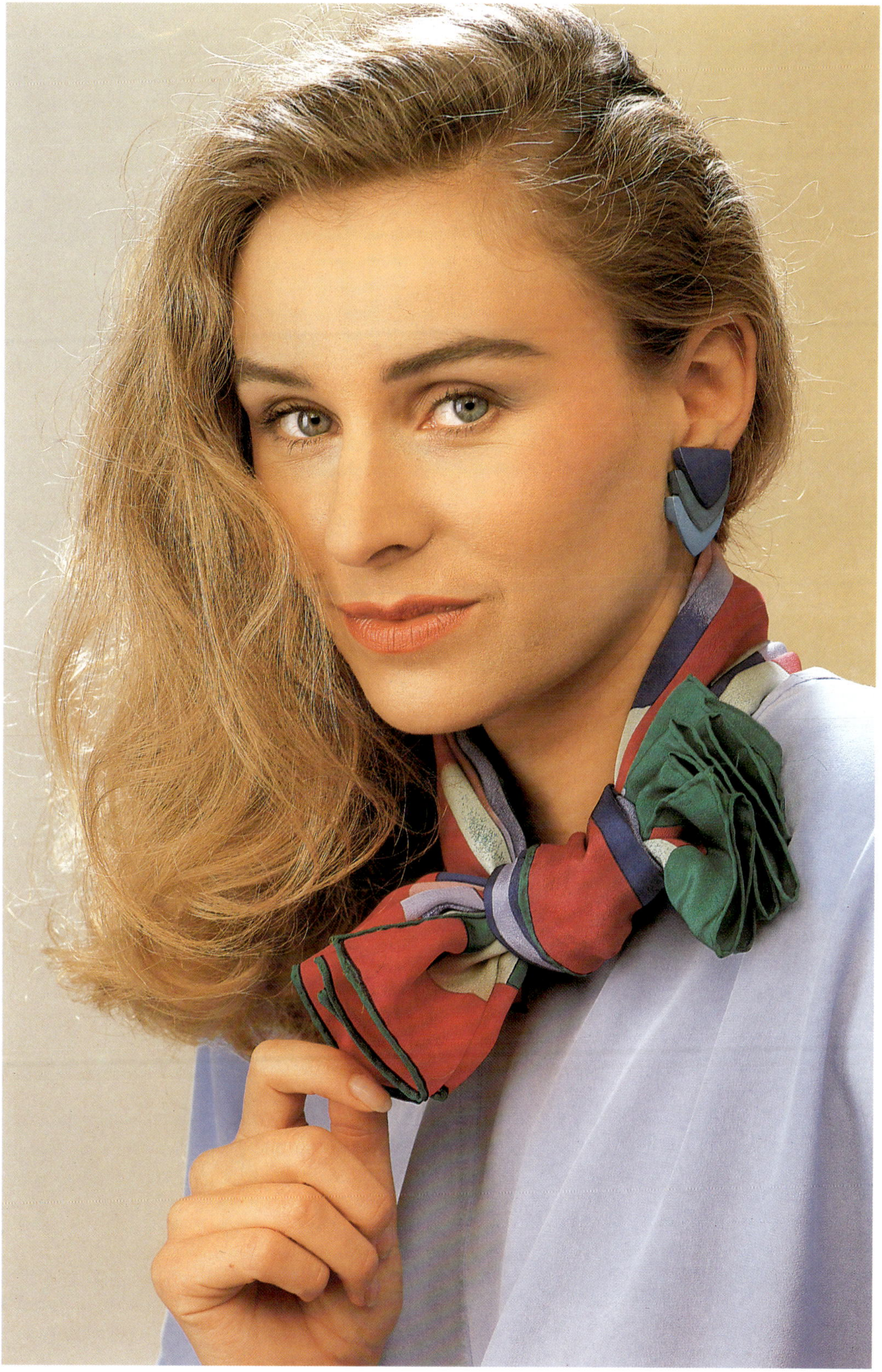

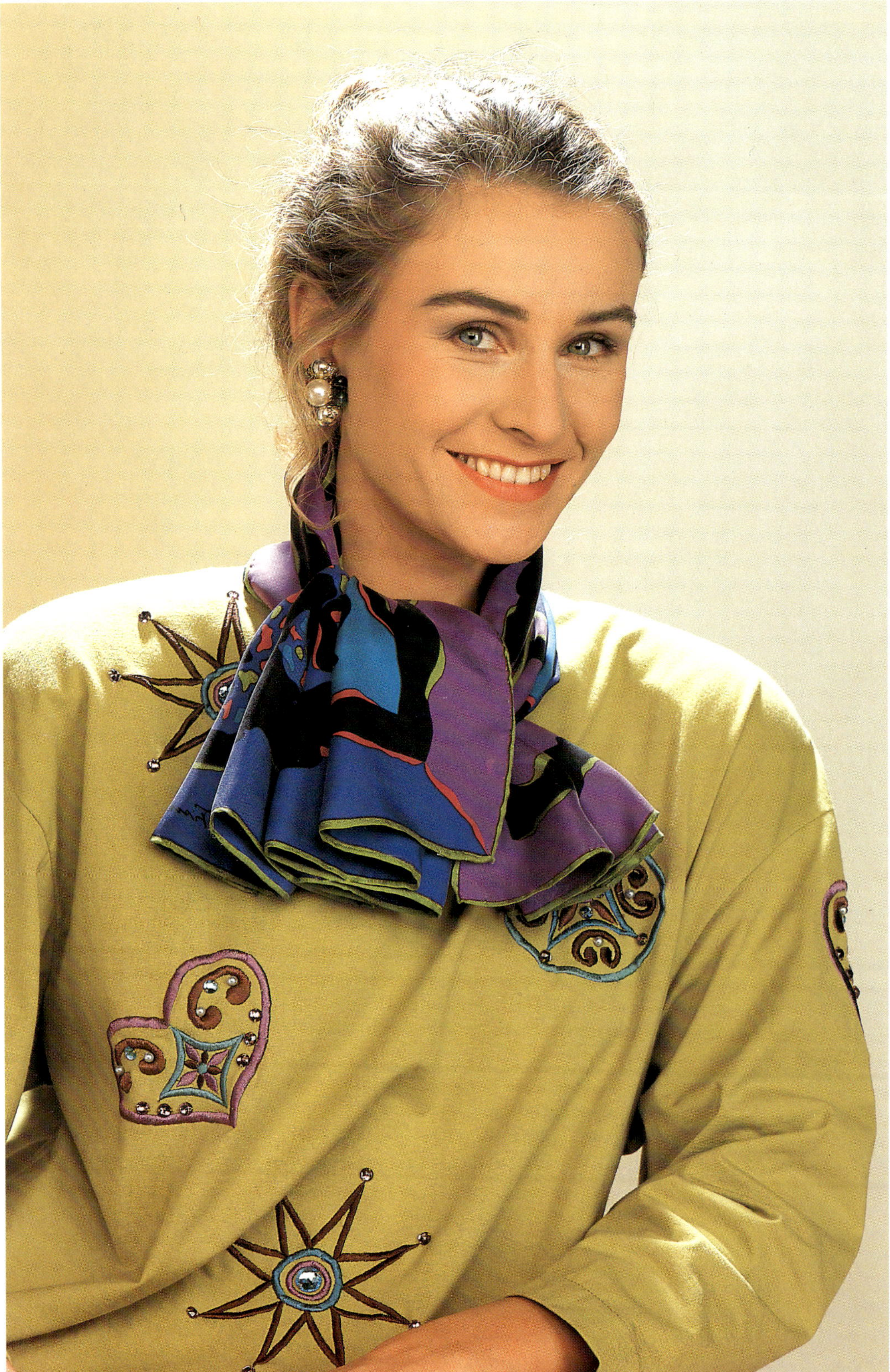

WASSERFALL

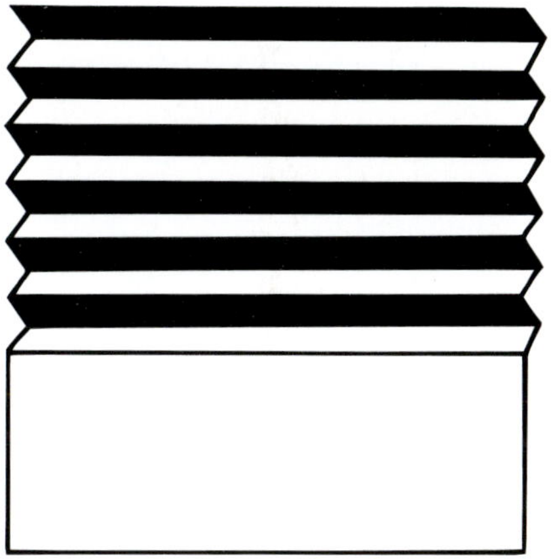

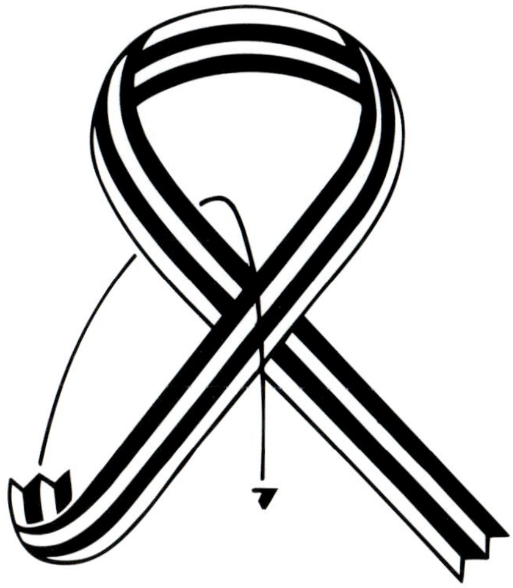

1 Falten Sie ein mittelgroßes quadratisches Tuch plisseeartig zu einem schmalen Band.

2 Legen Sie sich das Tuch von hinten um den Hals und machen Sie einen halben Überschlag.

3 Stecken Sie das Tuch mit einer dekorativen Brosche oder Anstecknadel fest.

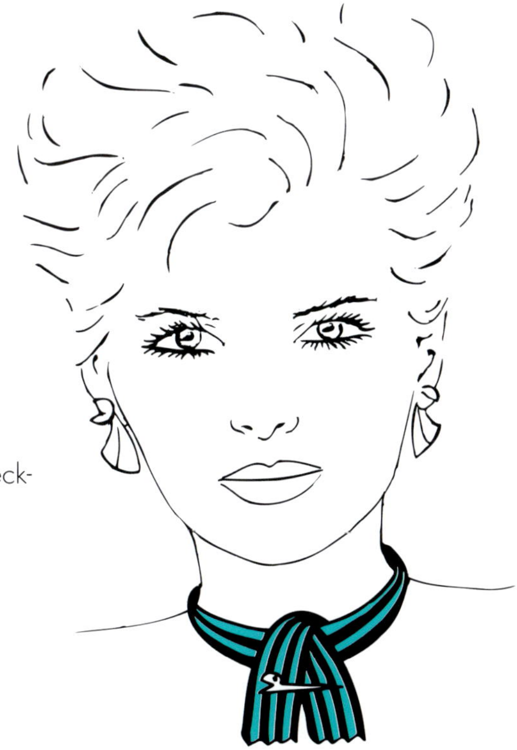

Libelle

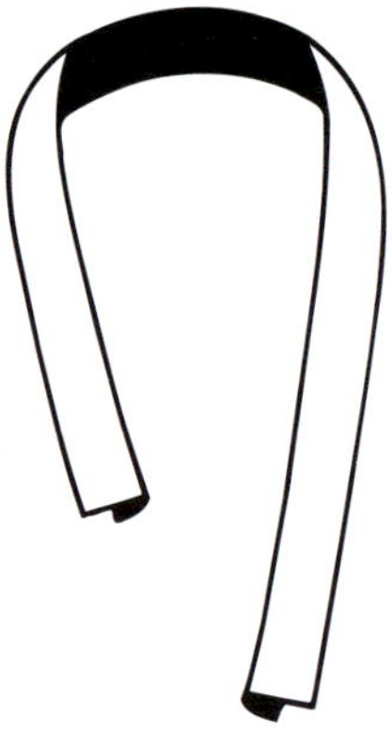

1 Legen Sie sich den Schal um den Hals. Ein Ende ist länger als das andere.

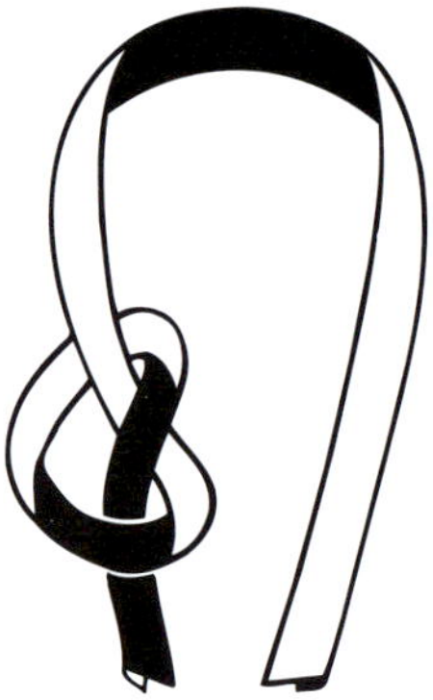

2 Machen Sie in das kürzere Ende einen einfachen lockeren Knoten.

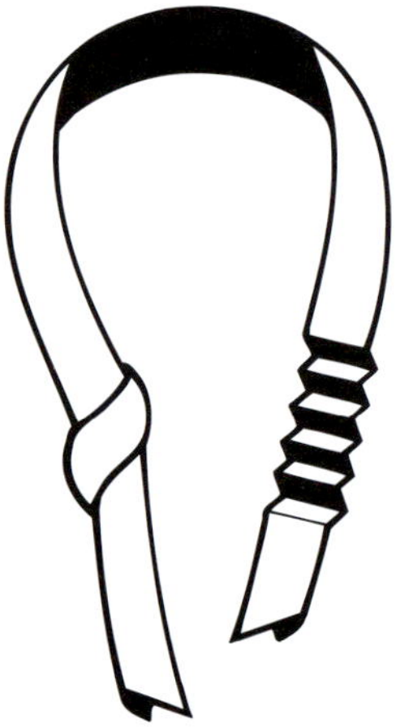

3 Legen Sie das längere Ende plisseeartig in Falten.

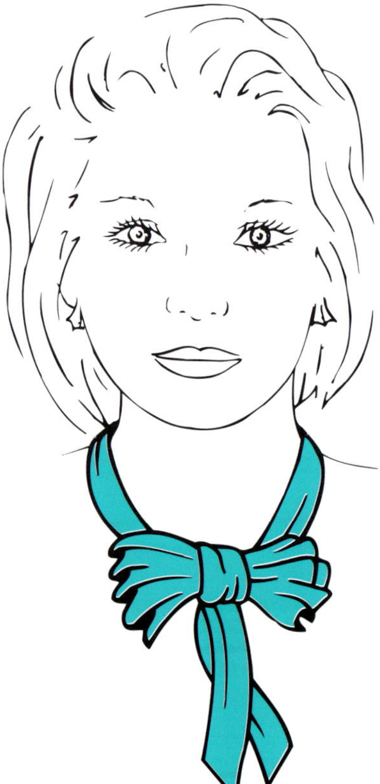

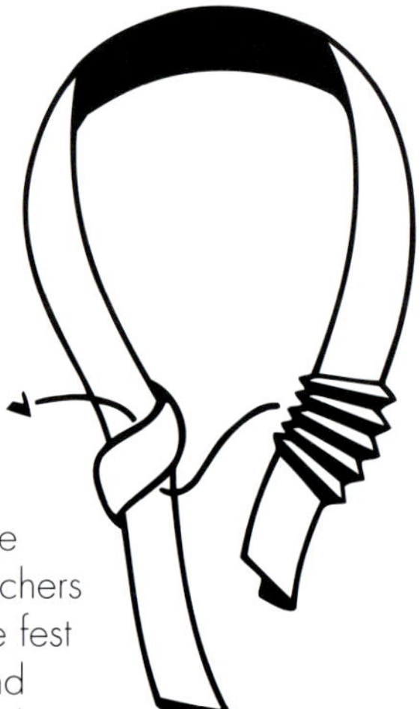

4 Fassen Sie die Falten des Fächers an einer Seite fest zusammen und schieben Sie diese unter dem Knoten zur Hälfte durch.

5 Ziehen Sie den Knoten fest zusammen und zupfen Sie den Fächer dekorativ zurecht.

Sie können den Fächer je nach Länge des Schals hoch am Hals oder lässig oberhalb der Brust tragen.

IDEEN MIT PERLEN

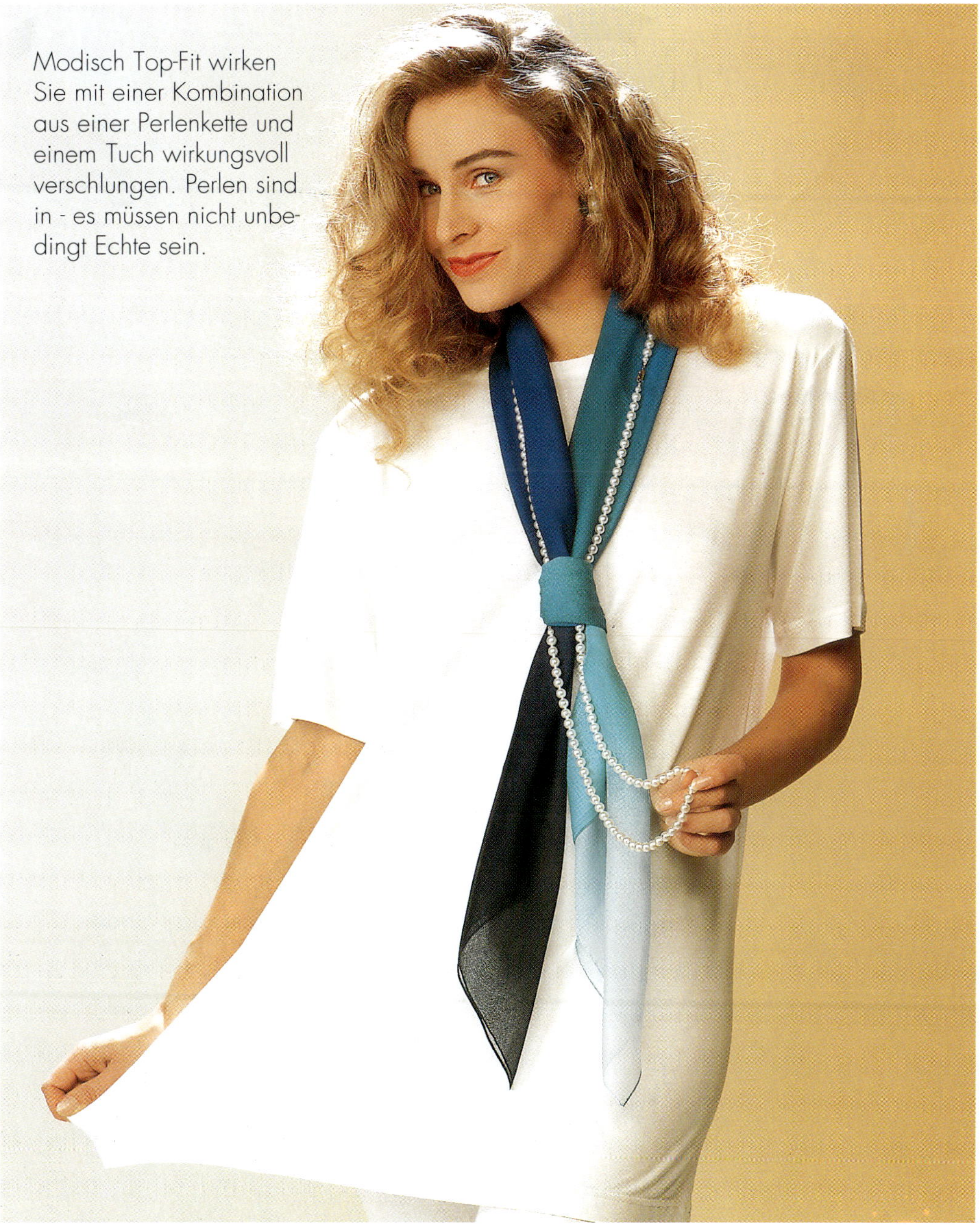

Modisch Top-Fit wirken Sie mit einer Kombination aus einer Perlenkette und einem Tuch wirkungsvoll verschlungen. Perlen sind in - es müssen nicht unbedingt Echte sein.

UND SCHMUCK

CORDOBA

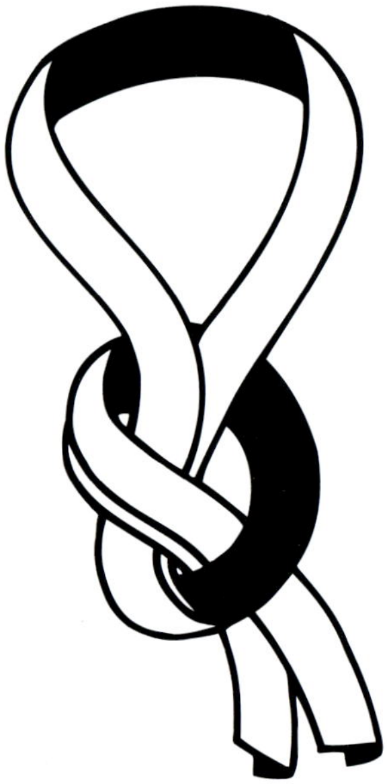

1 Machen Sie in einen langen Schal oder ein zum Band gefaltetes viereckiges Tuch einen einfachen Knoten.

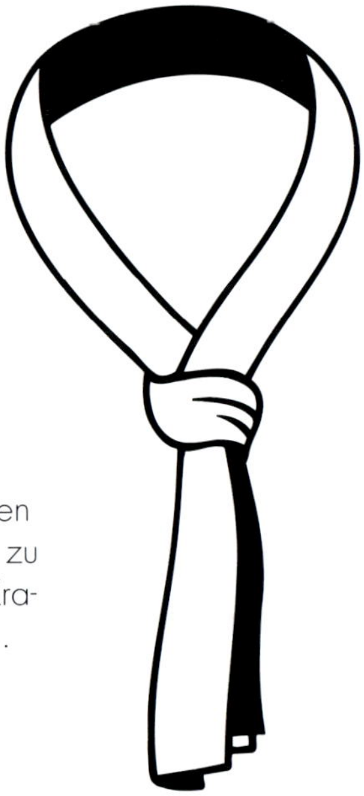

2 Ziehen Sie den Knoten leicht zu - wie einen Krawattenknoten.

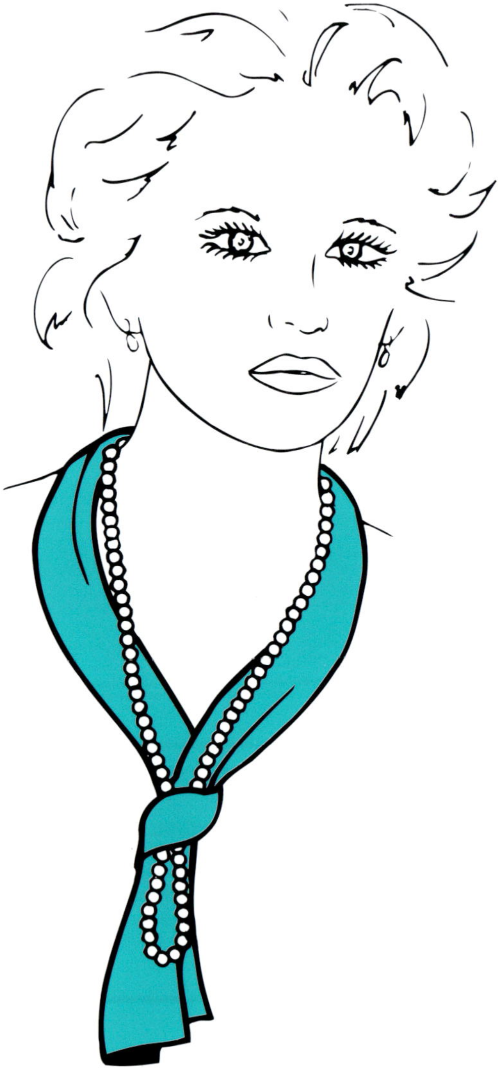

3 Fädeln Sie eine lange Perlenkette durch den Knoten.

NAJADE

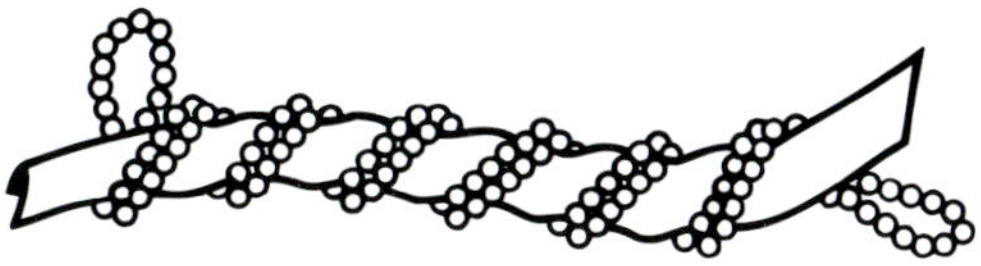

1 Drehen Sie einen langen Schal oder ein Tuch mit einer doppelt gelegten Kette zu einer Kordel.

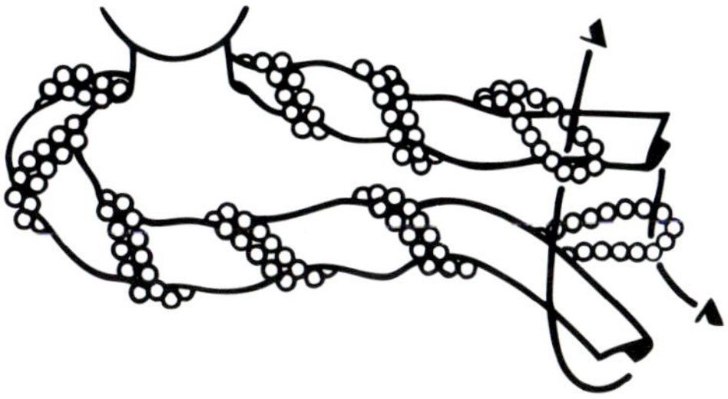

2 Legen Sie sich die Perlenkordel um den Hals und stecken Sie die Tuchenden in die entgegengesetzten Perlenschlaufen.

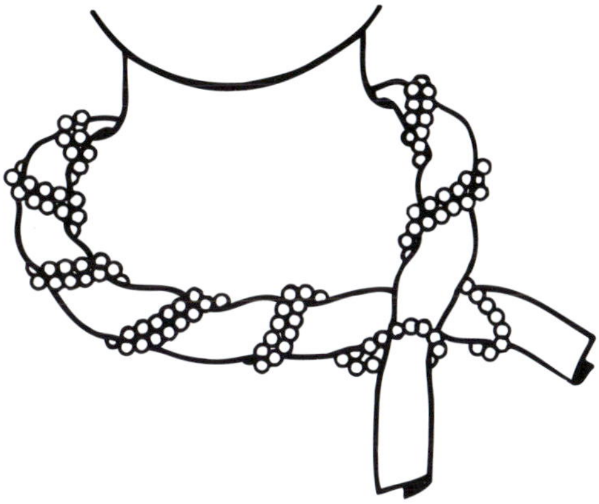

3 Machen Sie mit dem oberen Ende einen halben Überschlag und verknoten Sie beide Enden mit dem Grundknoten.

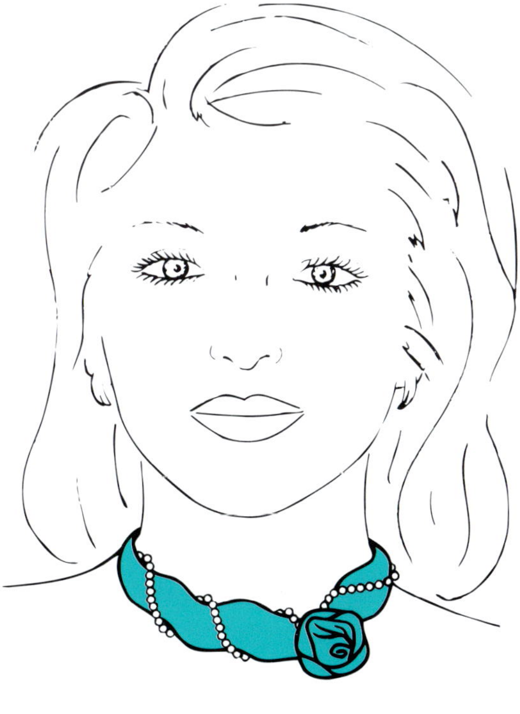

4 Lassen Sie die Enden dekorativ hängen oder binden Sie je nach Länge des Schals die Enden zu einer Schleife, Rosette oder Rose.

Perlenfächer

Diese Version der Perlenkordel wird garantiert zum Blickfang. Ein Tuch und eine kurze Perlenkette werden wirkungsvoll miteinander verschlungen. Die Tuchenden werden zum effektvollen Fächer gebunden.

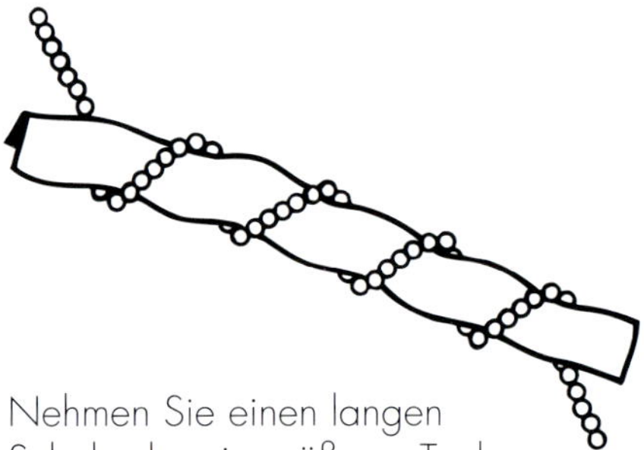

1 Nehmen Sie einen langen Schal oder ein größeres Tuch und drehen Sie es mit einer kurzen Perlenkette zu einer Kordel.

2 Legen Sie sich die Perlenkordel um den Hals und verschließen Sie die Perlenkette. Machen Sie mit dem längeren Ende einen halben Überschlag.

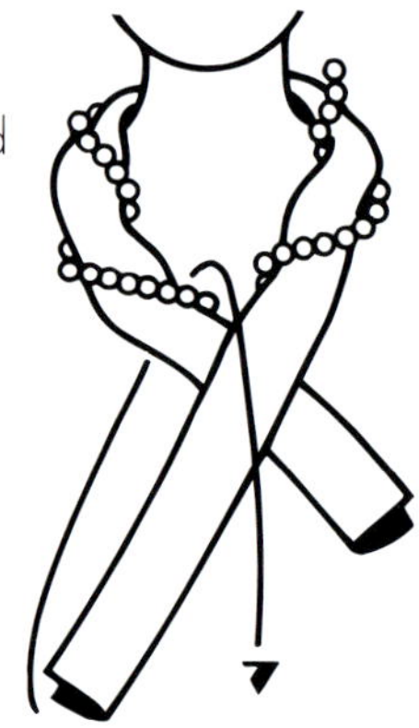

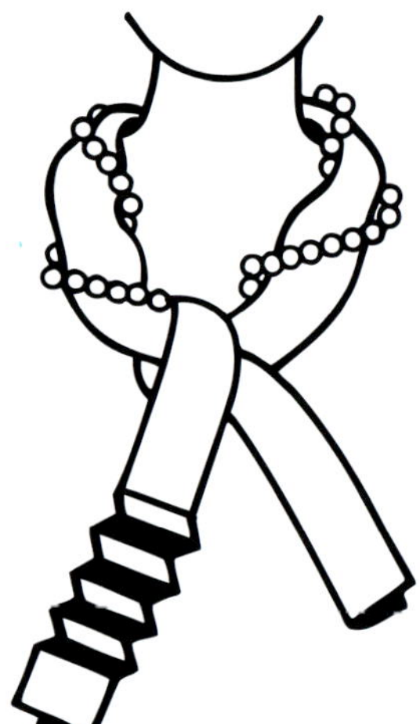

3 Legen Sie das längere Ende plisseeförmig in Falten und...

4 ... ziehen Sie das kürzere Ende über die Falten in einem halben Überschlag.

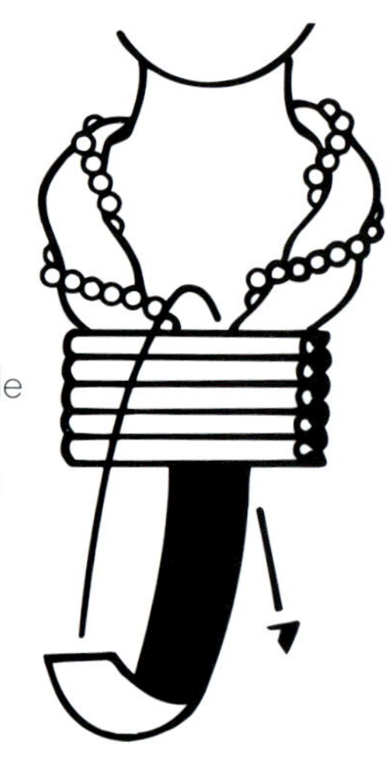

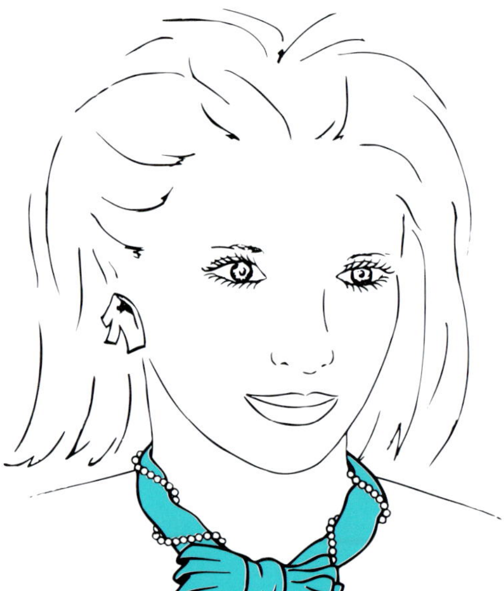

5 Ziehen Sie das kürzere Ende noch einmal vorne durch den Knoten. Zupfen Sie den Fächer dekorativ zurecht.

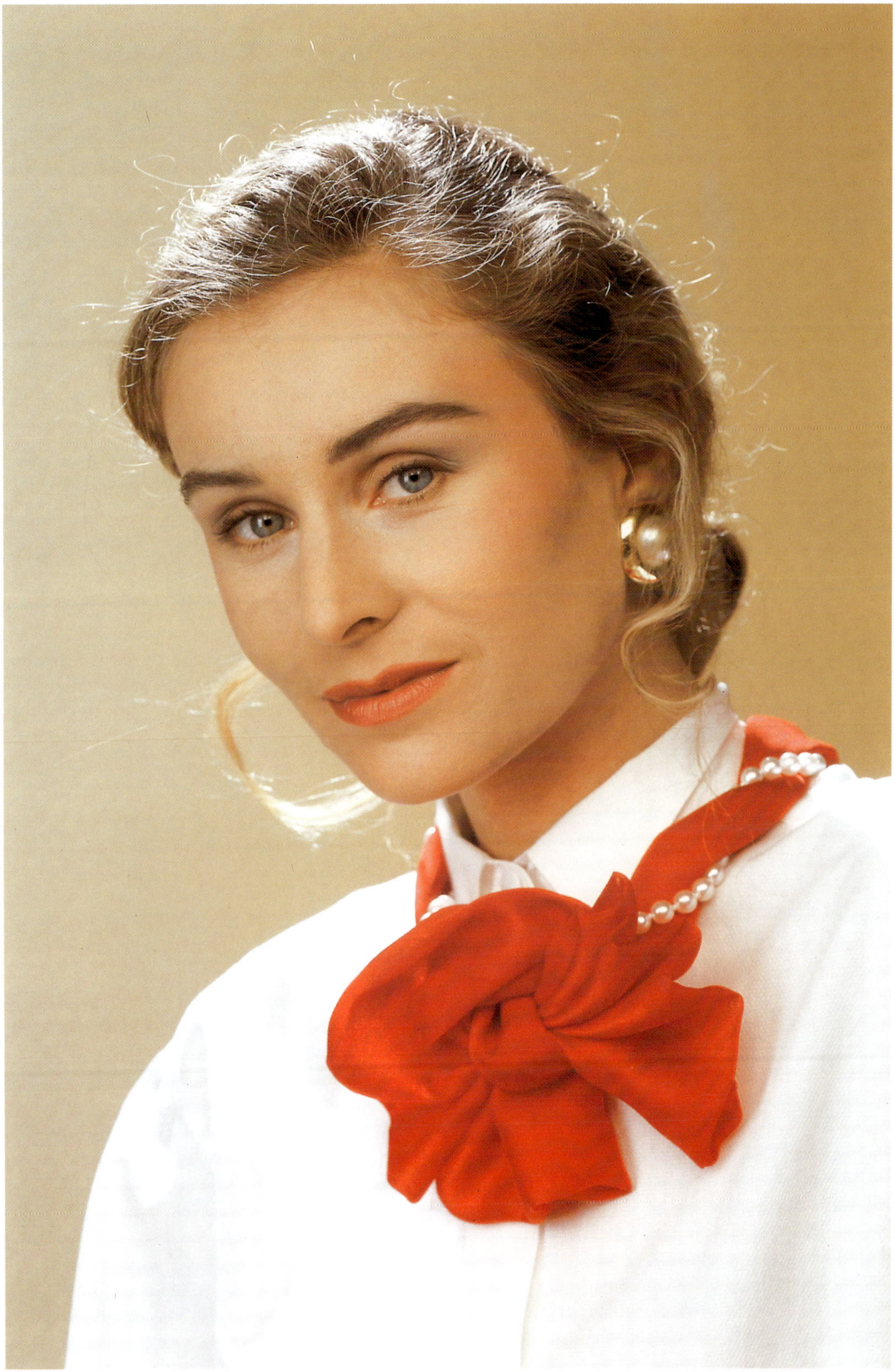

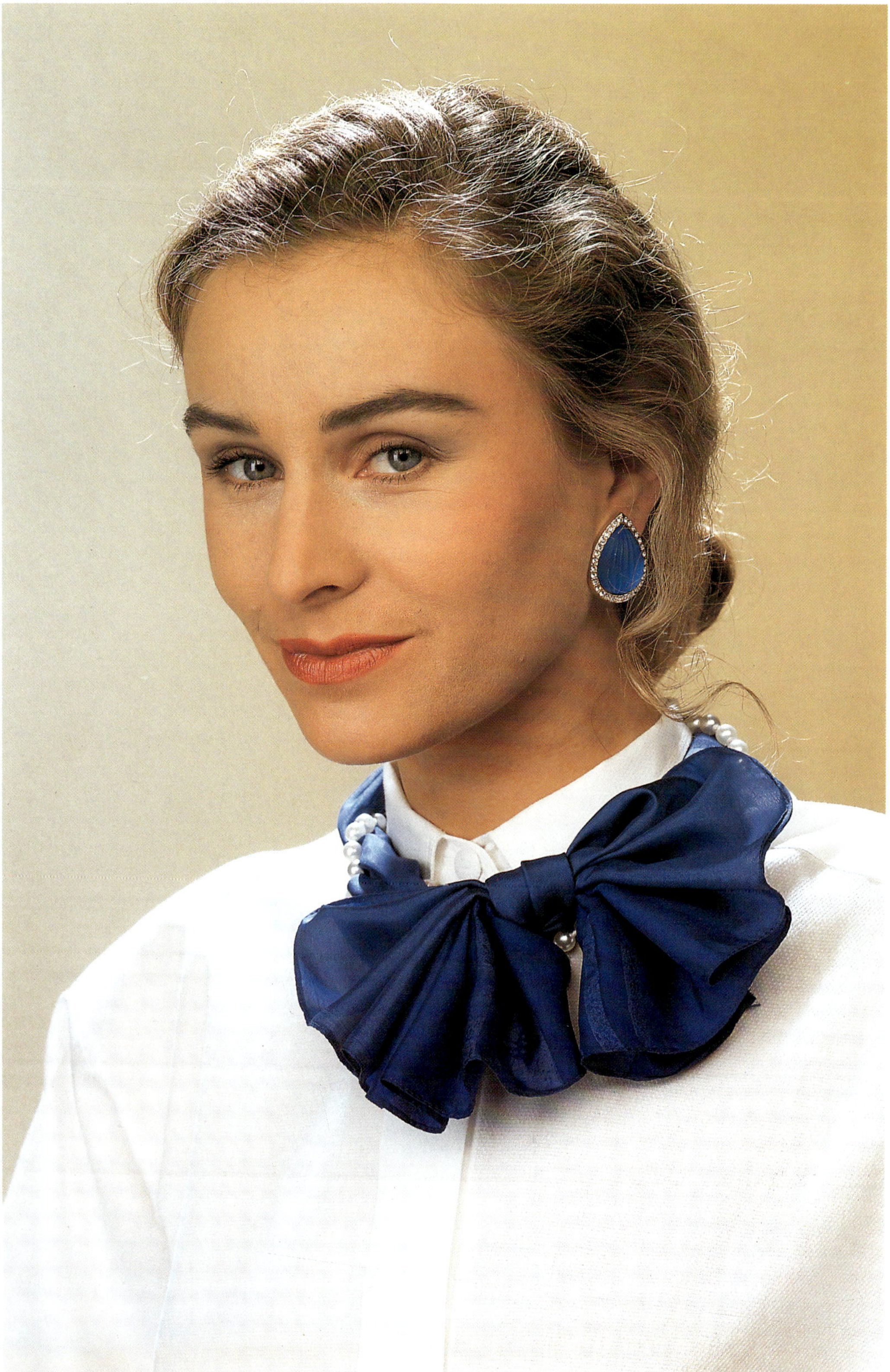

Eins, Zwei, Drei

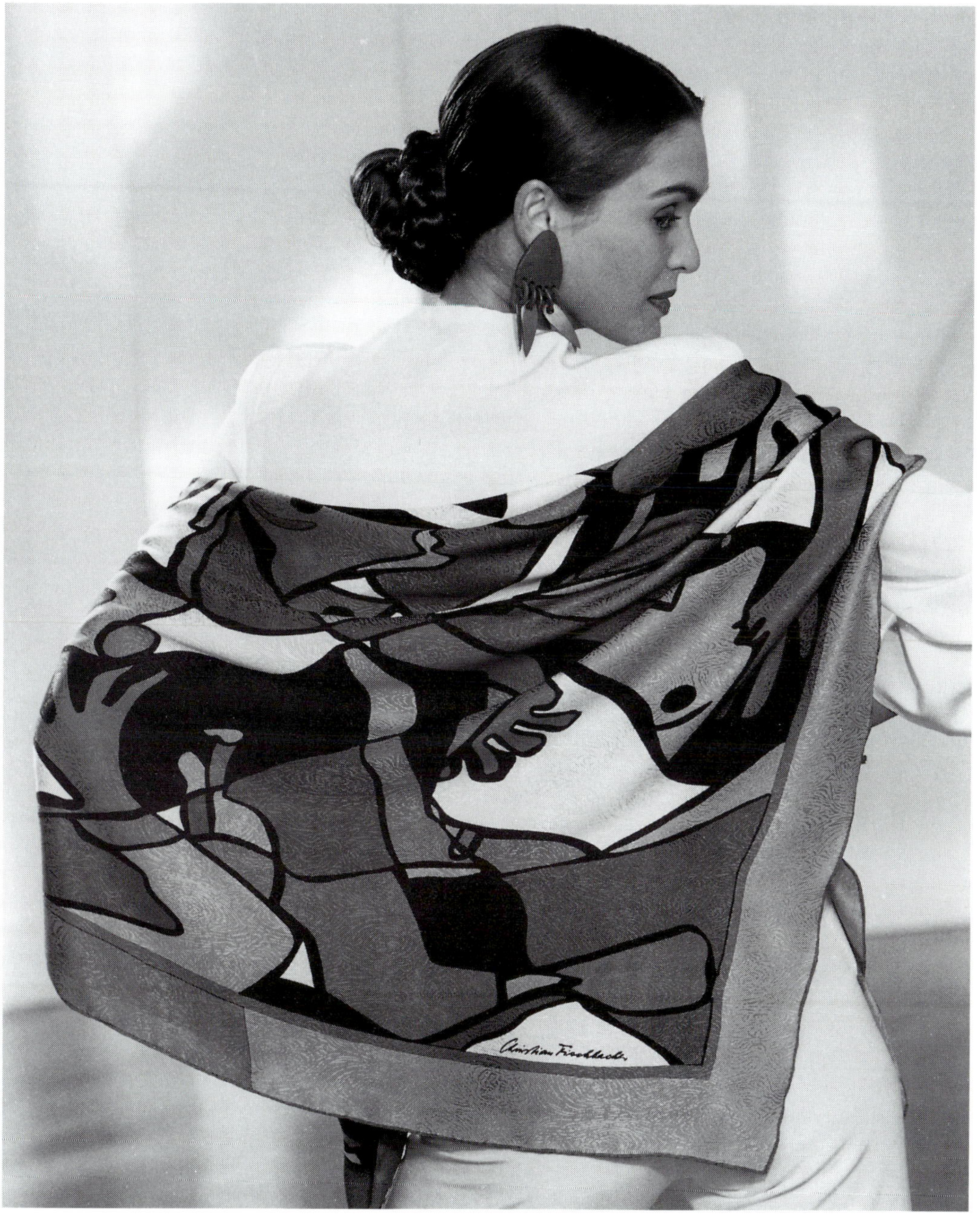

Ganz Viele Tücher

Duett

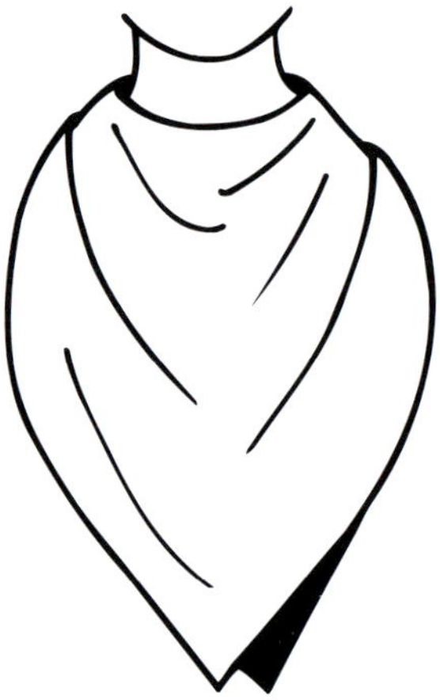

1 Knoten Sie ein dreieckiges Tuch von vorne nach hinten um den Hals.

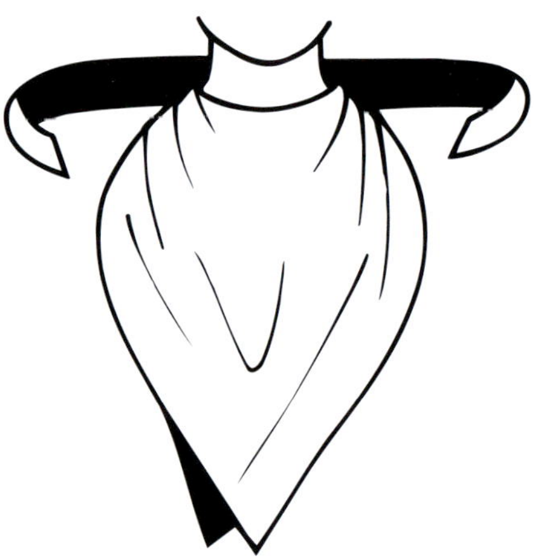

2 Binden Sie ein zweites, farblich passendes Tuch, das zur Krawatte gefaltet ist, von hinten um den Hals.

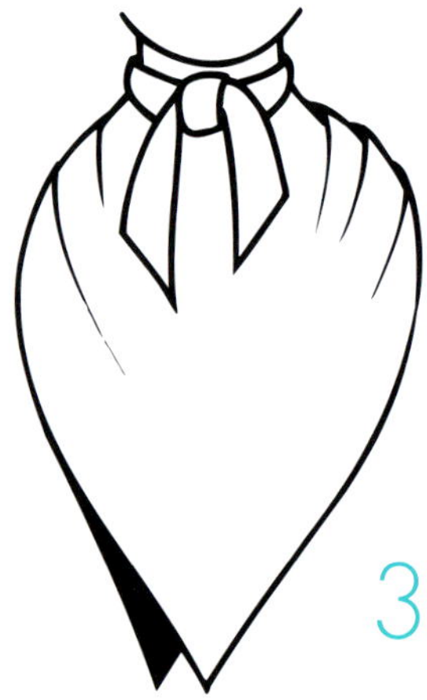

3 Verknoten Sie das zweite Tuch vorne mit dem Grundknoten.

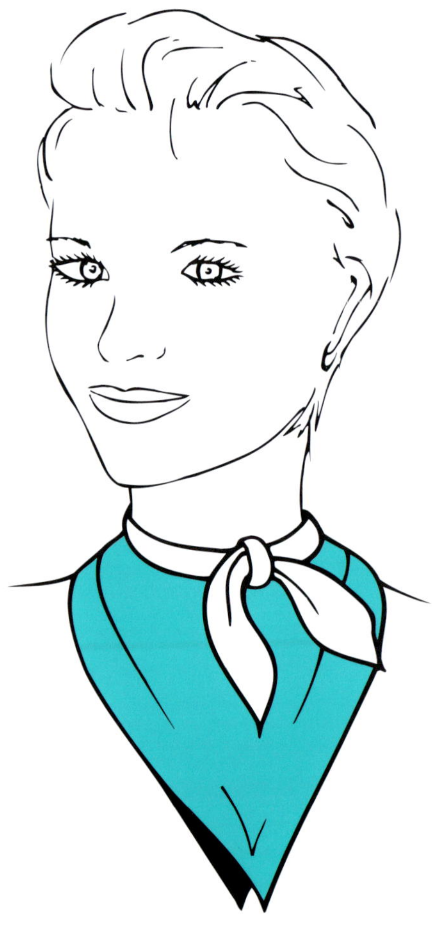

JOKER

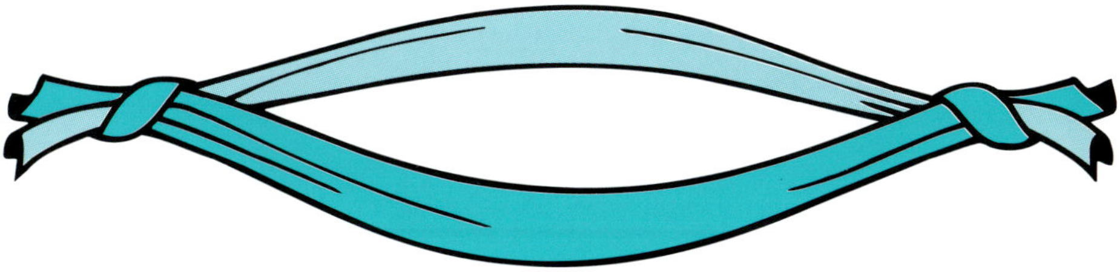

1 Knoten Sie zwei Schals oder zwei zum Band gefaltete Tücher mit dem Grundknoten an den Enden zusammen.

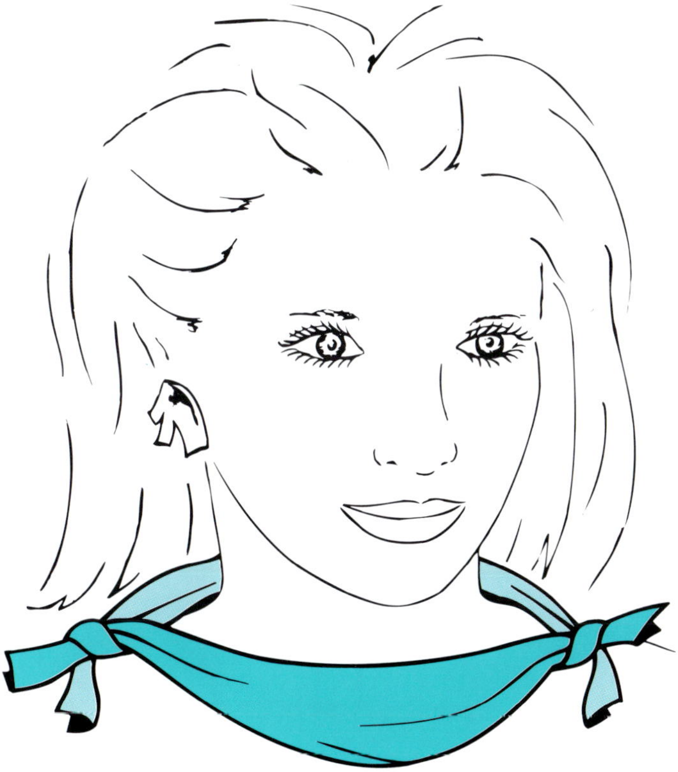

2 Tragen Sie die Knoten auf den Schultern oder jeweils einen vorne und einen hinten.

RAPUNZEL

Wenn Sie drei farblich harmonierende lange Schals haben, können Sie diese am Ende zusammenknoten und locker zu einem Zopf flechten.

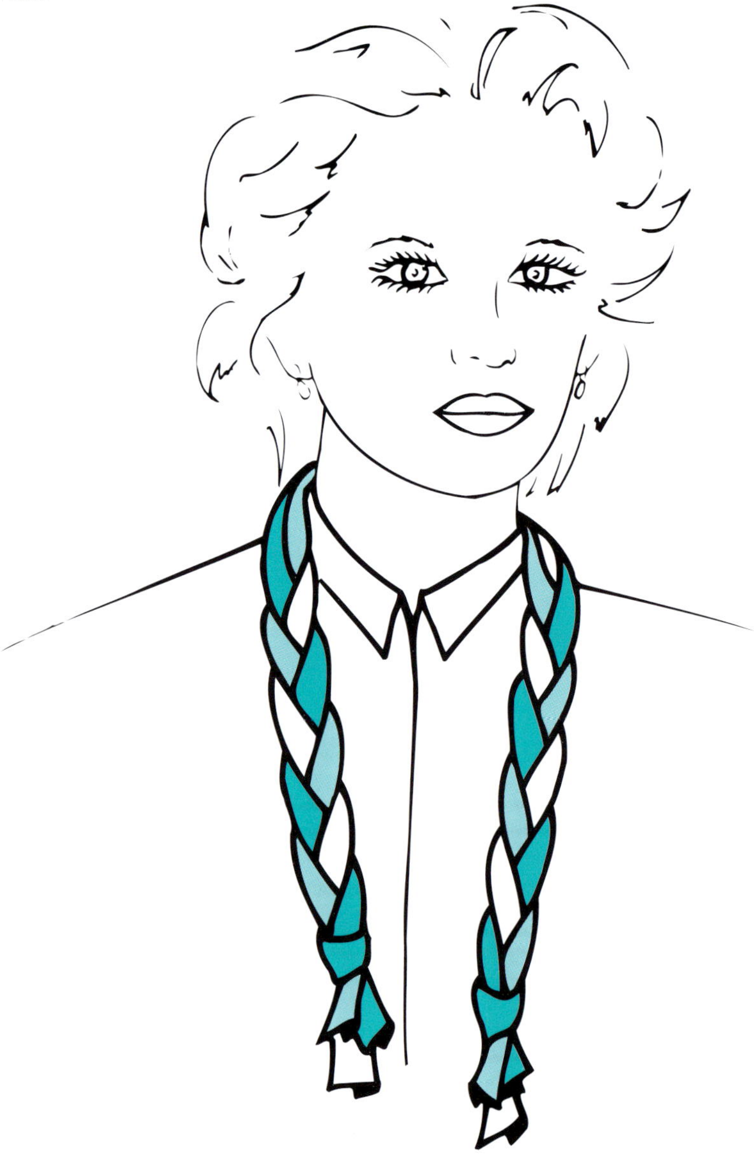

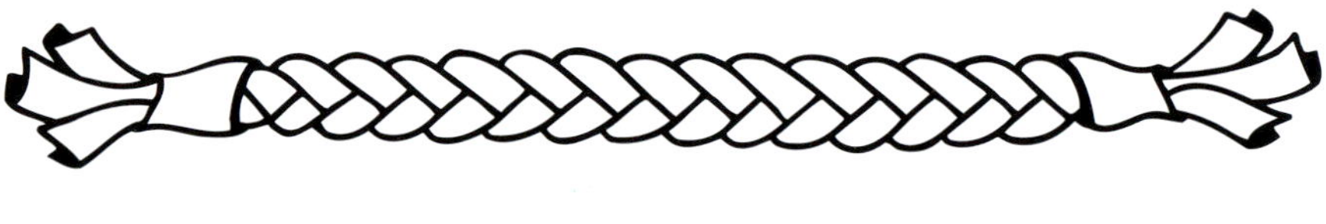

Und Noch Mehr

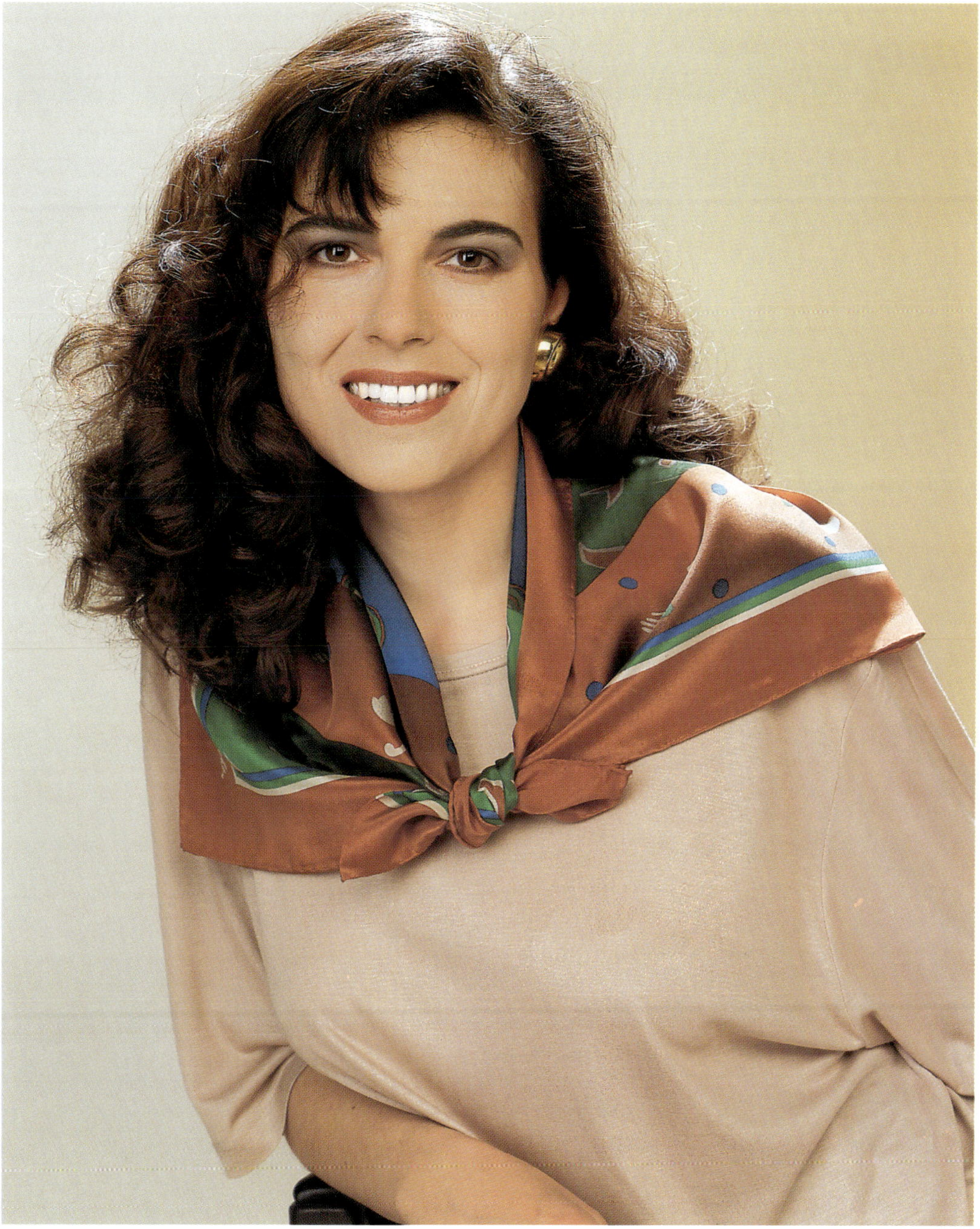

Pfiffige Tuchideen

MATROSENKRAGEN

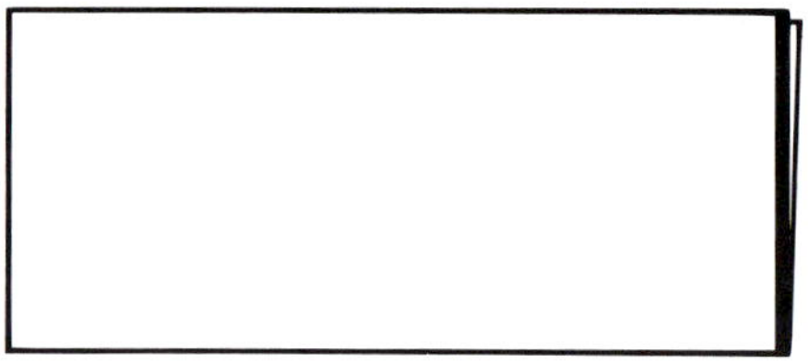

1 Falten Sie ein quadratisches Tuch in der Mitte.

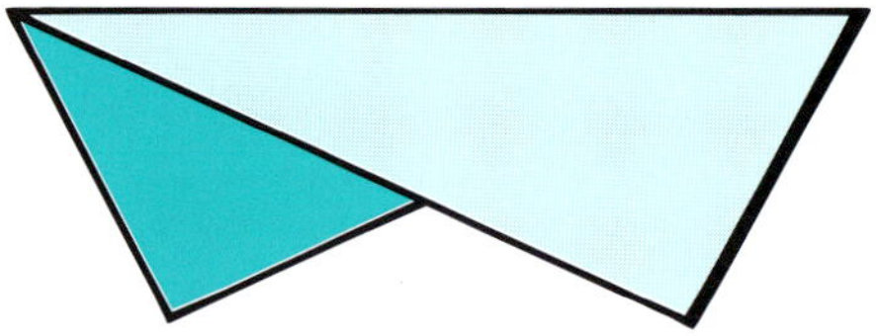

2 Fassen Sie das Tuch an zwei sich gegenüberliegenden Ecken an. Es bilden sich so zwei übereinanderliegende Dreiecke.

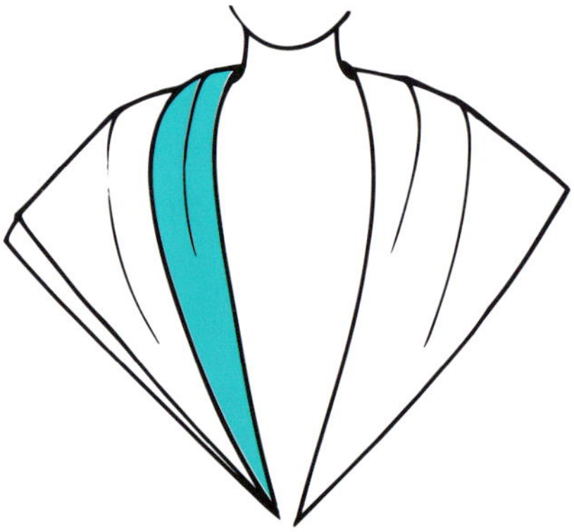

3 Legen Sie sich das Tuch am Stoffbruch um den Hals.

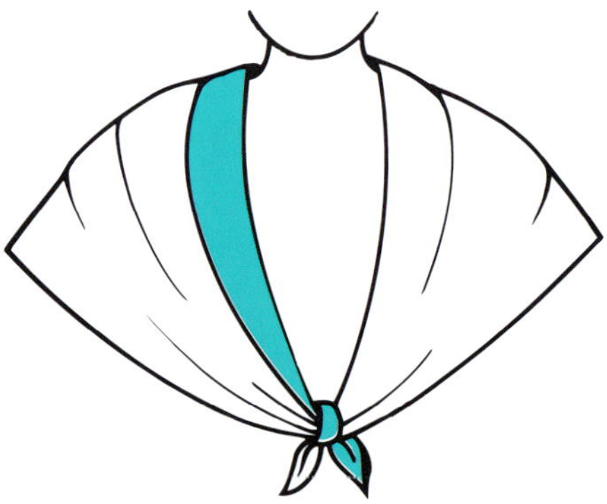

4 Befestigen Sie es mit dem Grundknoten.

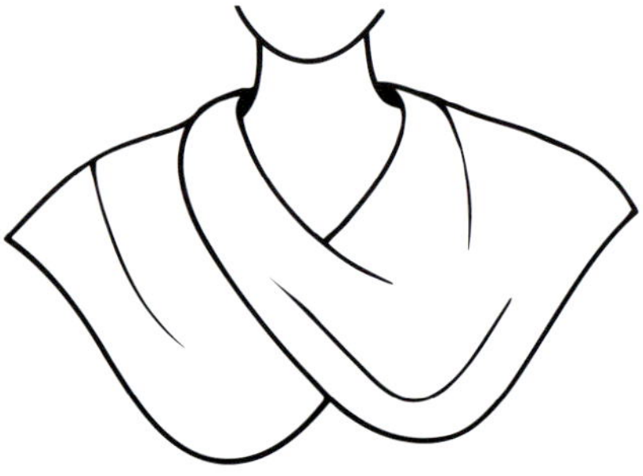

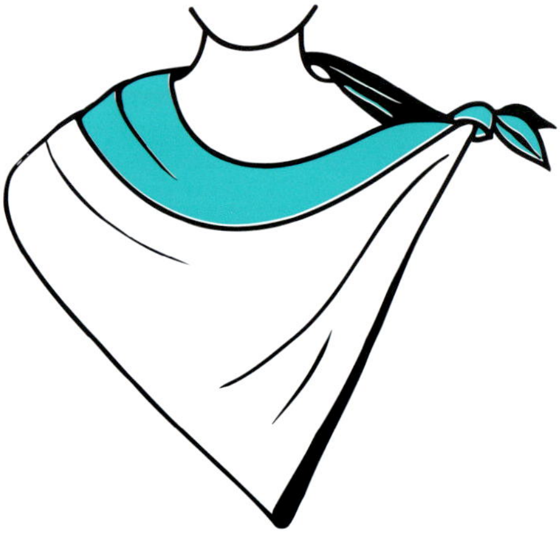

5 Den Knoten können Sie vorne, hinten oder an der Seite tragen, je nach Lust und Laune und wie das Tuch am besten wirkt.

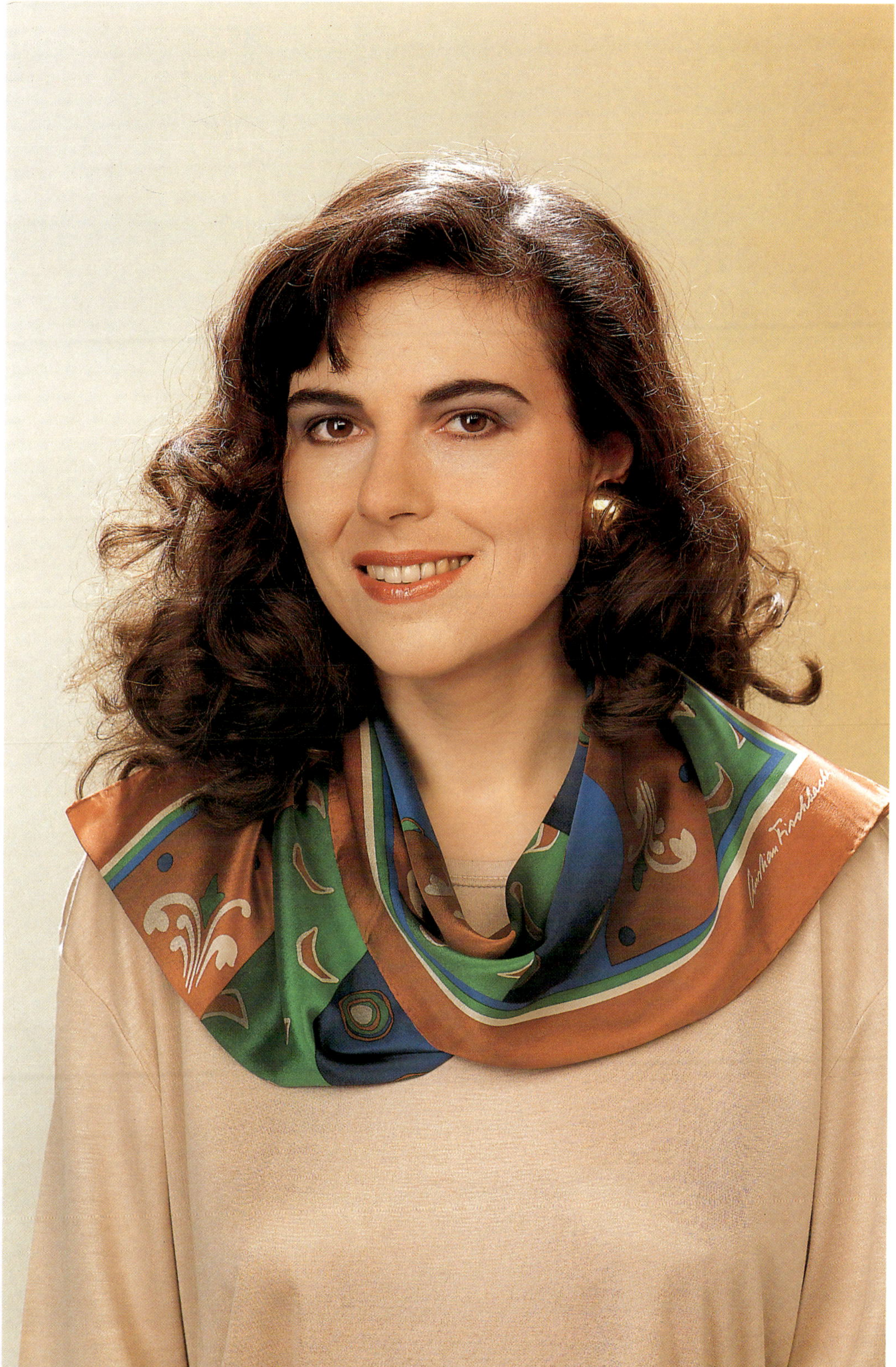

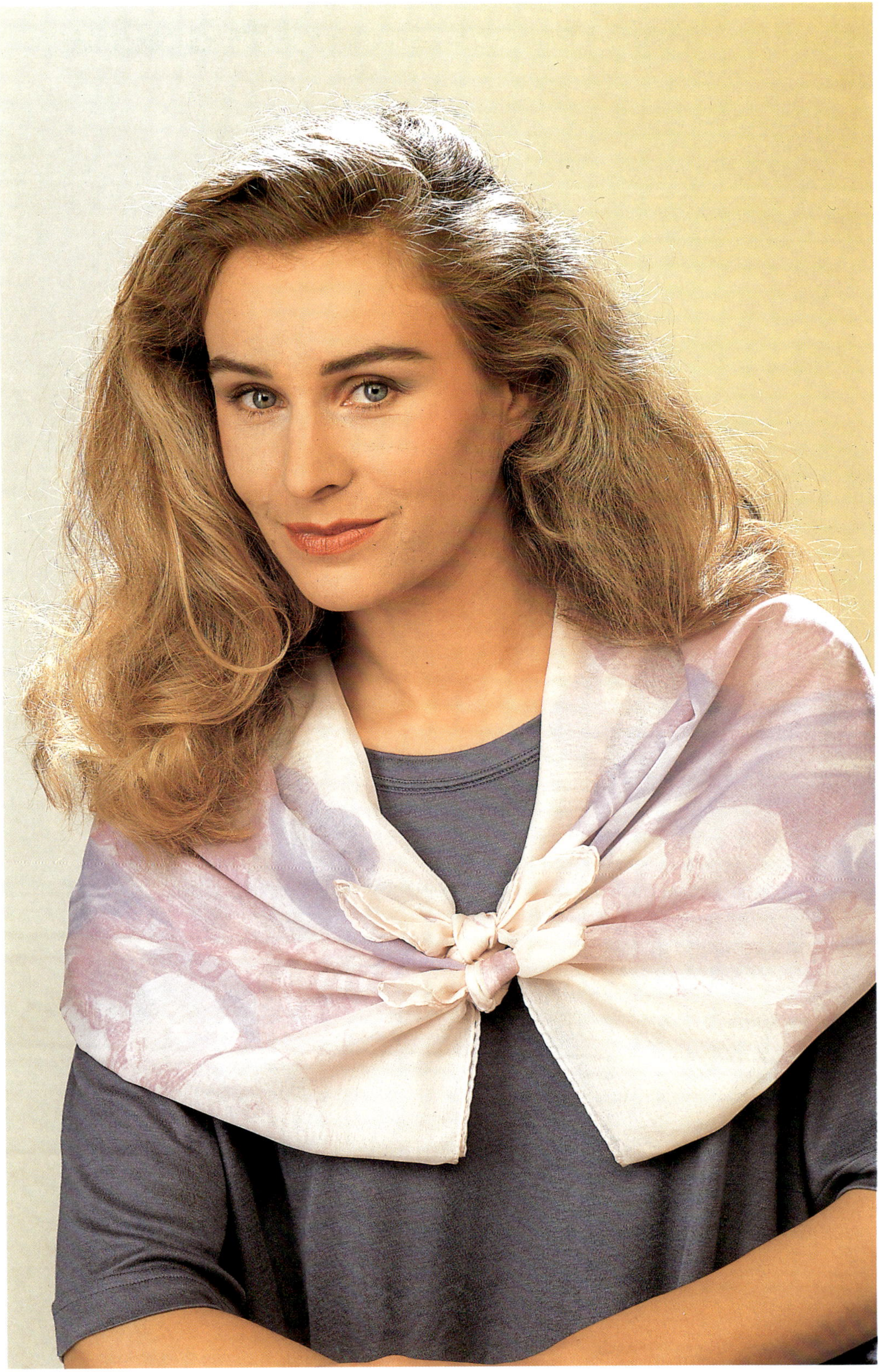

HARLEKIN

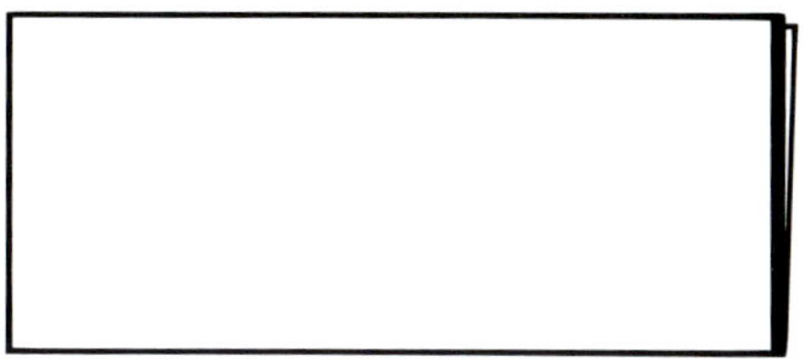

1 Falten Sie ein quadratisches Tuch in der Mitte.

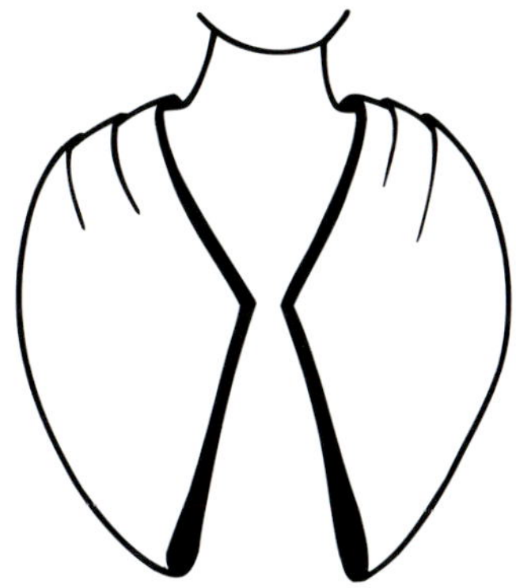

2 Legen Sie sich das Tuch um den Hals - offene Tuchseite am Hals. Binden Sie die offenen Tuchzipfel mit dem Grundknoten zusammen.

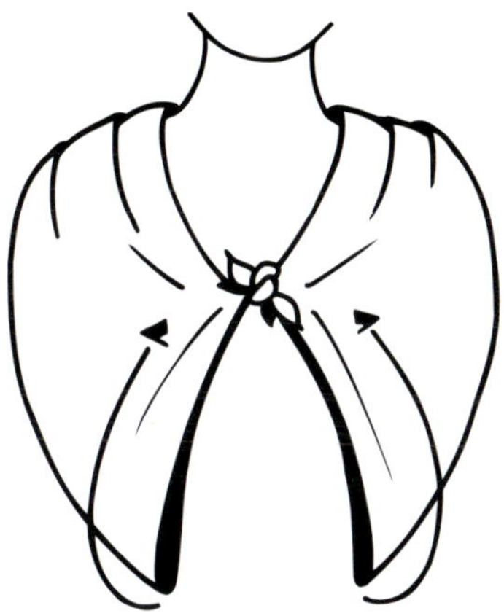

3 Schlagen Sie das äußere Tuchende zur Hälfte nach oben.

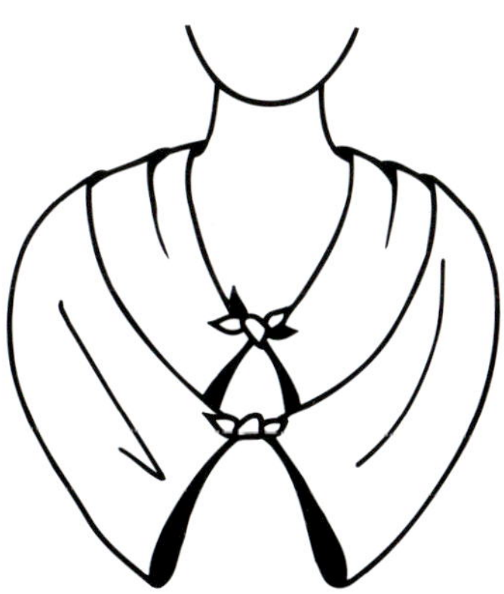

4 Knoten Sie nun die äußeren Tuchzipfel mit dem Grundknoten zusammen.

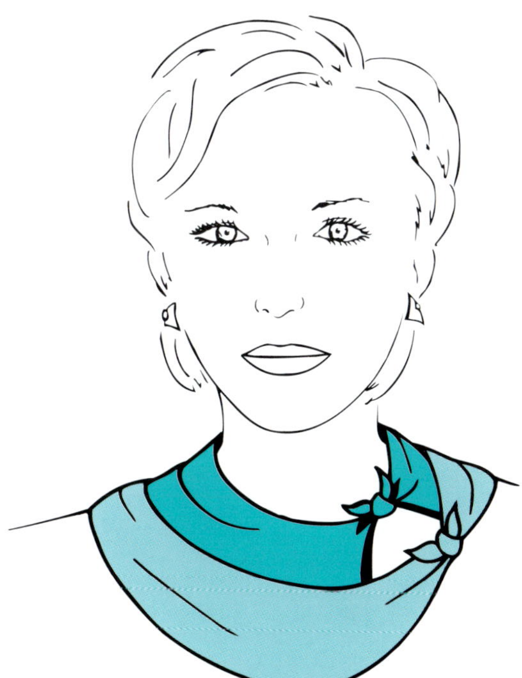

Die Knoten können vorne oder schräg zur Seite getragen werden.

KRAWATTENBABY

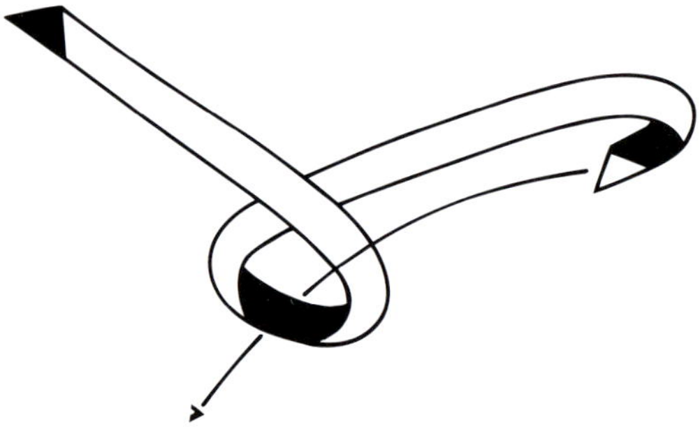

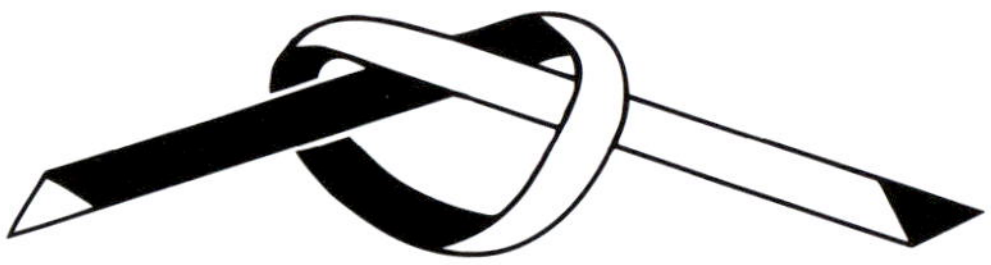

1 Falten Sie das Tuch zu einem schmalen Band oder einer Krawatte. Machen Sie in die Mitte des Tuches einen einfachen Knoten.

2 Ziehen Sie den Knoten locker fest und binden Sie sich das Tuch von vorne um den Hals.

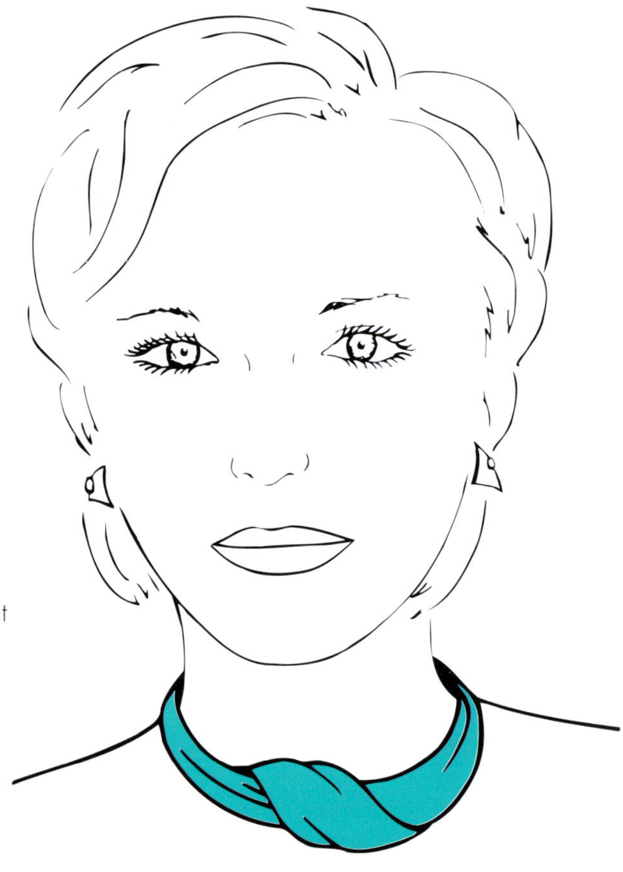

3 Befestigen Sie es hinten mit dem Grundknoten.

Falscher Krawattenknoten

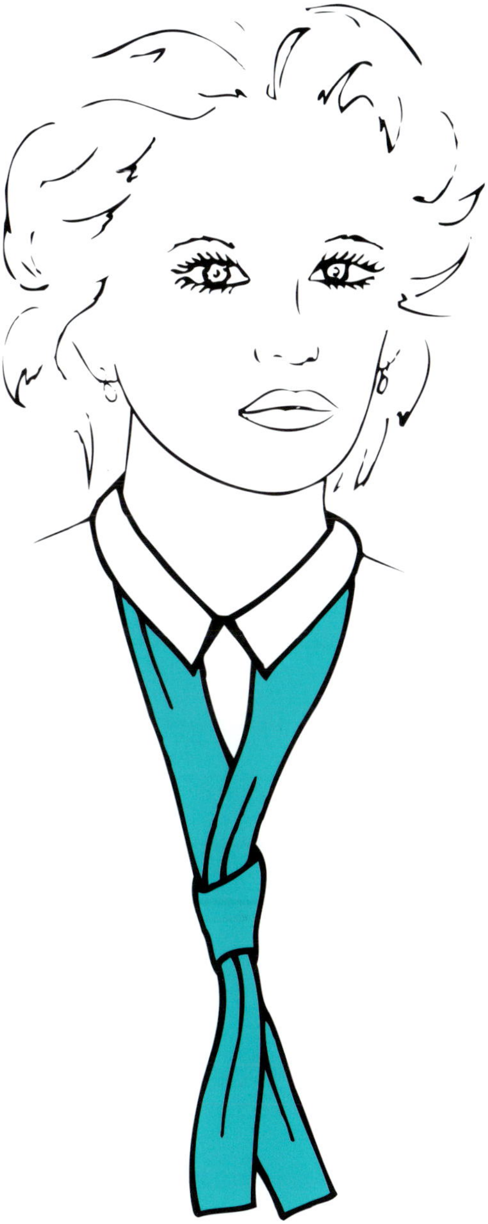

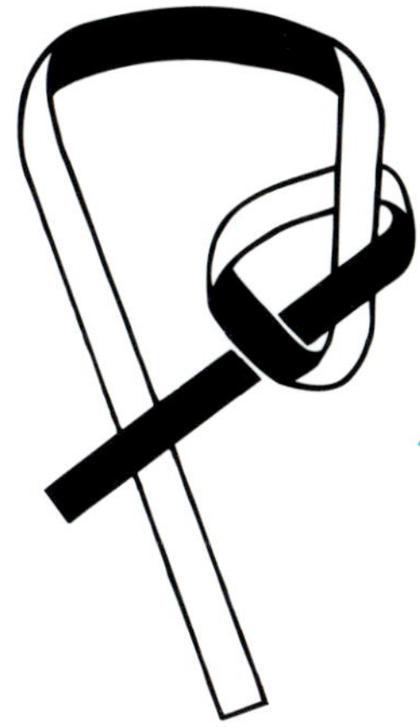

1 Machen Sie in das längere Tuchende einen lockeren Knoten.

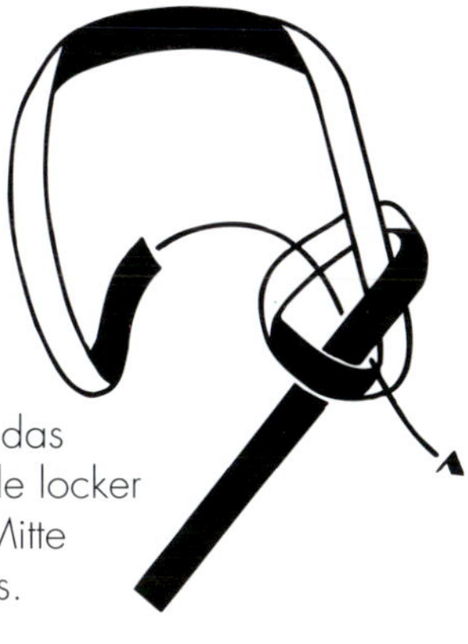

2 Ziehen Sie das andere Ende locker durch die Mitte des Knotens.

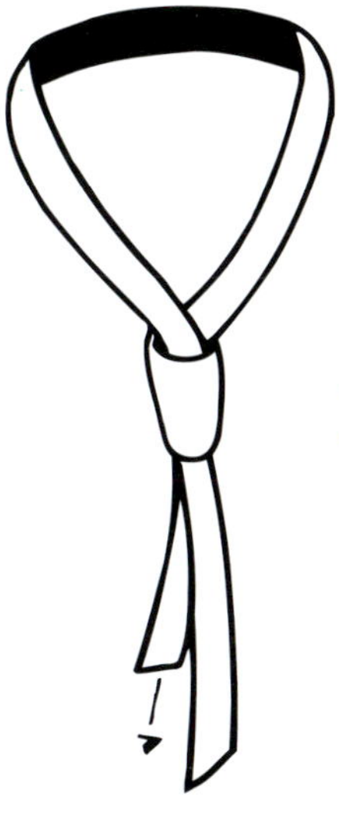

3 Bringen Sie den Knoten auf die richtige Länge, indem Sie das kürzere Ende nach unten ziehen.

Knotenkette Alexa

1 Schlingen Sie ein etwas längeres Ende über ein etwas kürzeres.

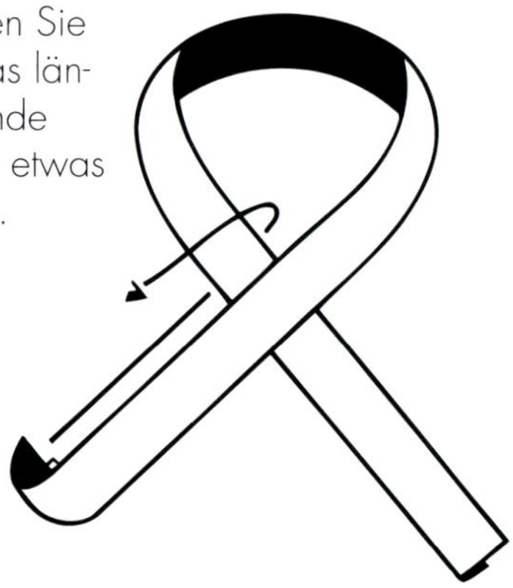

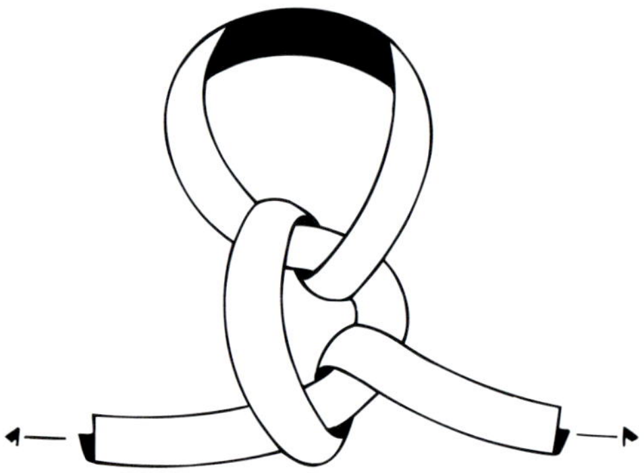

4 Ziehen Sie den Knoten zu, indem Sie beide Tuchenden parallel in horizontaler Richtung ziehen.

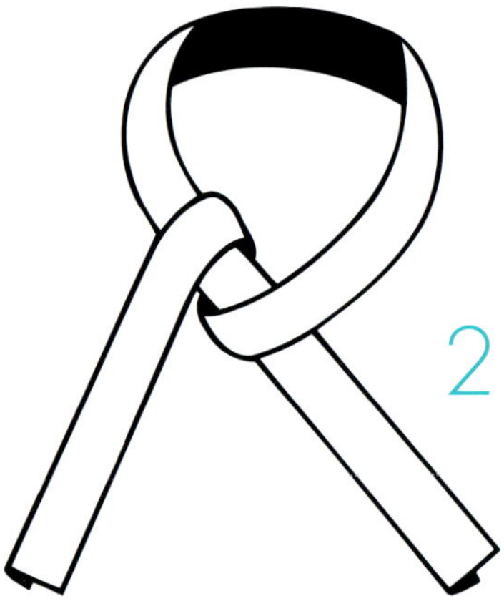

2 Halber Überschlag

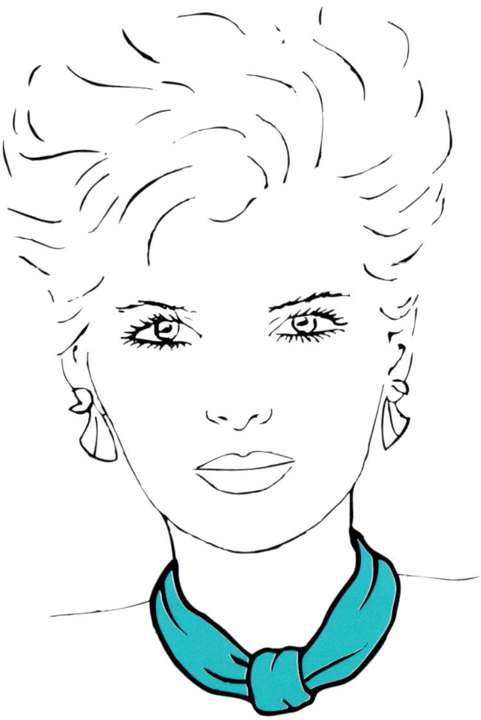

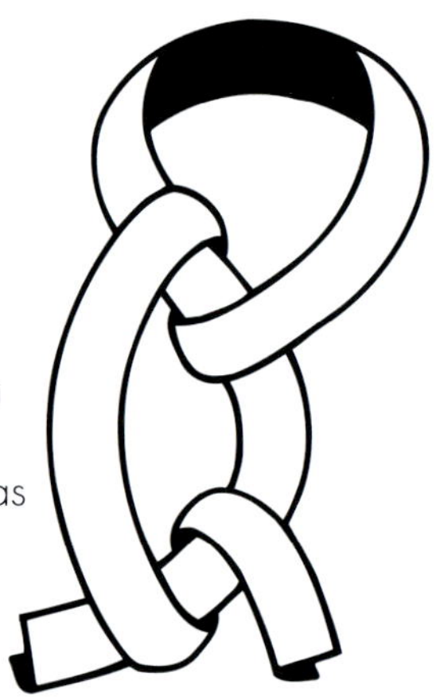

3 Knoten Sie einen weiteren halben Überschlag über das untere Ende.

5 Ziehen Sie das flache gerade Mittelstück dekorativ etwas breiter zurecht und verknoten Sie die beiden Tuchenden im Nacken.

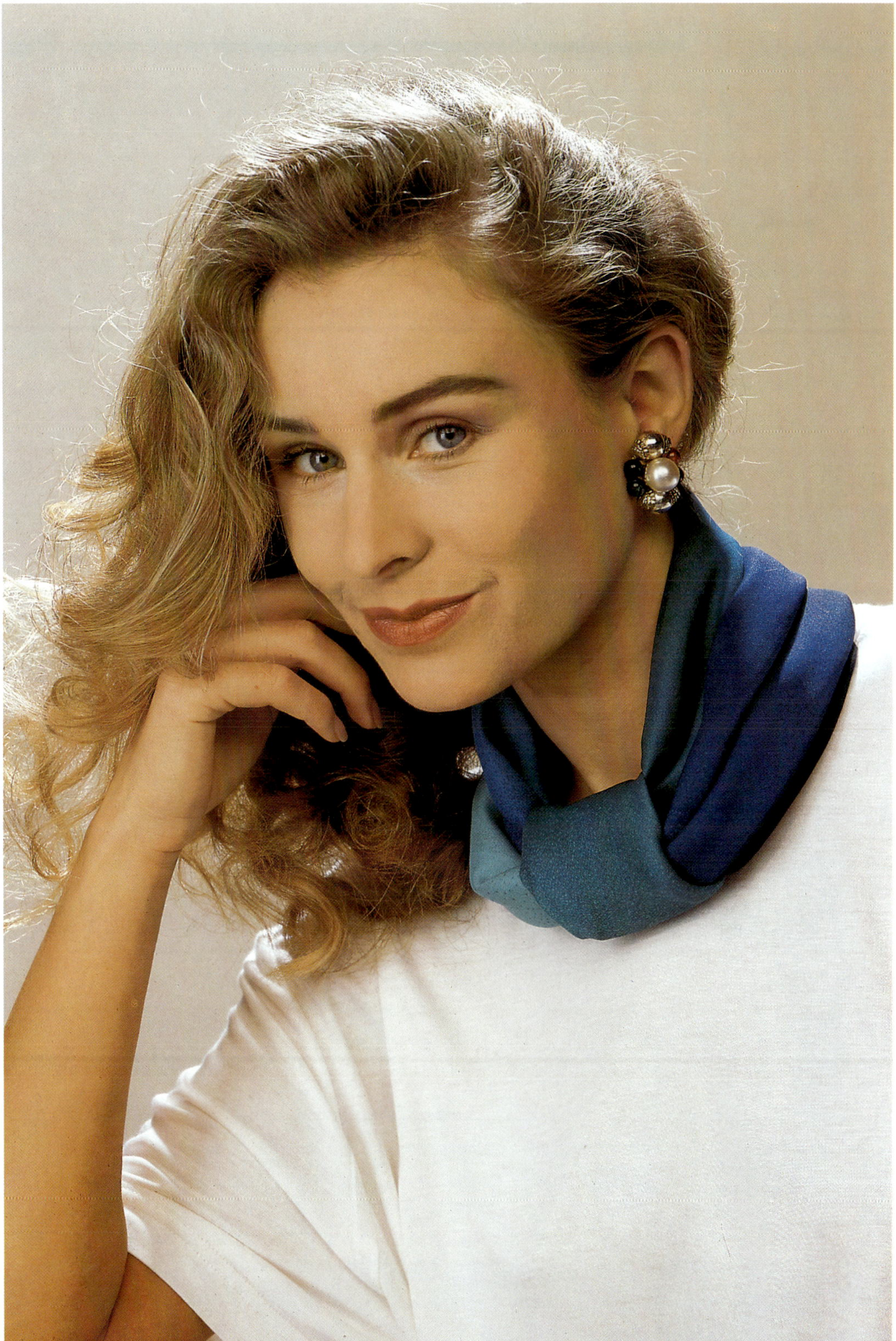

HAARIDEEN

HAARBAND

Lange Haare, kurze Haare, nasse Haare .... ein Tuch im Haar ist ein fröhlicher Farbtupfer.

Sie können Ihre Haare auch unter einem lustigen Tuch verstecken und sich damit vor aufdringlichen Sonnenstrahlen und heftigen Windboen schützen. Die hitverdächtigsten Ideen finden Sie auf den folgenden Seiten.

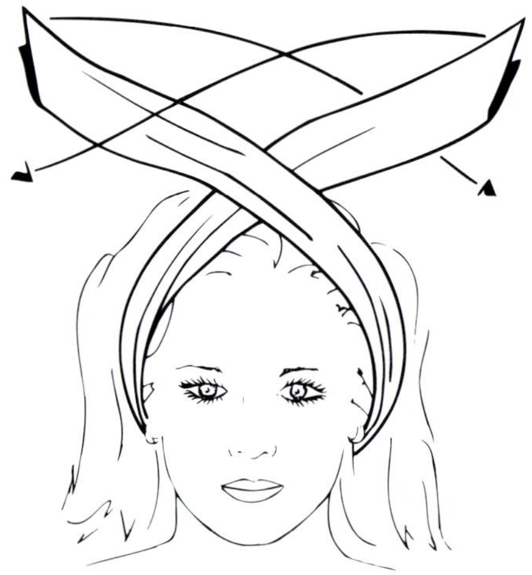

1 Legen Sie den Schal von hinten nach vorne um den Kopf.

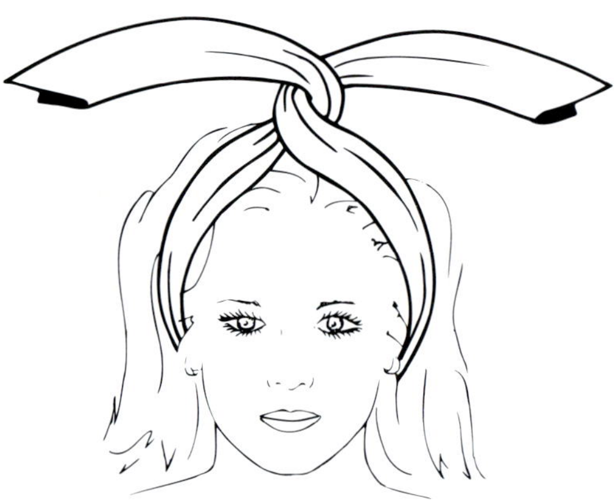

2 Umschlingen Sie das Tuch am Oberkopf und führen Sie die Enden zurück zum Hinterkopf.

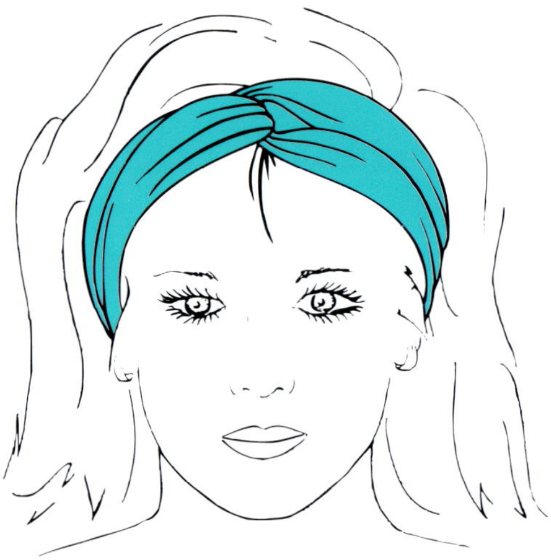

3 Befestigen Sie die Enden mit dem Grundknoten.

Die Enden können Sie entweder einfach hängen lassen, oder drehen Sie sie zur Rosette oder zur Schleife.

ZWEIFARBIGES HAARBAND

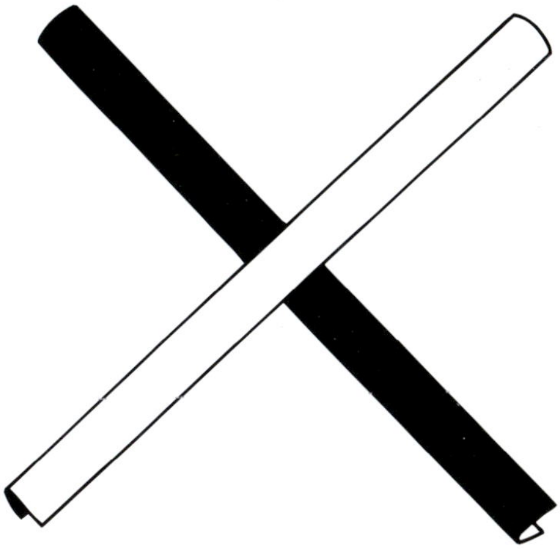

1 Legen Sie zwei Tücher kreuzweise übereinander.

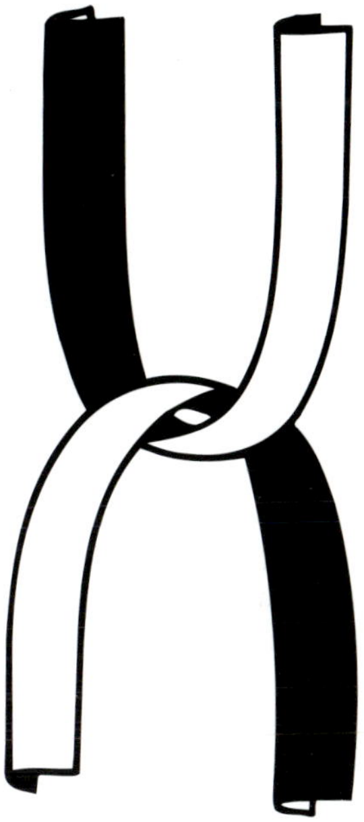

2 Heben Sie das untere Tuch an den Enden hoch. Die Tücher schlingen sich umeinander.

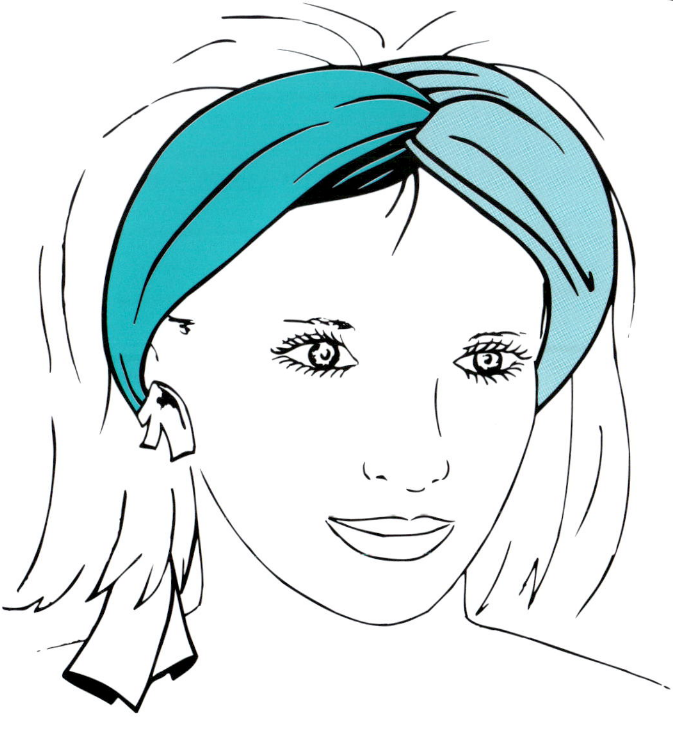

3 Legen Sie die Tücher um den Kopf. Verknoten Sie die Enden am Hinterkopf mit dem Grundknoten und lassen Sie die Enden lose hängen oder stecken Sie sie unter das Tuch.

SINDBAD

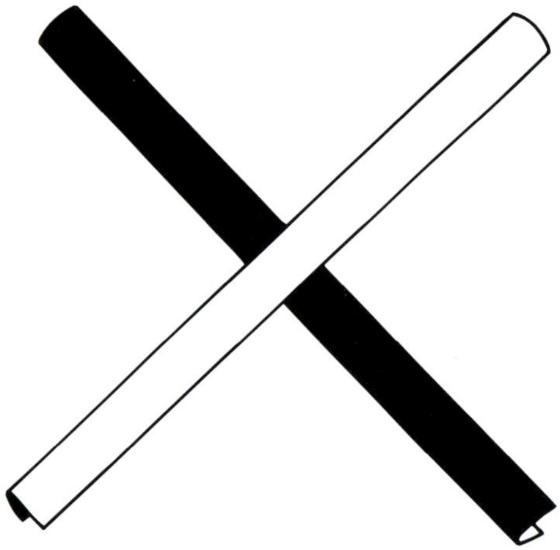

1 Legen Sie zwei Tücher kreuzweise übereinander.

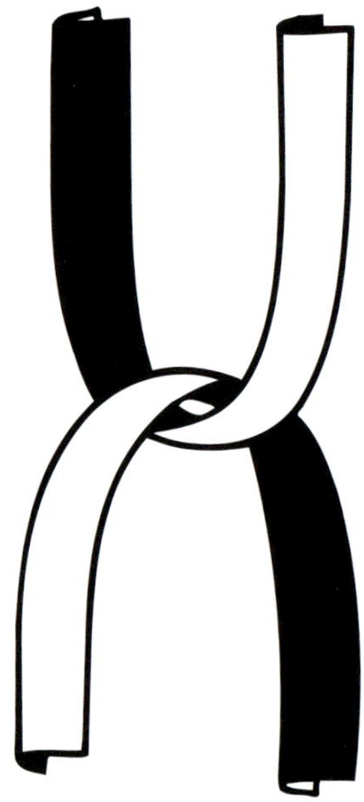

2 Heben Sie das untere Tuch an den Enden hoch. Die Tücher schlingen sich umeinander.

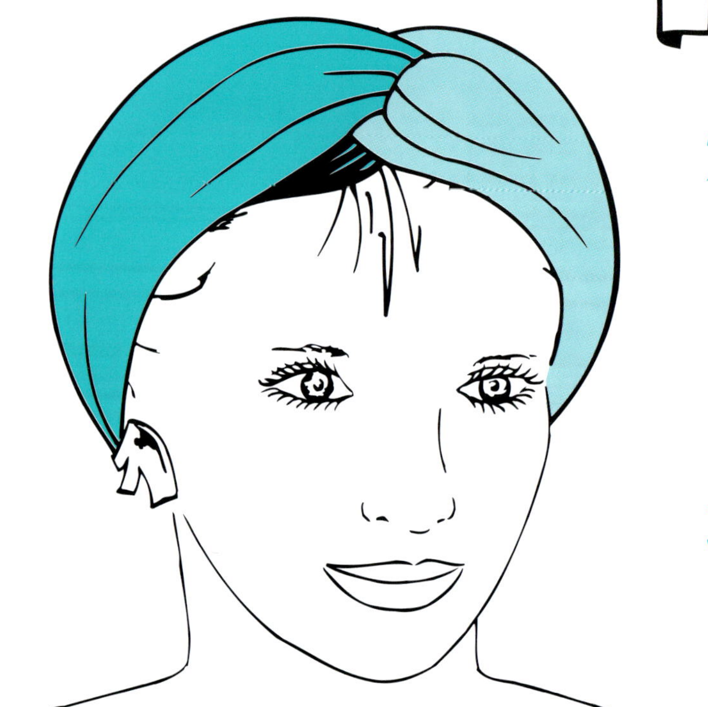

3 Zupfen Sie die Tücher breit in die Form eines Turbans.

Knotenkordel

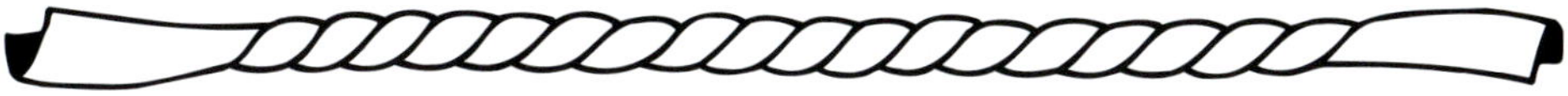

1 Drehen Sie Ihr gefaltetes Tuch zur Kordel.

2 Machen Sie je nach Länge des Tuchs 3 bis 5 Knoten in die Kordel.

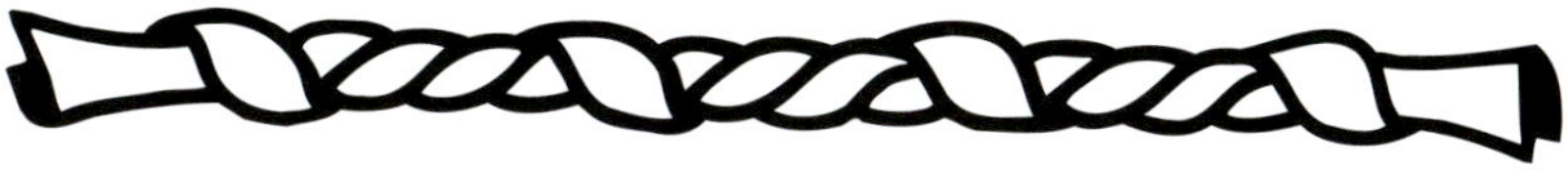

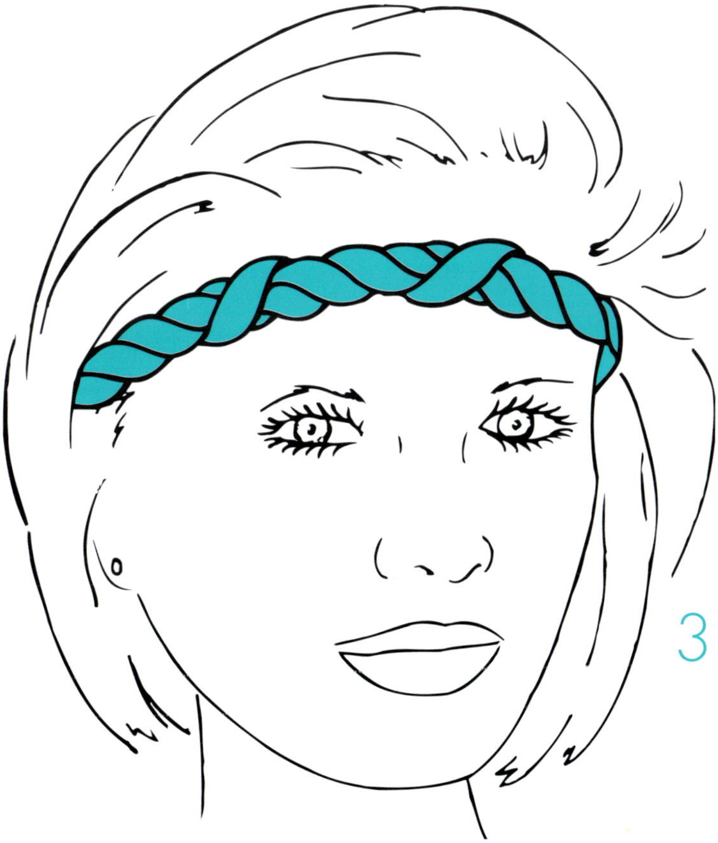

3 Legen Sie das Tuch um den Kopf und befestigen Sie es im Nacken mit dem Grundknoten.

Grace Kelly

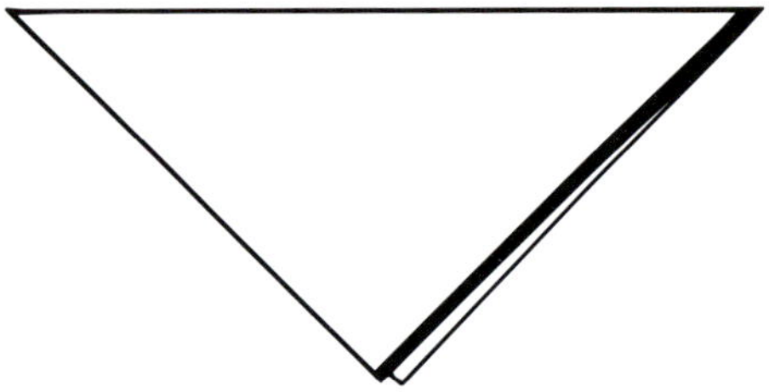

1 Falten Sie das Tuch zu einem Dreieck.

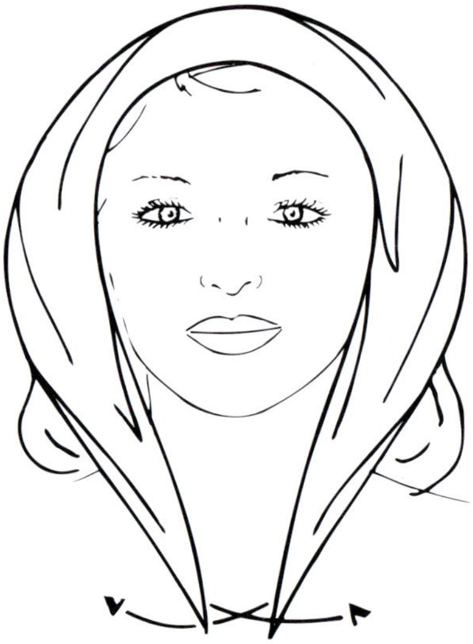

2 Legen Sie es sich über den Kopf.

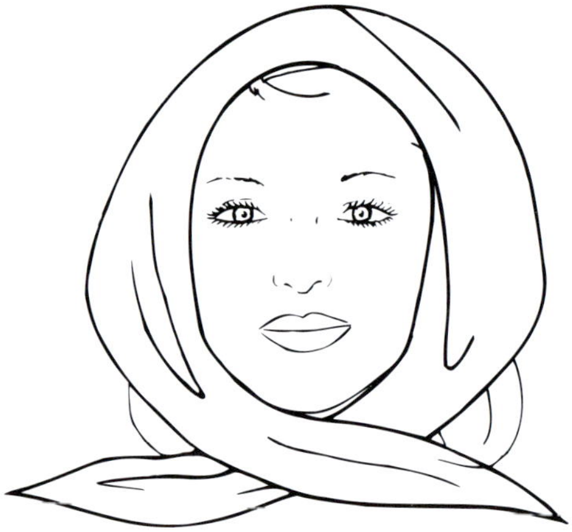

3 Überkreuzen Sie vorne die Zipfel.

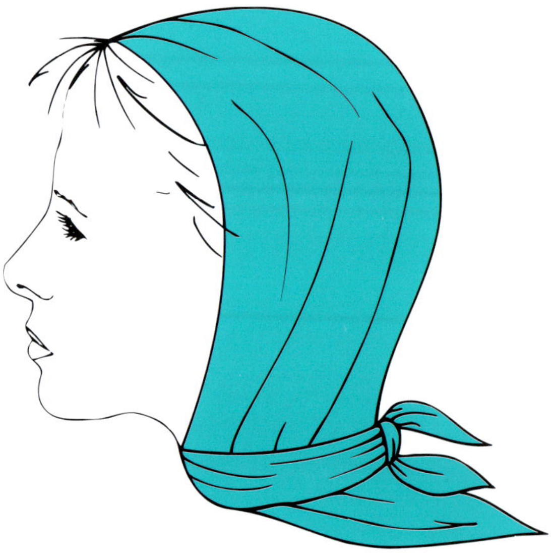

4 Verknoten Sie die Zipfel im Nacken mit dem Grundknoten.

Captain Mary

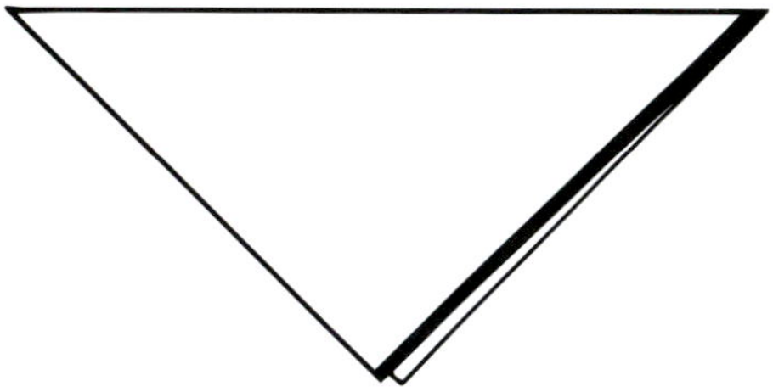

1 Falten Sie das Tuch zu einem Dreieck.

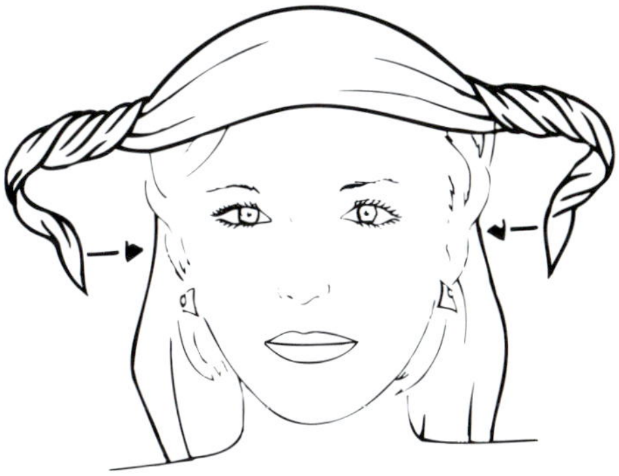

2 Legen Sie es von vorne um die Stirn und drehen Sie die Zipfel zur Kordel.

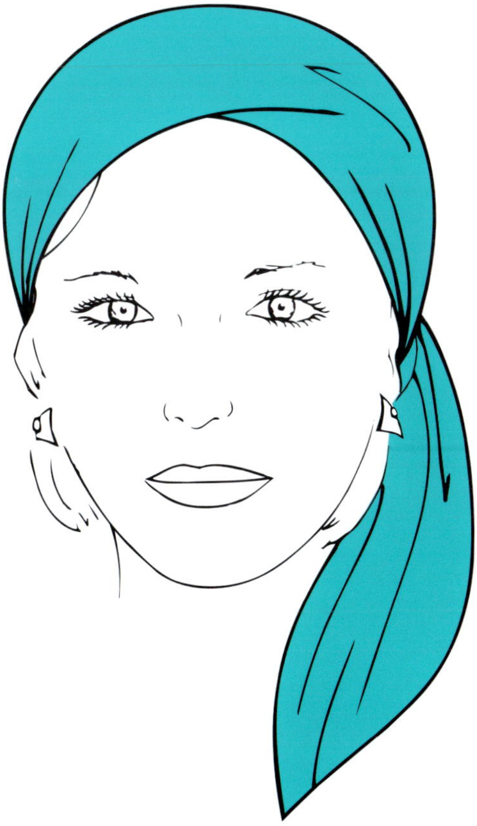

3 Verknoten Sie die gedrehten Zipfel mit dem Grundknoten über die Spitze im Nacken.

KORSARIN

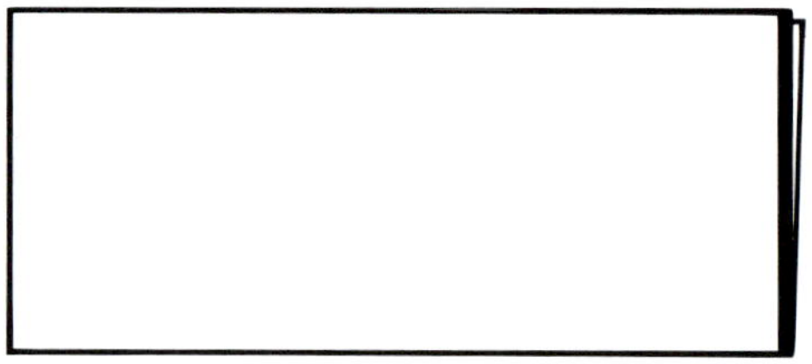

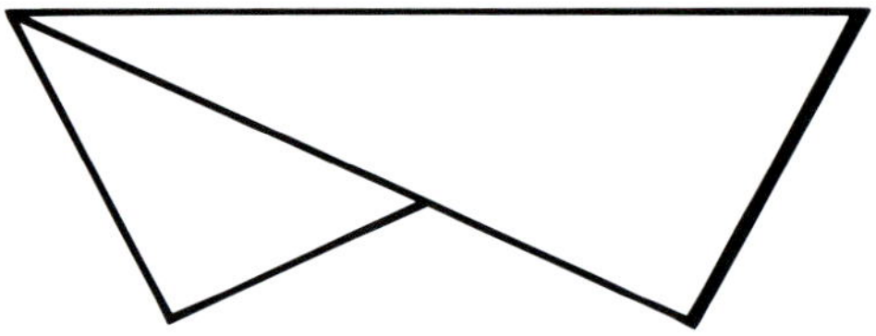

1 Falten Sie ein Tuch zur Hälfte und fassen Sie es an zwei sich gegenüberliegenden Ecken.

2 Es ergeben sich zwei übereinanderliegende Dreiecke.

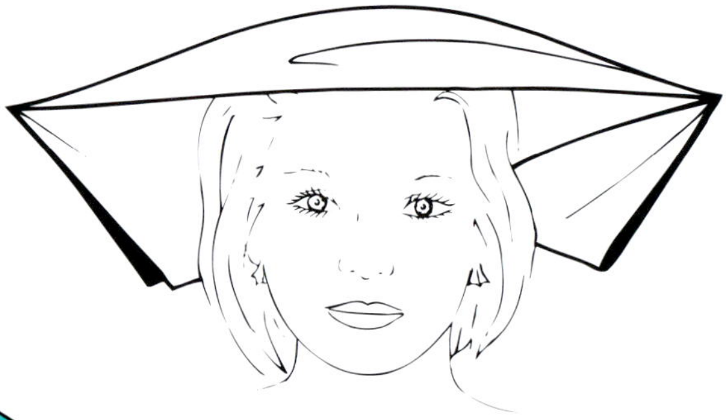

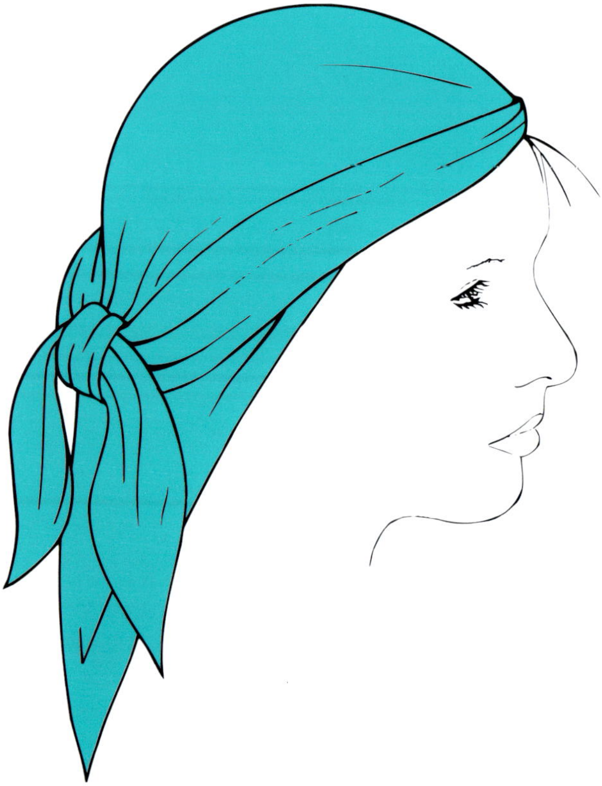

3 Legen Sie sich das Tuch am Stoffbruch von vorne um den Kopf und befestigen Sie es mit dem Grundknoten.

SCHNECKENFRISUR

Die Haare zum Pferdeschwanz binden. Ein Tuch einmal fest um die Ansatzstelle wickeln und zusammen mit den Haaren zur Kordel drehen, bis sich der Pferdeschwanz automatisch einrollt. Dann mit langen Haarnadeln feststecken.

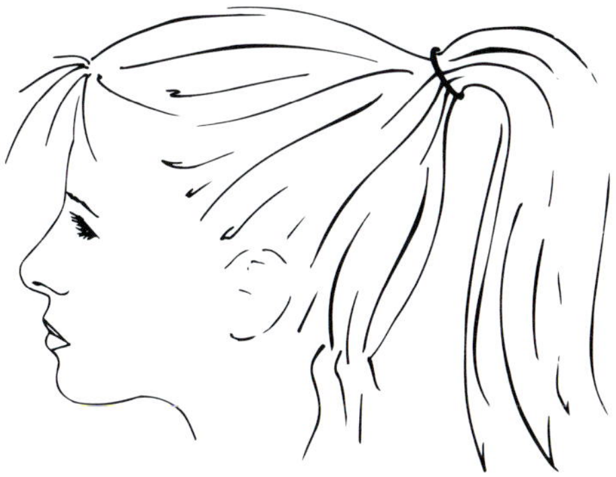

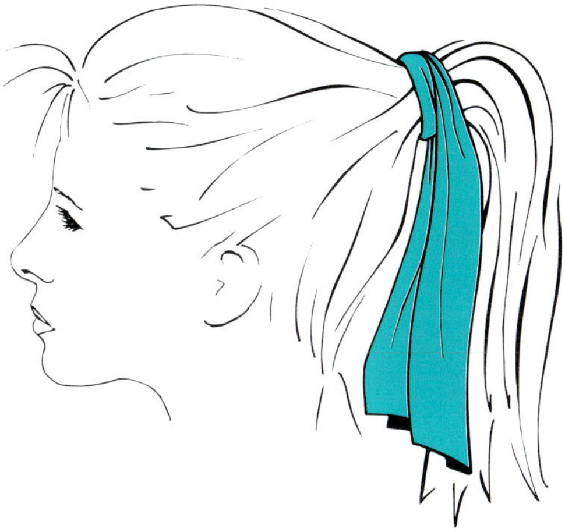

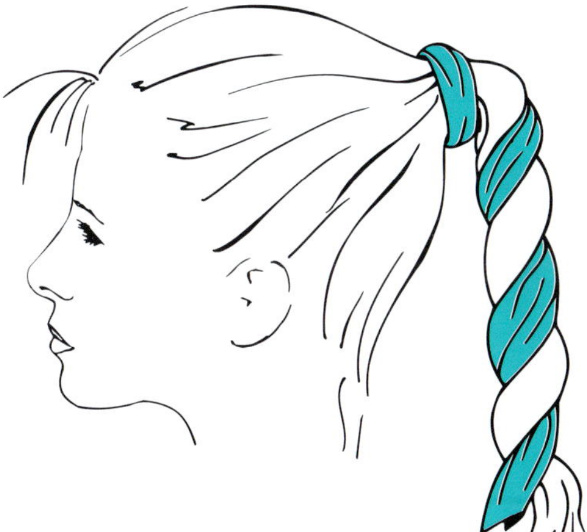

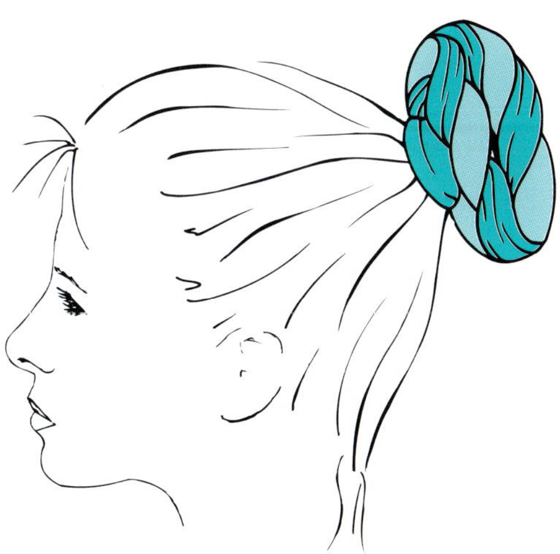

SONNENSCHUTZ

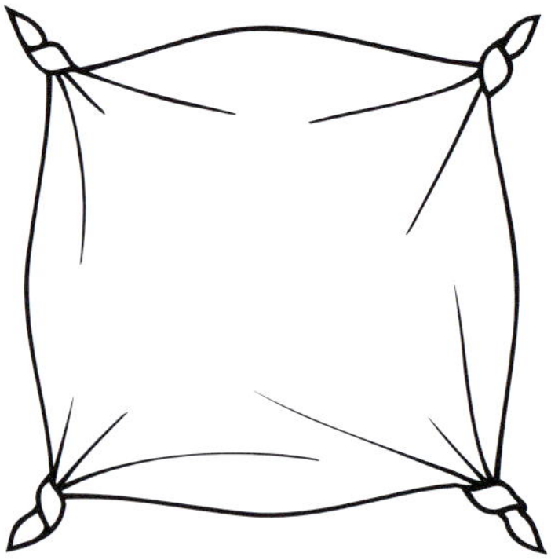

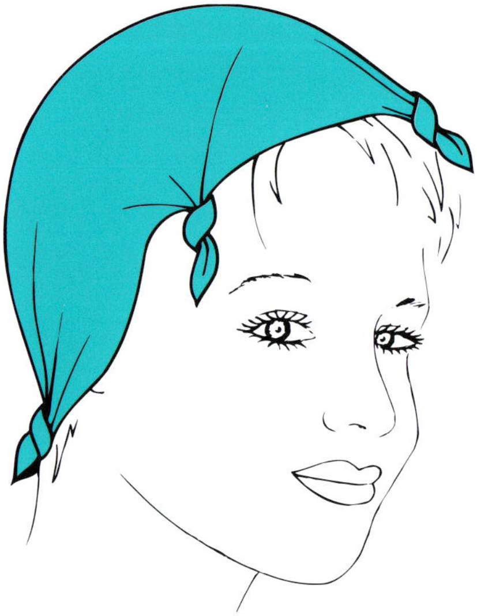

Nehmen Sie ein rechteckiges Tuch und machen Sie in jeden der 4 Zipfel einen Knoten.
Legen Sie sich das Tuch auf den Kopf.

BALLERINA

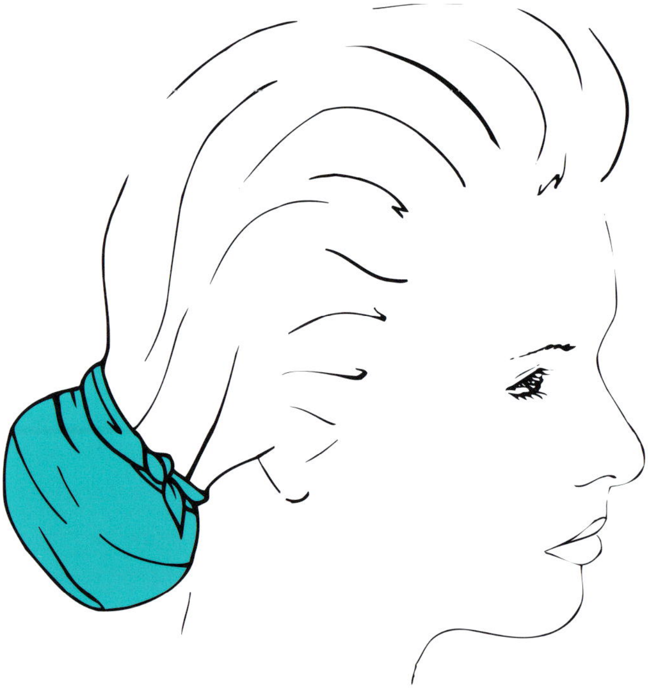

Binden Sie die Haare zum Pferdeschwanz. Fangen Sie den Pferdeschwanz mit dem Tuch wie in einem Säckchen ein und verknoten Sie das Tuch an der Ansatzstelle.

Schönes Haar im Blickpunkt

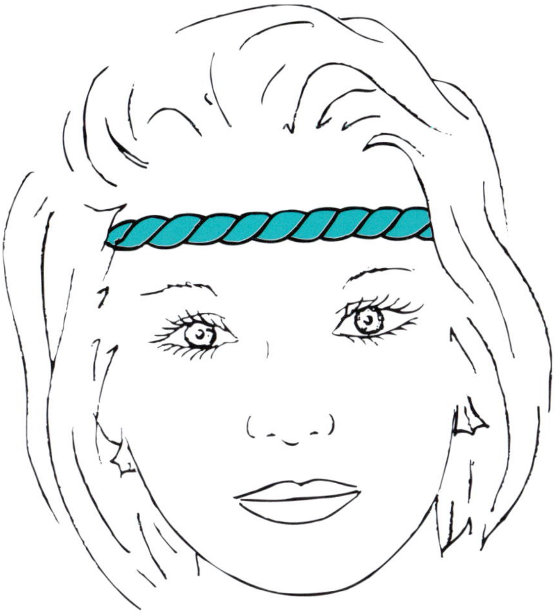

Drehen Sie ein Tuch zur Kordel und wickeln Sie es sich ein oder mehrmals um den Kopf.

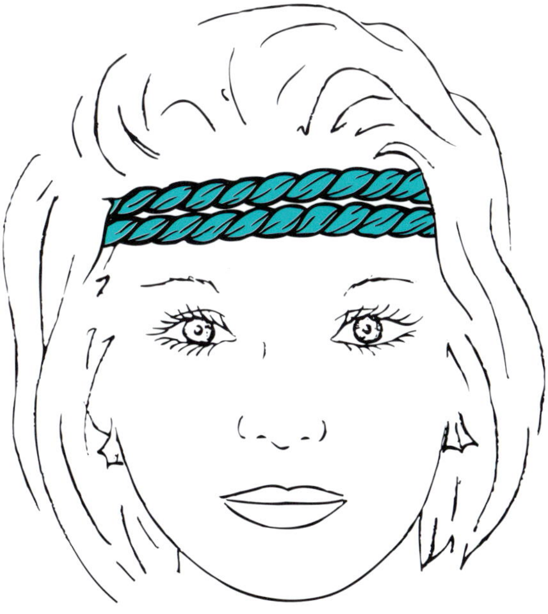

FESTLICH SCHÖN

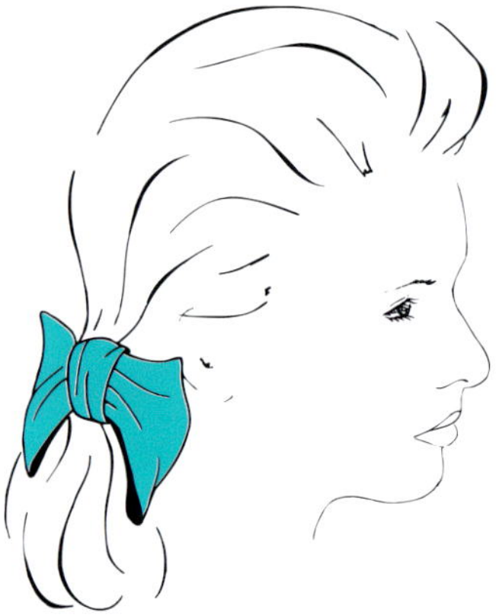

Verzieren Sie Ihr Haar mit einer dekorativen Schleife.

(Siehe Seite 64 bis 66.)

STRANDFRISUR

Binden Sie die Haare zum Pferdeschwanz. Verknoten Sie ein Tuch um den Pferdeschwanz am Haaransatz und flechten Sie beide Tuchenden mit in den Zopf. Binden Sie die übrigen Tuchzipfel zur Schleife.

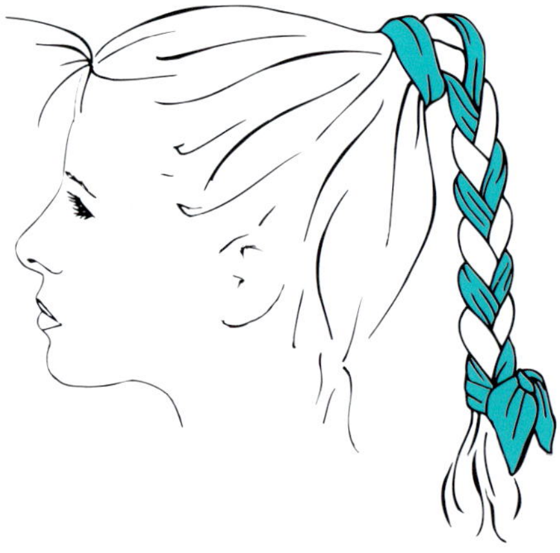

ELEGANZ MIT PFIFF

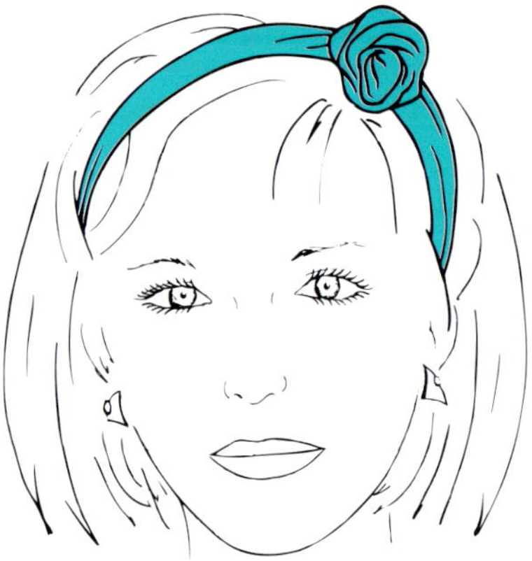

Binden Sie sich ein Tuch um den Kopf und drehen Sie die Enden zur Rose.

(Siehe Seite 58.)

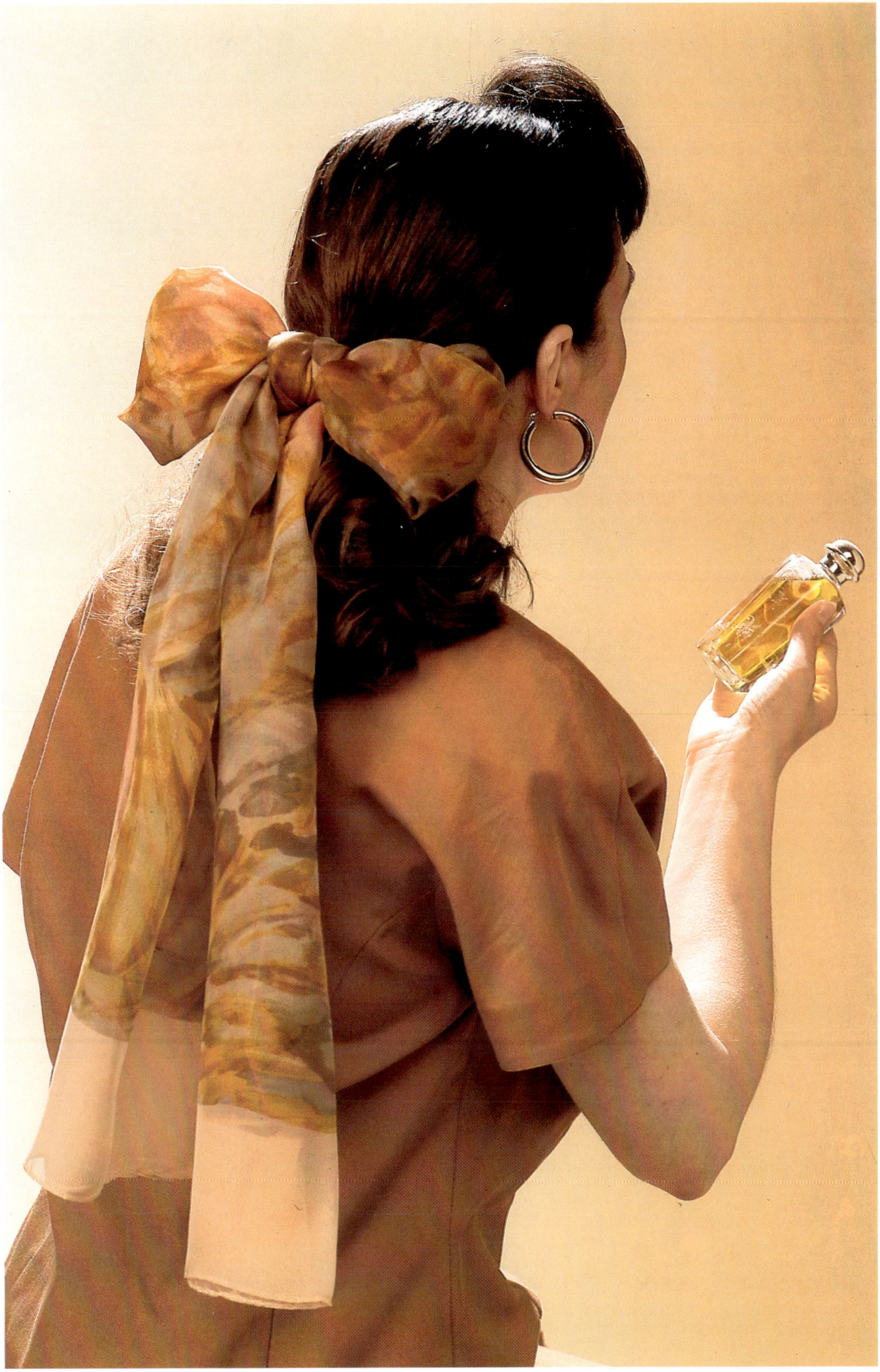

Frech Und Fröhlich

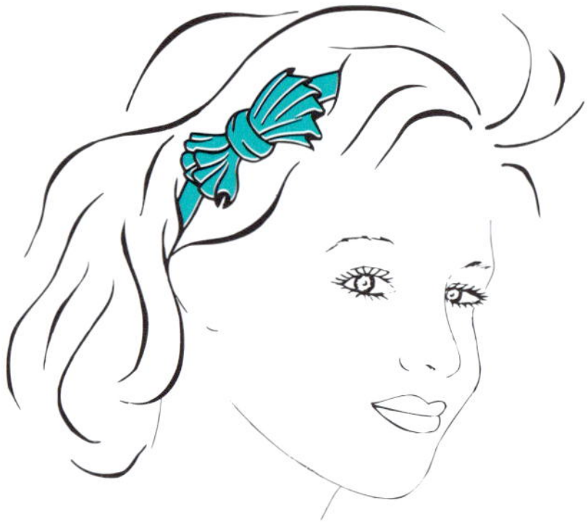

Binden Sie sich einen Schal um den Kopf und falten Sie die Enden zu einem Fächer.

(Siehe Seite 70 bis 82.)

Modisch Top-Fit

Drehen Sie ein Tuch mit einer Perlenkette zur Kordel und binden Sie es sich um den Kopf.

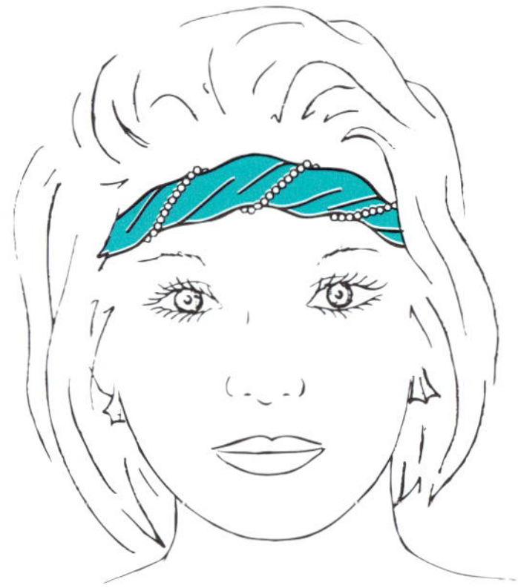

Sportfrisur

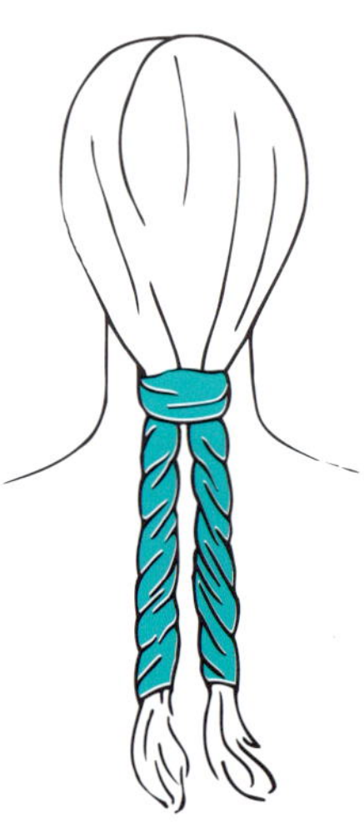

Binden Sie um Ihren Pferdeschwanz ein Tuch. Teilen Sie Ihren Pferdeschwanz in zwei Strähnen und umwickeln Sie diese mit je einem Tuchende.

Rundherum Um Die Taille

Mit Tüchern sind Sie trickreich gegürtet. Die Tücher sind gerollt, geflochten, gewebt, verhäkelt, umeinandergeschlungen, durch Gürtelschlaufen gezogen, an Gürtelschlaufen als witziger Farbfleck geknotet oder romantisch zur Schleife gebunden.

Probieren Sie mit .....

Die folgenden Seiten geben vielseitige Anregungen.

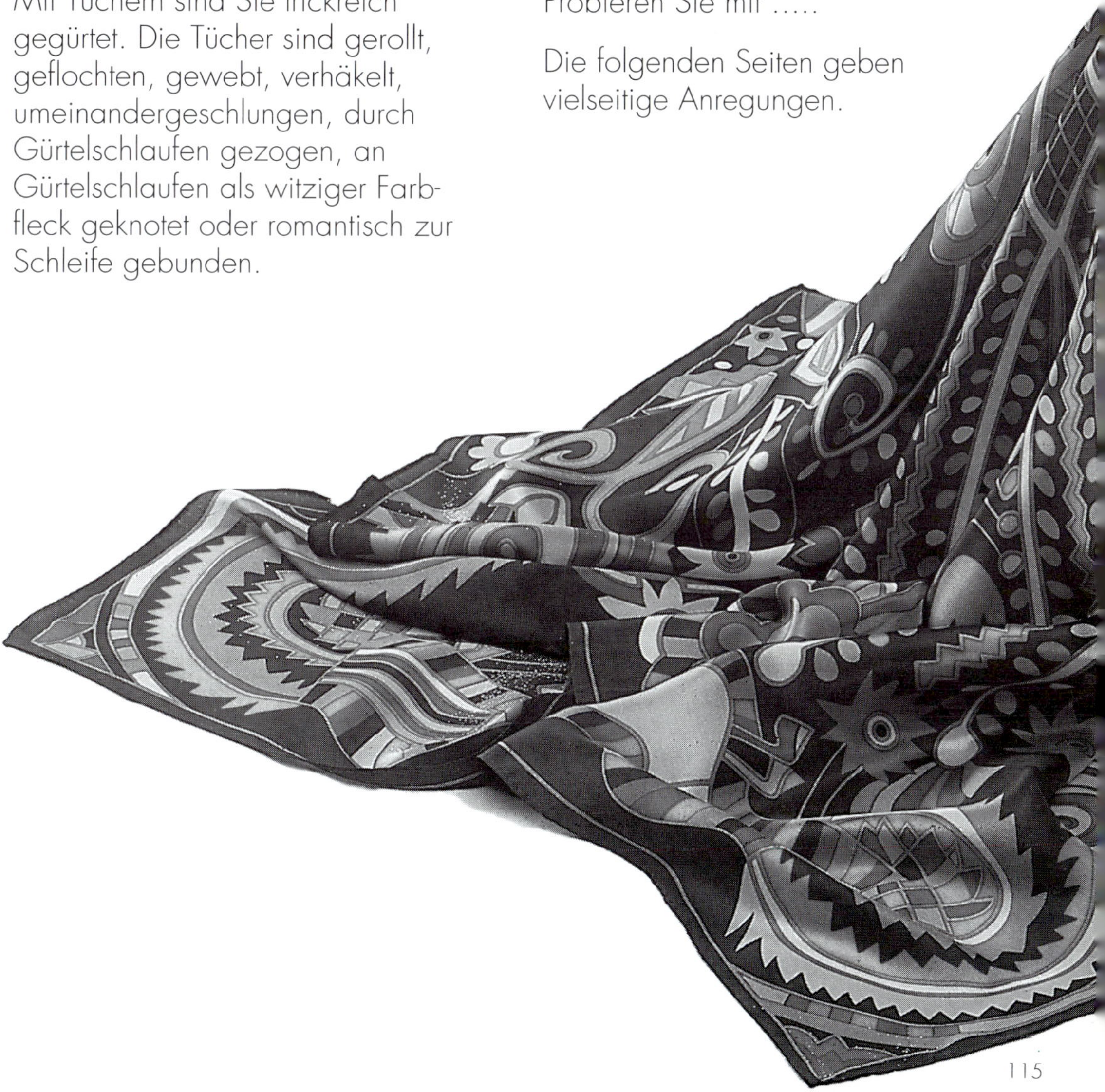

CALYPSO

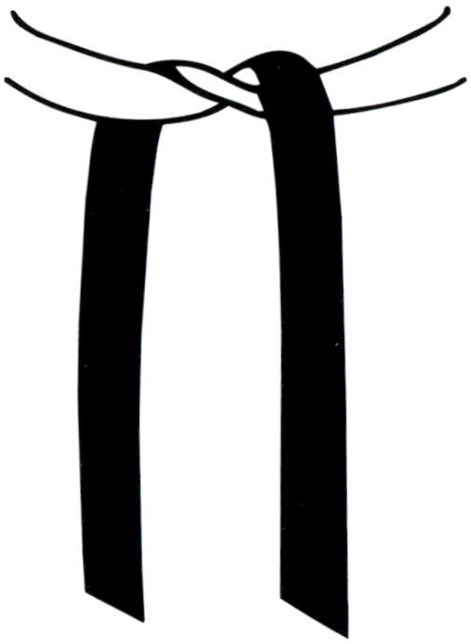

1 Legen Sie einen langen Schal um Ihre Taille und machen Sie einen halben Überschlag.

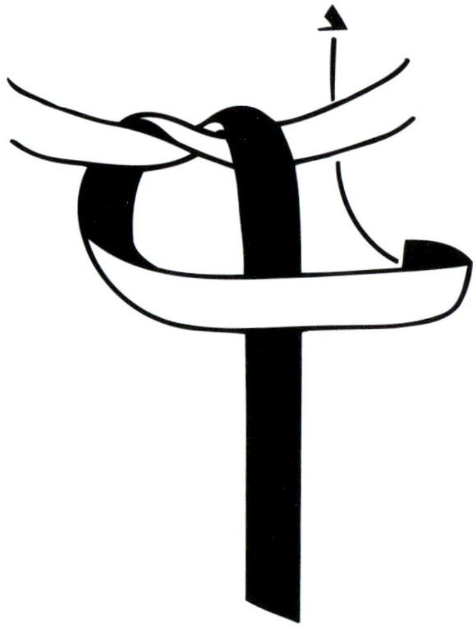

2 Führen Sie das untere Ende über das obere.

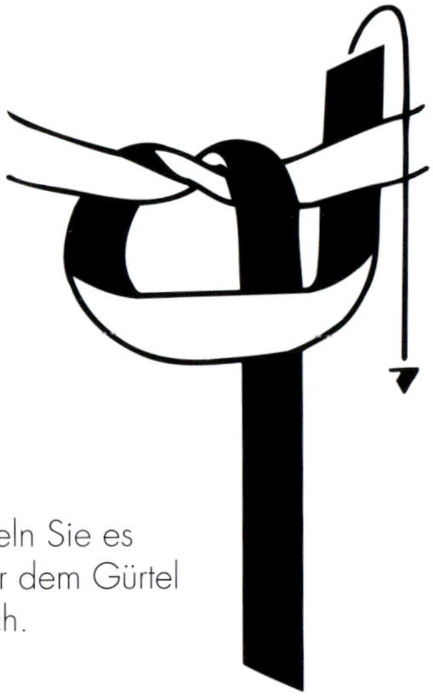

3 Fädeln Sie es unter dem Gürtel durch.

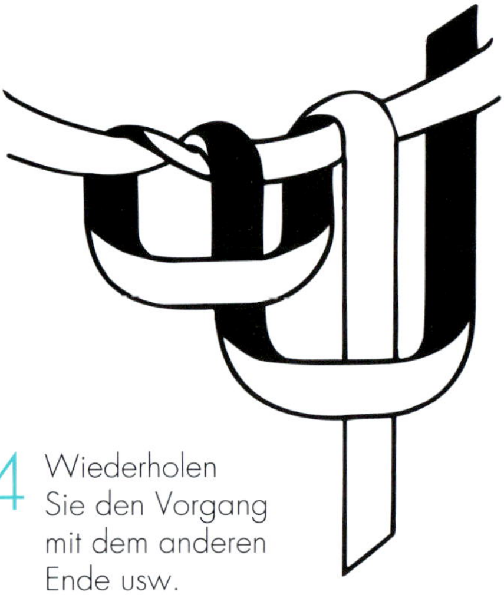

4 Wiederholen Sie den Vorgang mit dem anderen Ende usw.

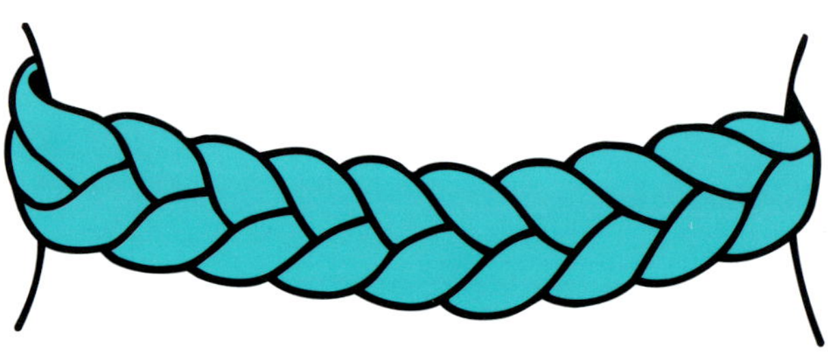

SCHLAUFENGÜRTEL

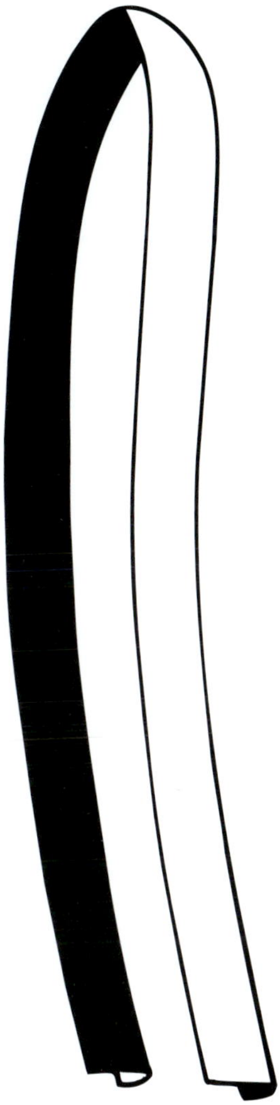

2 Legen Sie sich das Tuch um die Taille und ziehen Sie die beiden Enden durch die Schlaufe. Befestigen Sie den Gürtel mit dem Schlaufenstopper. (Siehe Seite 47.)

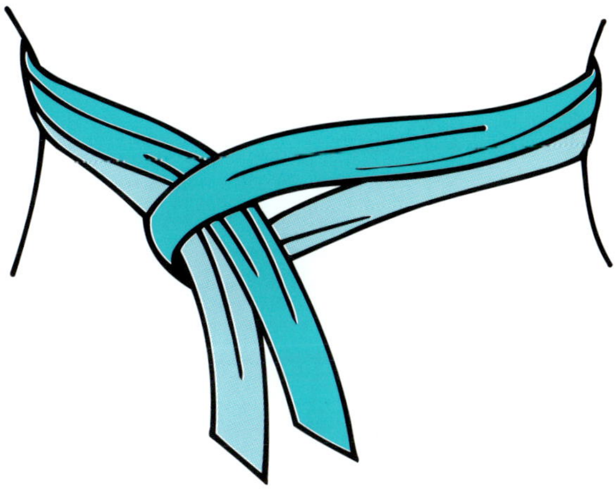

3 Oder befestigen Sie den Gürtel mit der Webschlaufe. (Siehe Seite 44.)

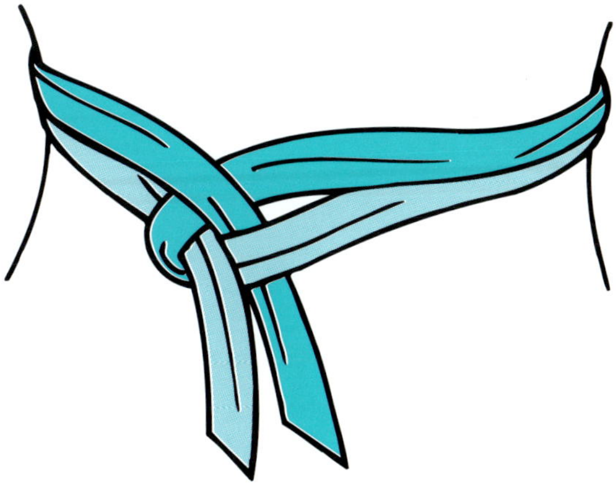

1 Falten Sie einen langen Schal der Länge nach in der Mitte.

Häkelgürtel

1 Machen Sie in einen langen Schal einen Knoten und ziehen Sie eine Schlaufe durch den Knoten.

2 Häkeln Sie mit den Fingern eine zweite Schlaufe durch die erste usw. bis Sie eine lange Häkelkette haben.

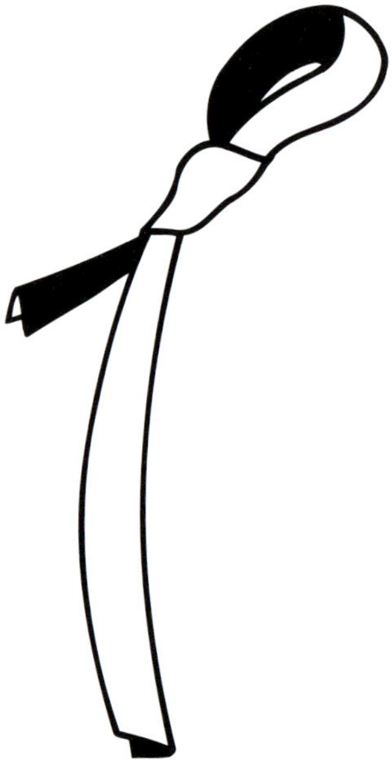

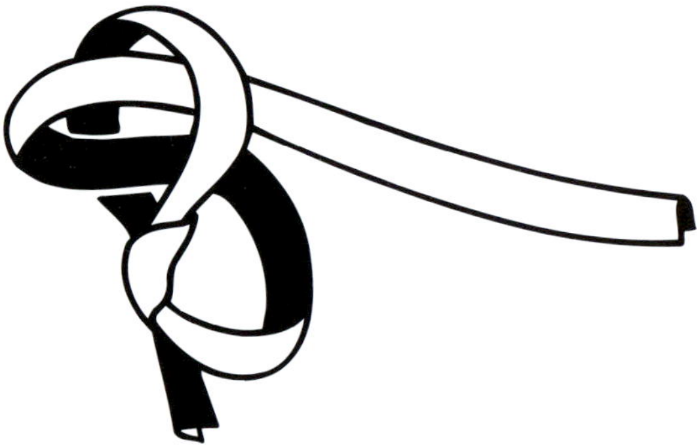

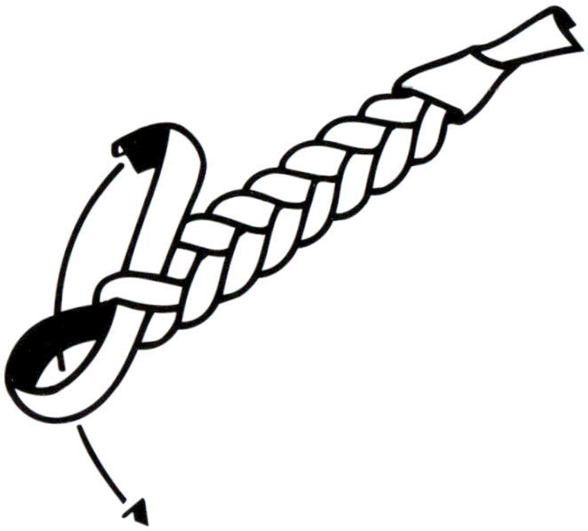

3 Ziehen Sie das Ende durch die letzte Schlaufe …

4 … und binden Sie sich den Häkelgürtel um die Taille.

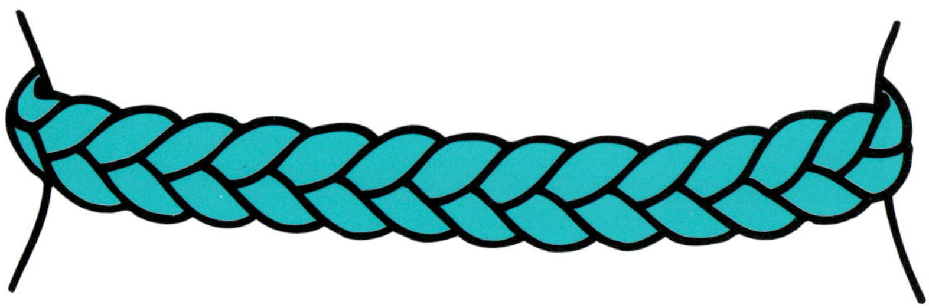

Die Taille

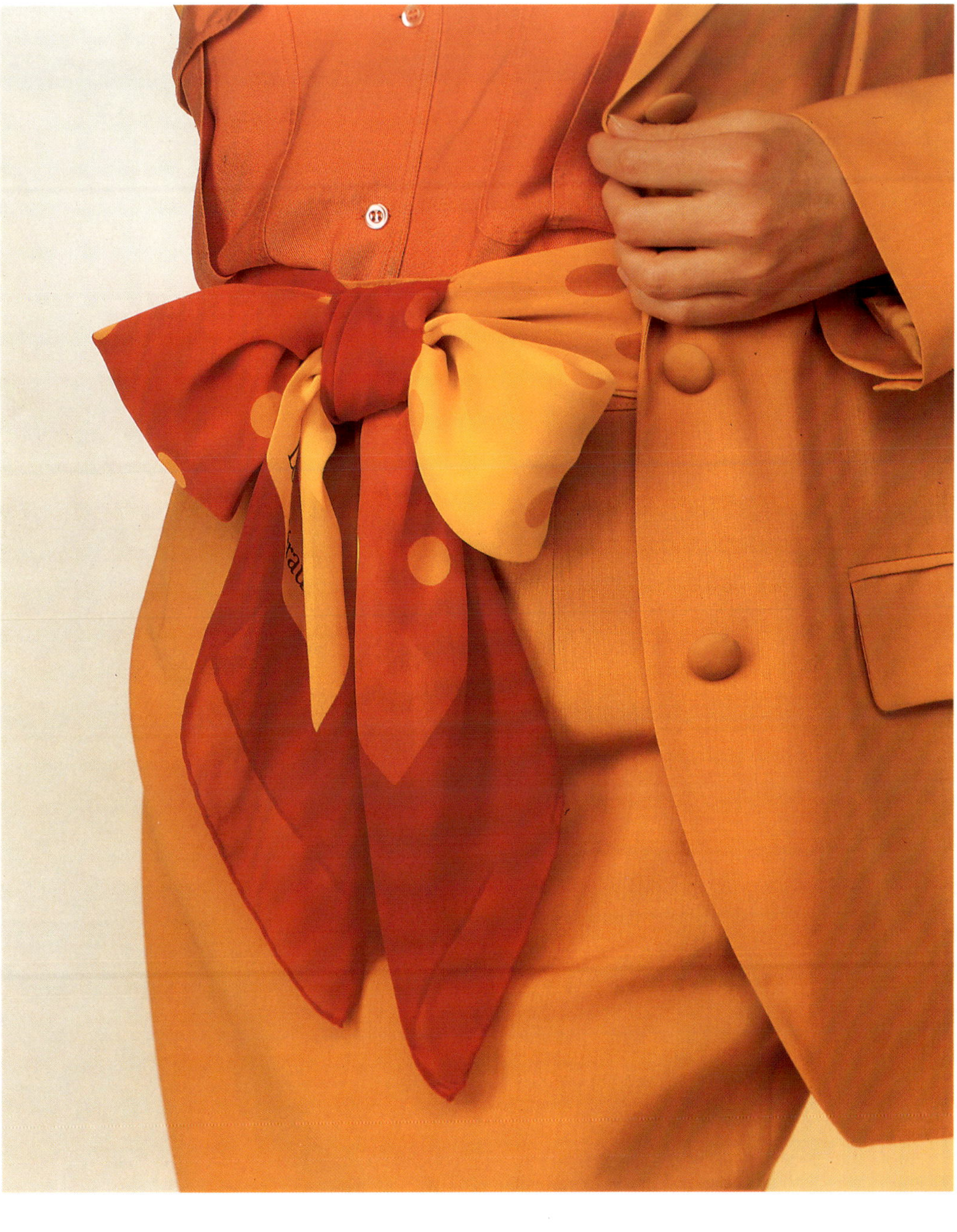

Im Blickpunkt

11 Pfiffige Gürtelideen

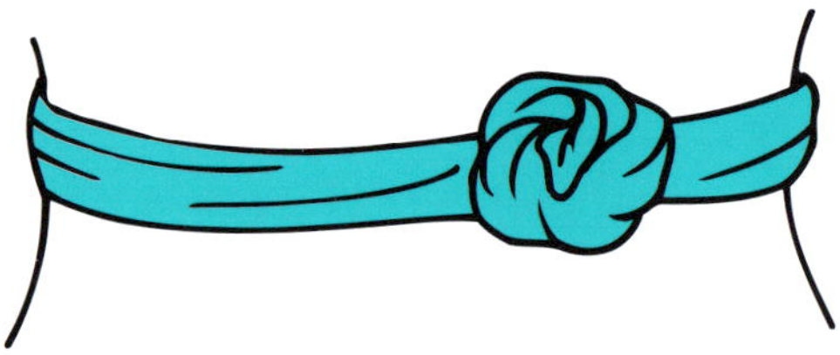

Legen Sie einen langen Schal als Gürtel um und drehen Sie die Enden zur Rose. (Siehe Seite 58.)

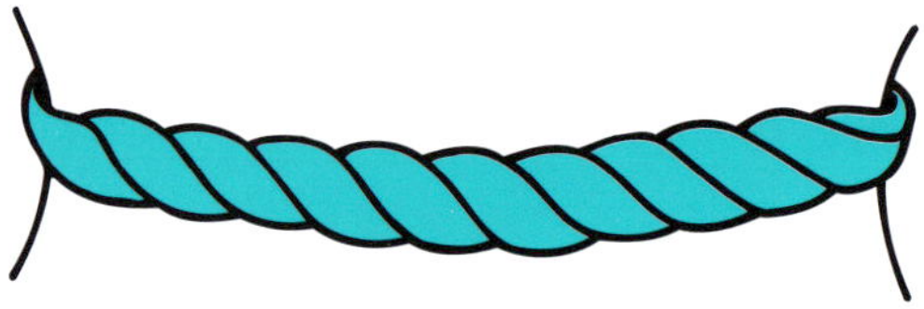

Drehen Sie einen langen Schal zur Kordel und benutzen Sie diesen als Gürtel.

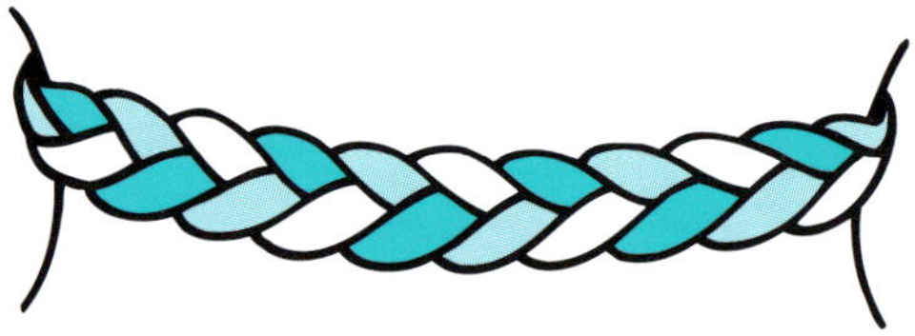

Verknoten Sie drei lange Schals und flechten Sie diese zu einem dreifarbigen Gürtel.

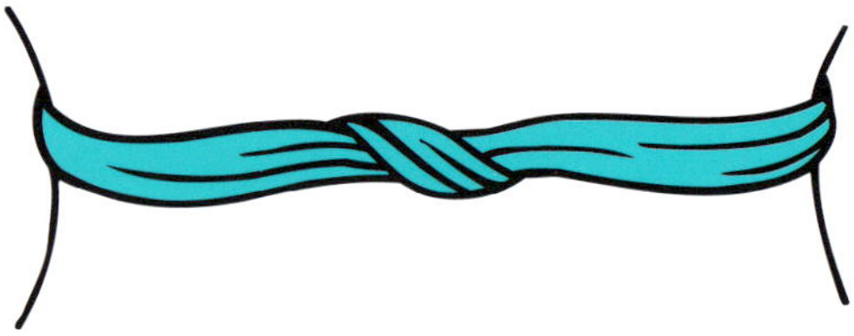

Machen Sie in ein gefaltetes Tuch einen einfachen Knoten. Legen Sie es sich von vorne um die Taille und befestigen Sie Ihren Gürtel im Rücken mit dem Grundknoten.

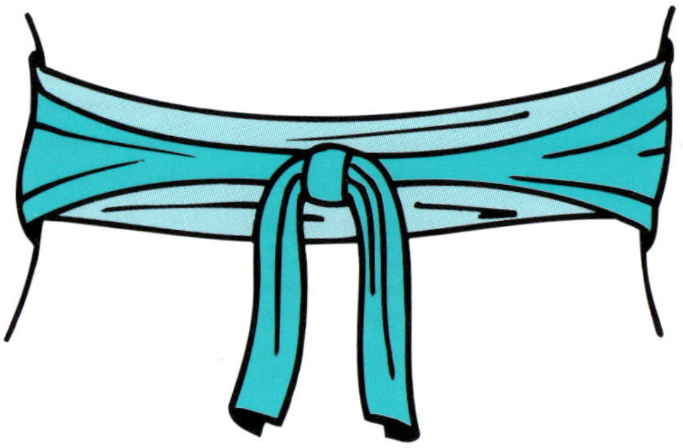

Binden Sie einen langen Schal von vorne nach hinten um die Taille. Überkreuzen Sie die Enden im Rücken und führen Sie die Enden wieder nach vorne mit dem Grundknoten.

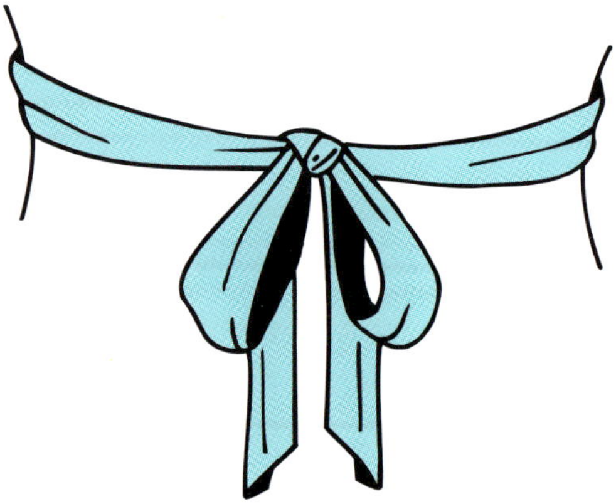

Legen Sie sich einen langen Schal von hinten um die Taille und binden Sie ihn vorne zu einer dekorativen Schleife.

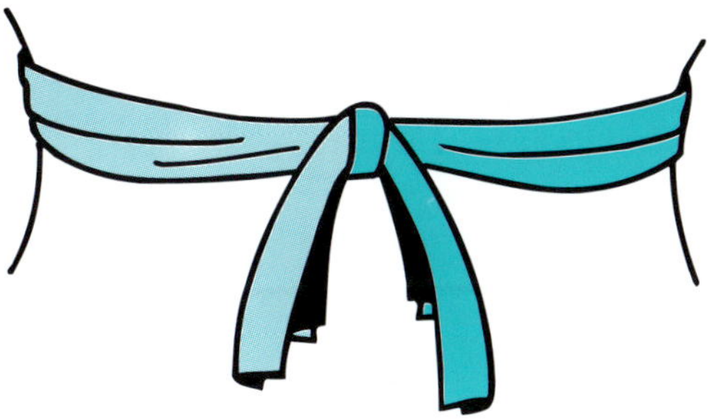

Schlingen Sie zwei Tücher umeinander und verknoten Sie die Enden im Rücken ...

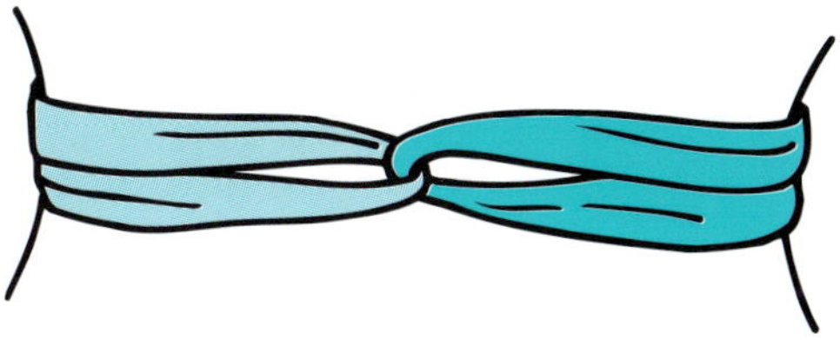

... oder vorne - je nach Belieben.

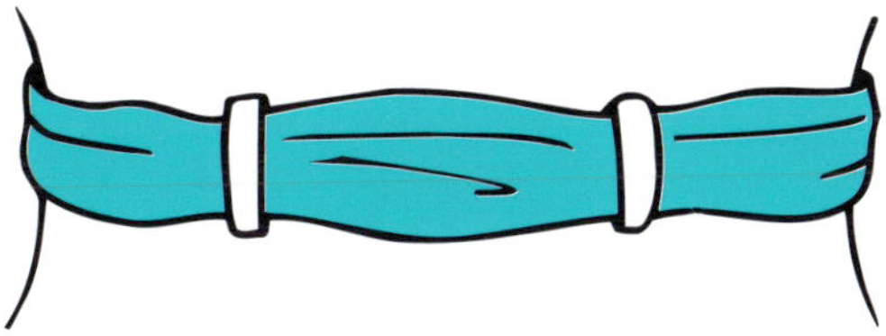

Fädeln Sie ein Tuch durch Ihre Gürtelschlaufen oder...

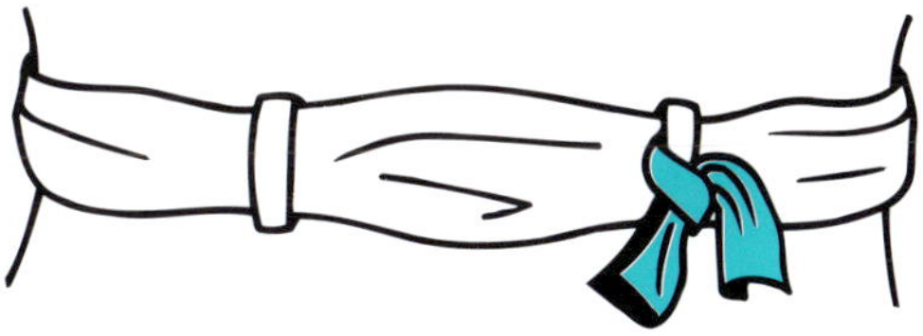

... verknoten Sie ein Einstecktuch an einer Gürtelschlaufe.

Ziehen Sie zwei farblich harmonierende Tücher durch die Gürtelschlaufen Ihrer Hose und befestigen Sie die Tücher vorne und hinten mit dem Grundknoten.

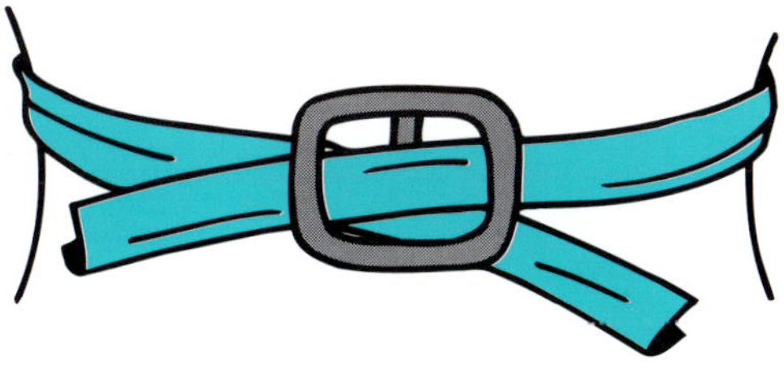

Fädeln Sie die Enden eines Tuchs von beiden Seiten durch eine Gürtelschnalle.

Tops - Gefallen

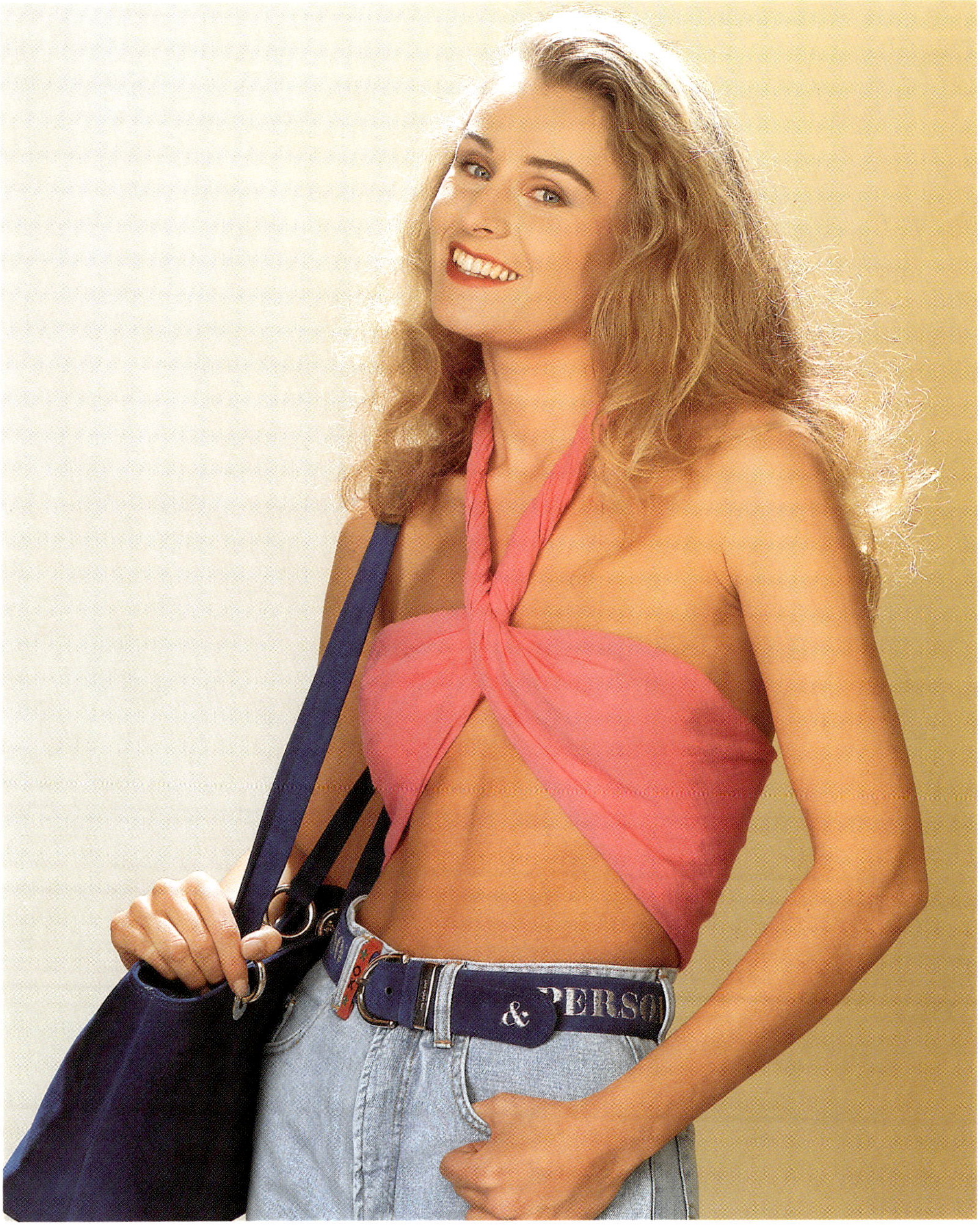

Ohne Aufzufallen

Cannes

Gefallen, ohne aufzufallen? - Das schaffen Sie nicht, wenn Sie sich ein Tuch als Bikini-Top umbinden.

Nicht nur, daß Sie damit flott aussehen. Es wird den Betrachter auch interessieren, ob das Wickeltop hält.

Probieren Sie selbst, welche der vielen Möglichkeiten für Ihre Figur die ideale ist. Und Sie werden erstaunt feststellen - ein Wickeltop sitzt besser, als man annehmen möchte.

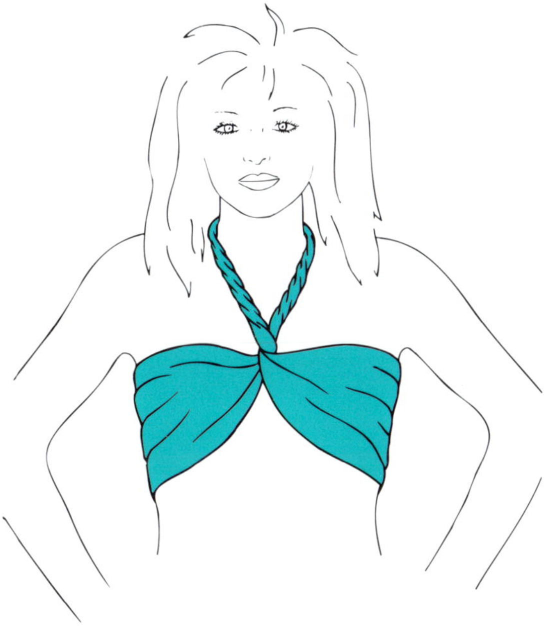

1 Nehmen Sie einen langen breiten Schal oder falten Sie einen dünnen Pareo viermal.

2 Legen Sie den Schal vom Rücken nach vorne über die Brust und überkreuzen Sie die Enden oberhalb der Brustmitte.

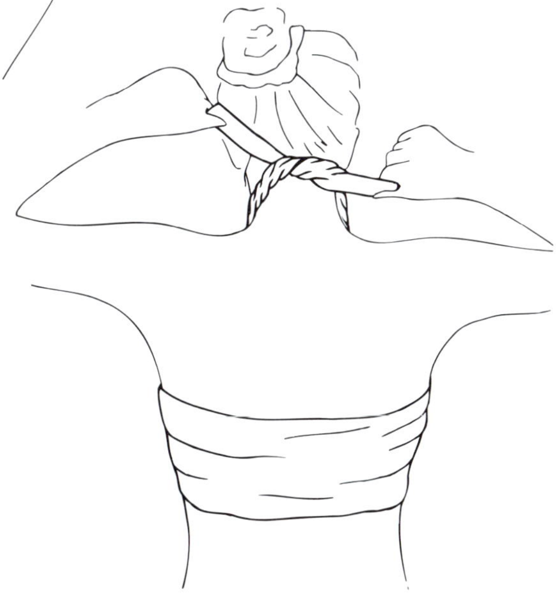

3 Rollen Sie die Enden zu einer straffen Kordel und verknoten Sie sie mit dem Grundknoten im Nacken.

Rimini

1 Machen Sie in das Zentrum Ihres Tuches einen einfachen Knoten.

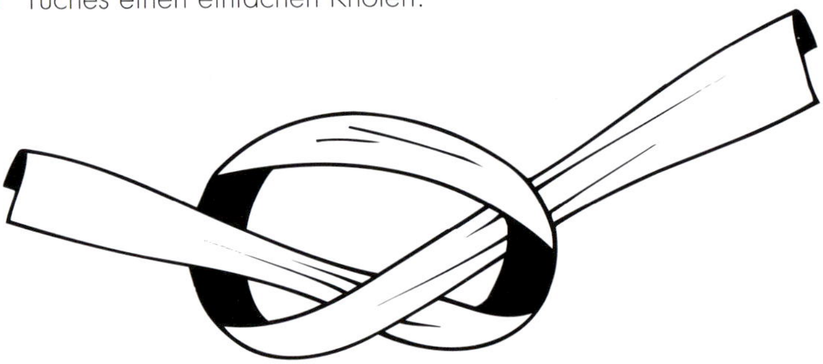

2 Ziehen Sie den Knoten straff zu.

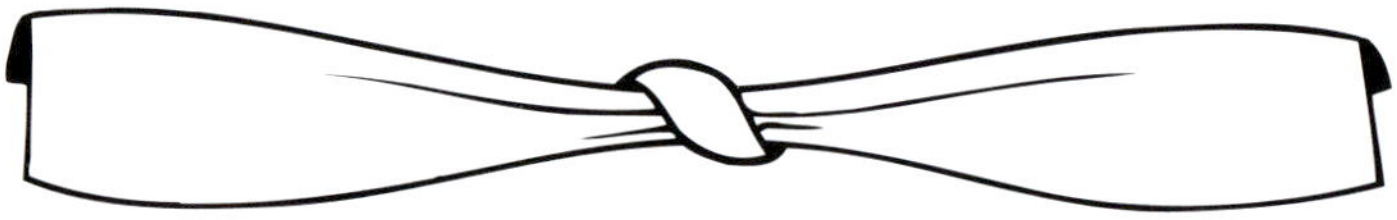

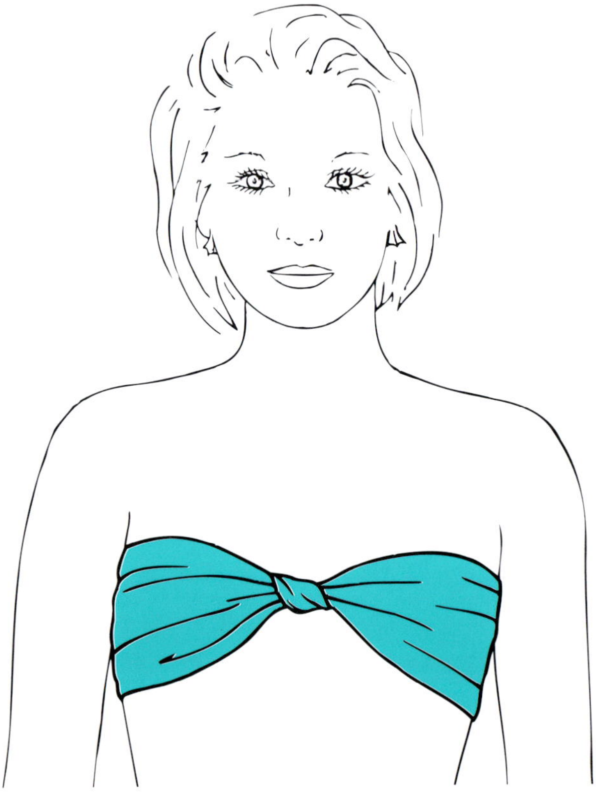

3 Legen Sie den Knoten vorne zwischen die Brust und verknoten Sie die Enden im Rücken mit dem Grundknoten.

Montpellier

1 Legen Sie zwei Tücher zum Dreieck.

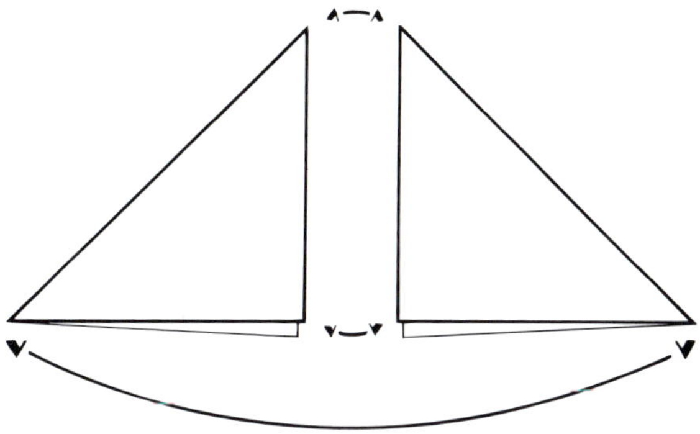

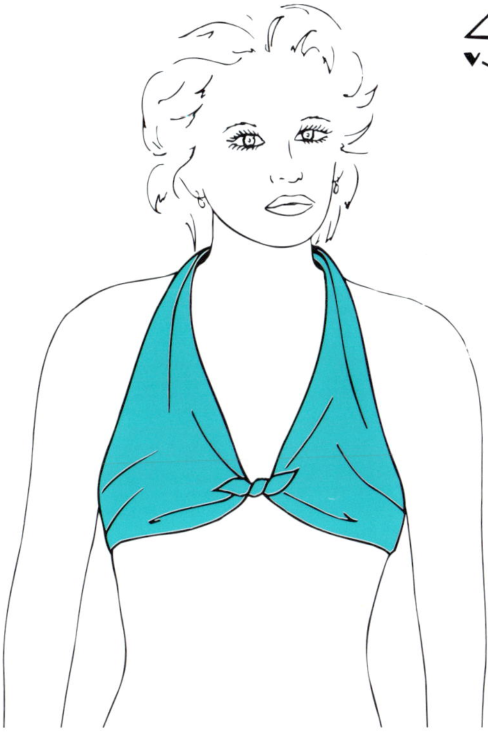

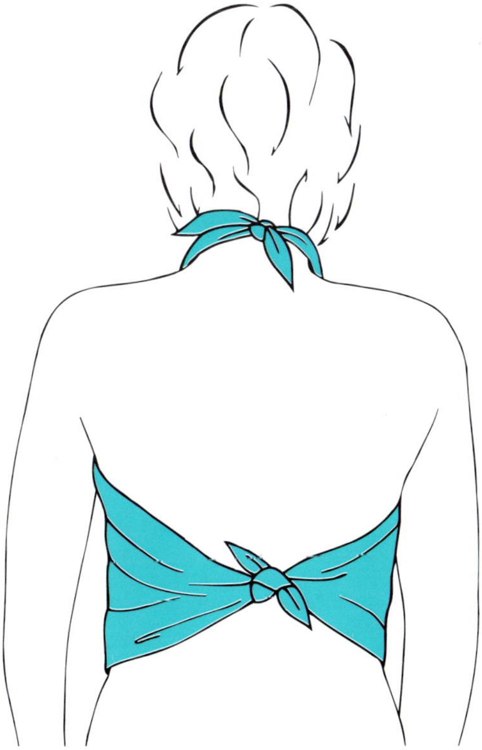

2 Verknoten Sie die Spitzen der beiden Tücher vor der Brust. Verknoten Sie zwei Zipfel im Nacken und zwei auf dem Rücken.

Toulon

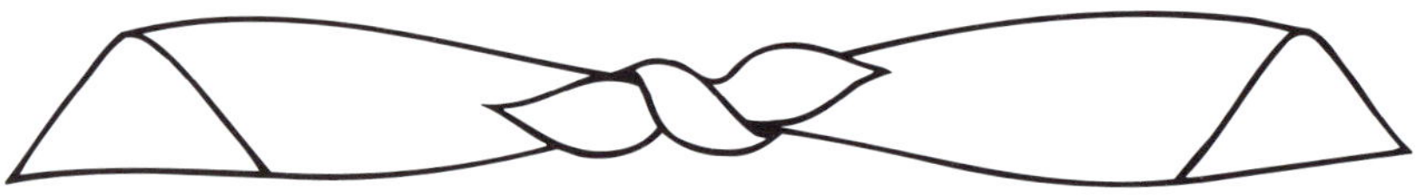

1 Legen Sie zwei Tücher zu Krawatten.

2 Verbinden Sie die Tücher mit dem Grundknoten.

3 Legen Sie die Tücher von vorne über die Brust und verknoten Sie die Enden im Rücken mit dem Grundknoten.

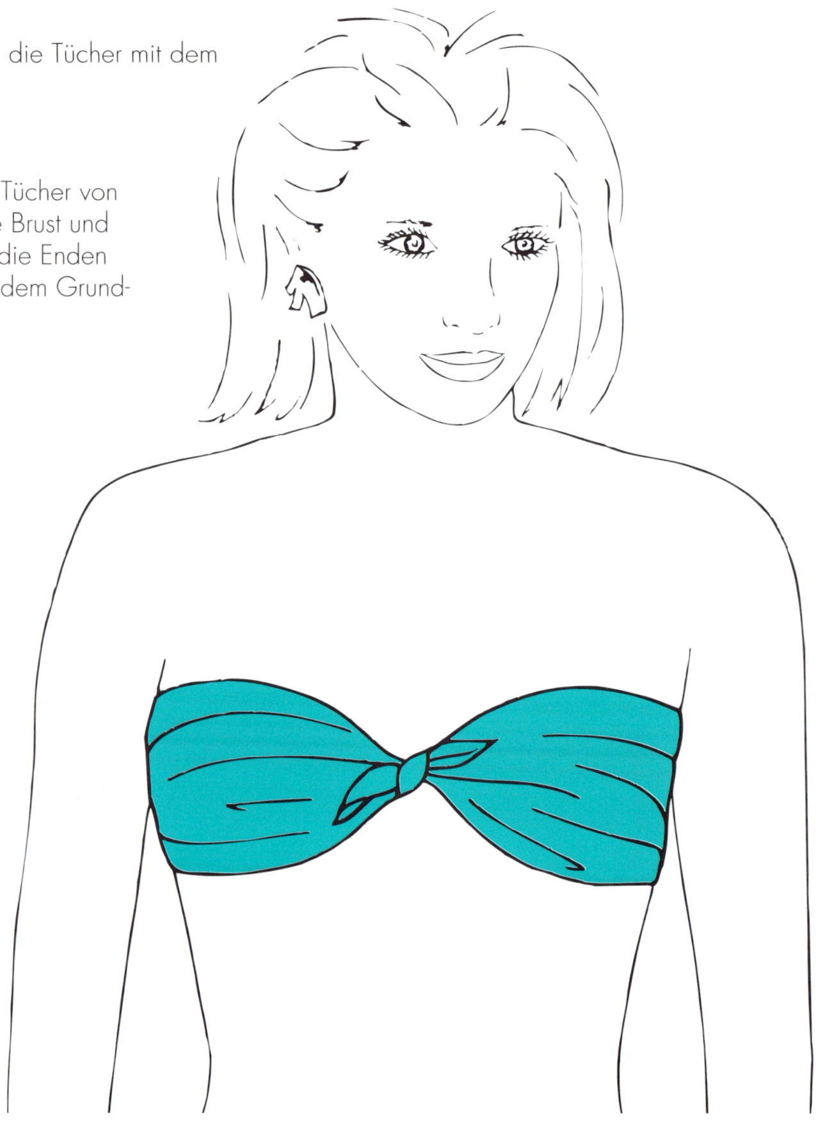

Monaco

1 Legen Sie ein Tuch um die Brust und verknoten Sie es unter der Achsel mit dem Grundknoten.

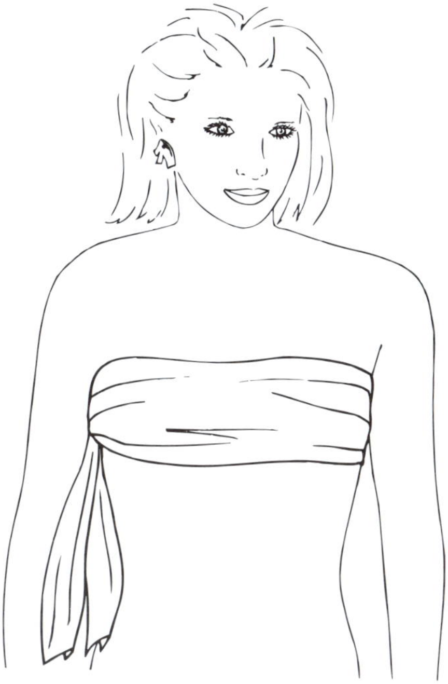

2 Führen Sie ein Ende von vorne, eins über den Rücken zur Schulter und verknoten Sie diese wieder mit dem Grundknoten.

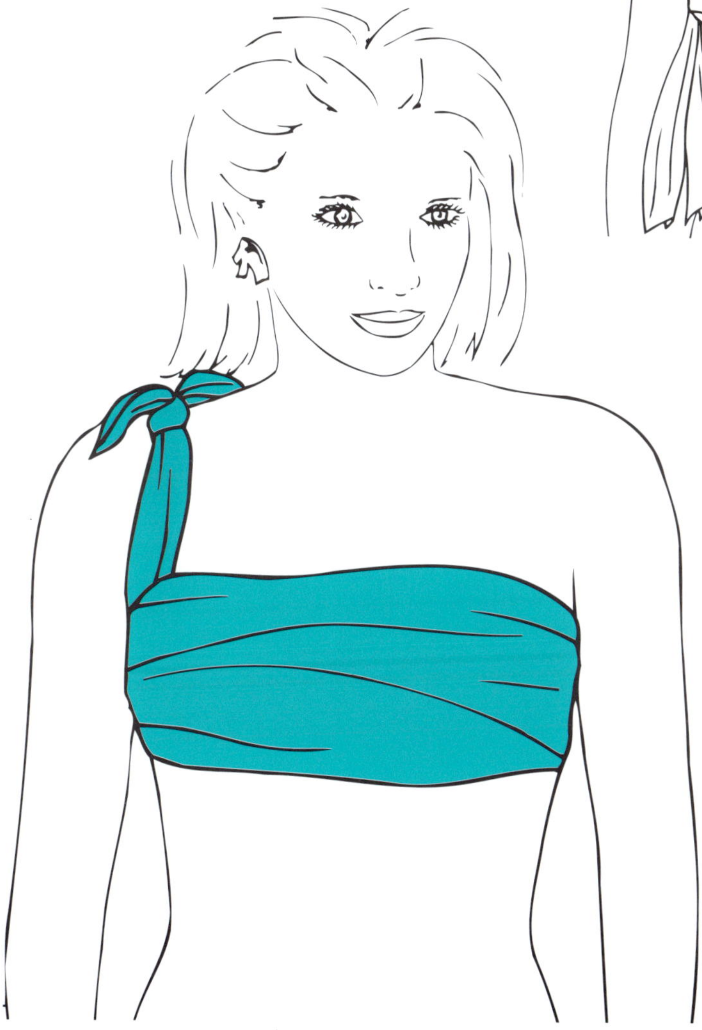

NIZZA

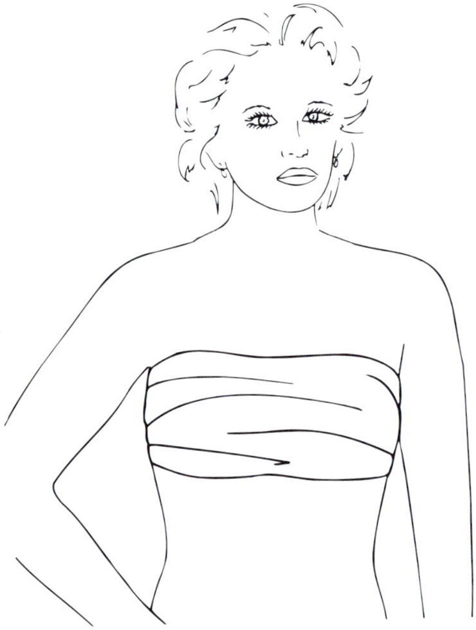

1 Legen Sie ein Tuch um die Brust und verknoten Sie es im Rücken mit dem Grundknoten.

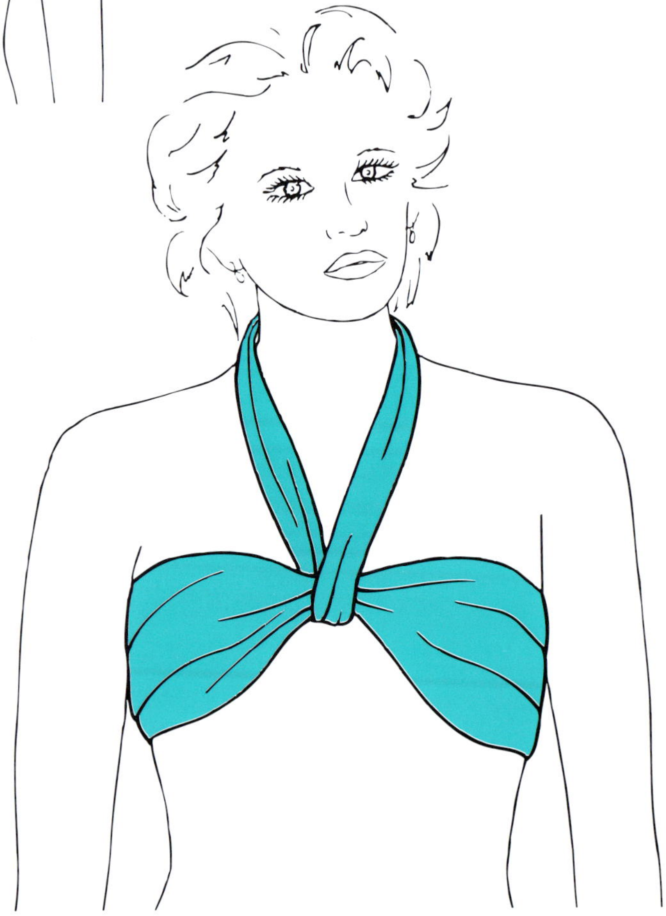

2 Schlingen Sie ein weiteres Tuch in der Brustmitte um das erste Tuch und verknoten Sie die Enden im Nacken.

TRI - TOP

1 Legen Sie ein Tuch zum Dreieck.

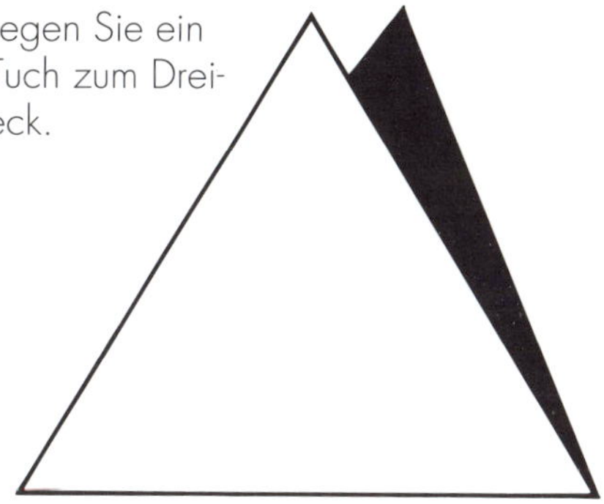

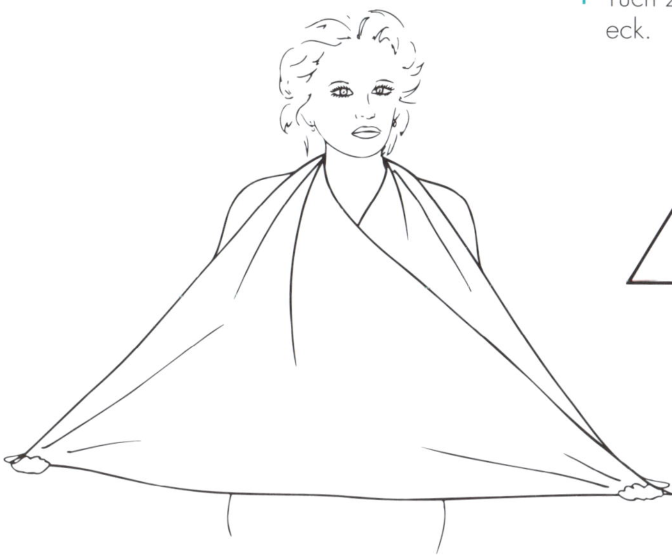

2 Verknoten Sie zwei Zipfel mit dem Grundknoten im Nacken.

3 Verknoten Sie die anderen beiden Zipfel im Rücken.

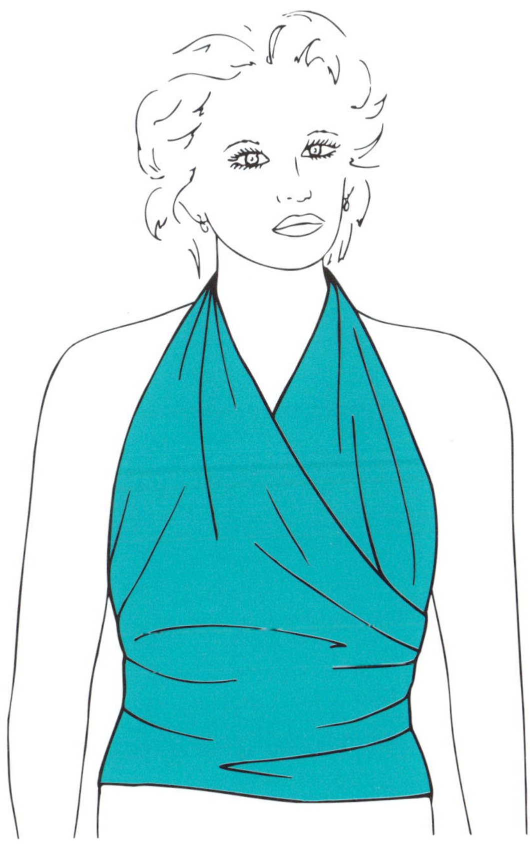

Sonnentop

1 Nehmen Sie ein großes, weichfallendes quadratisches Tuch.

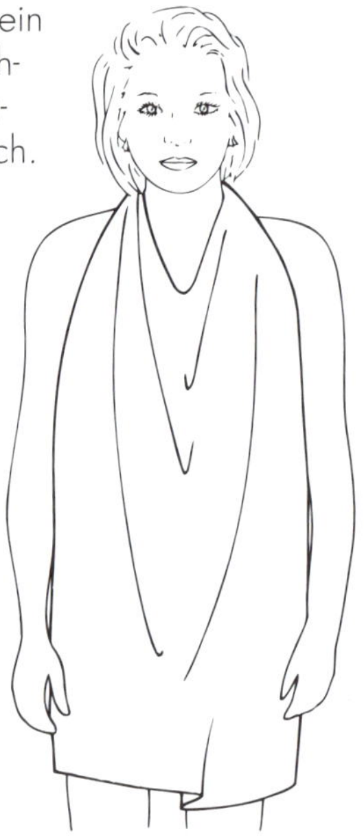

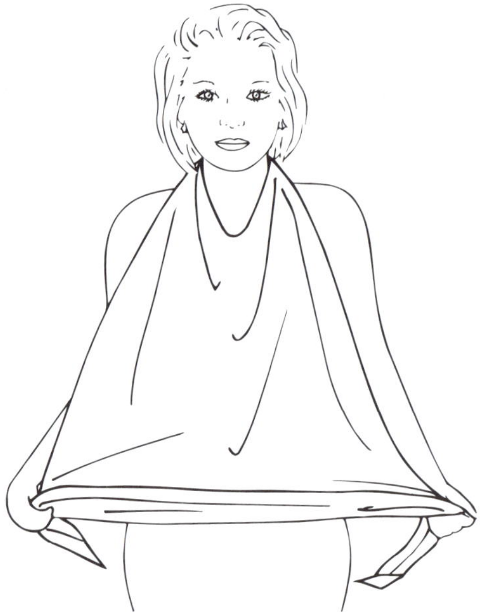

2 Verknoten Sie zwei Zipfel im Nacken.

3 Wickeln Sie die Unterkante des Tuches bis auf Taillenhöhe.

4 Verknoten Sie die aufgerollten Zipfel im Rücken.

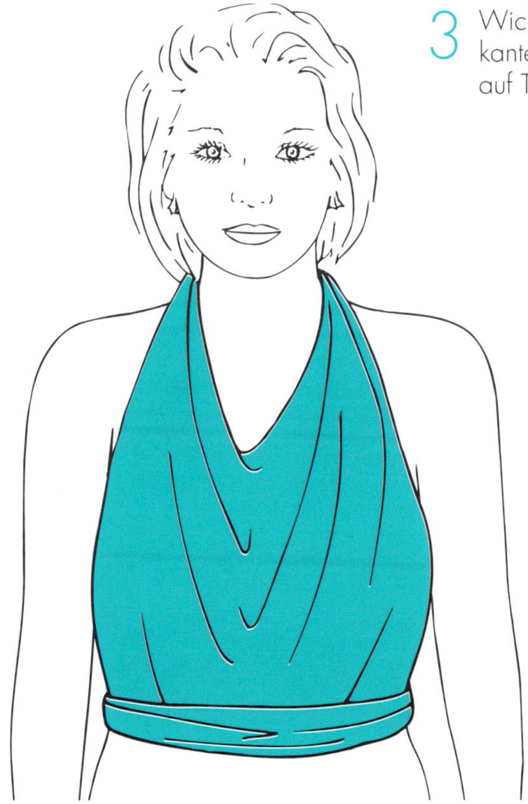

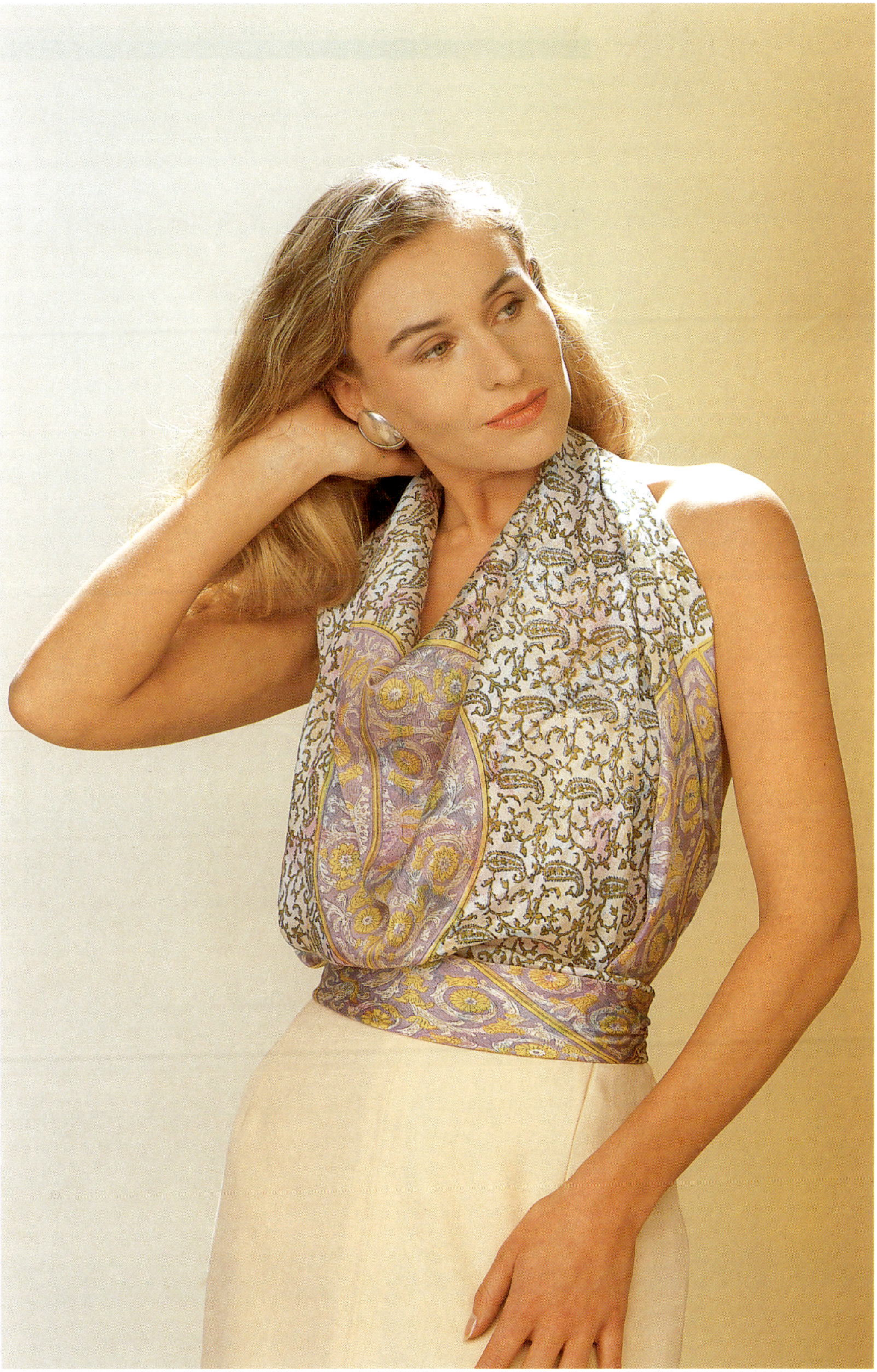

Top - Tailliert

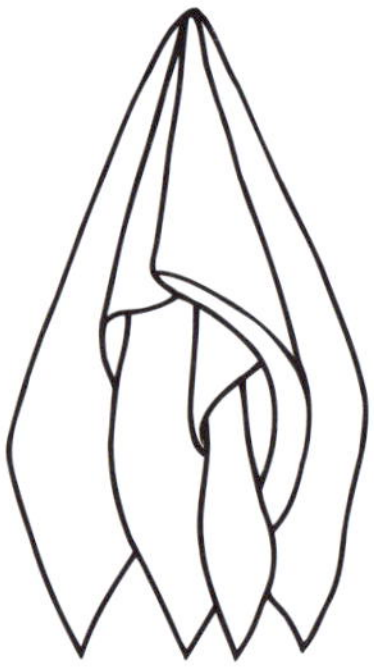

1 Fassen Sie ein größeres, locker fallendes Tuch in der Nähe des Zentrums und lassen Sie die Zipfel locker herunterfallen.

3 Fassen Sie das Tuch an zwei nebeneinanderliegenden Zipfeln A und B.

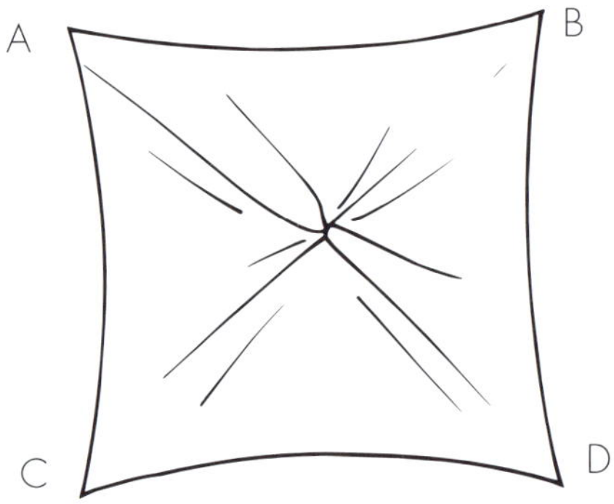

2 Machen Sie in die Spitze des Zentrums einen kleinen Knoten.

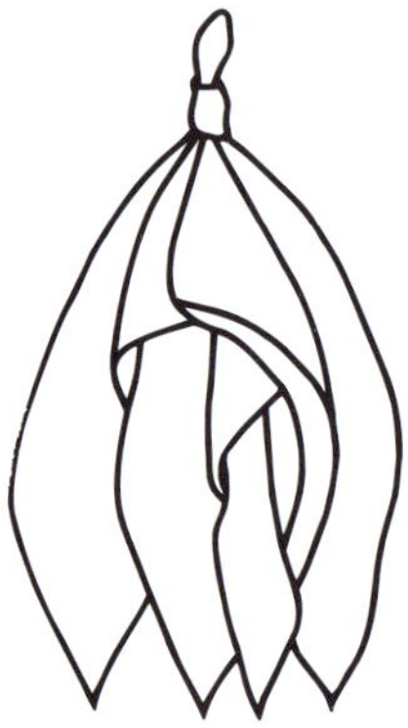

4 Verknoten Sie die Zipfel A und B mit dem Grundknoten im Nacken. Der Knoten zeigt nach innen.

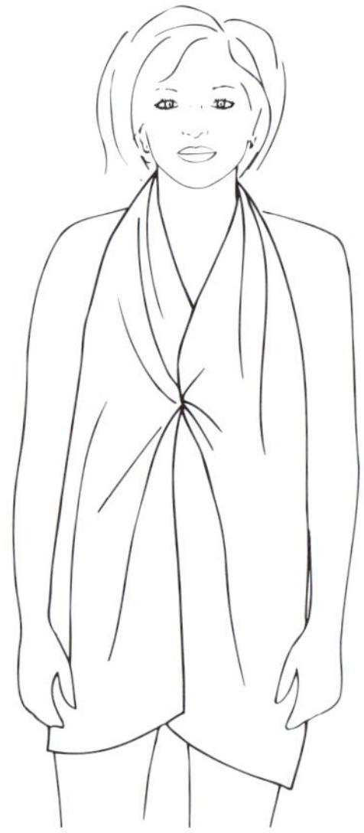

5 Drehen Sie die Zipfel C und D zur Kordel und verknoten Sie diese im Rücken.

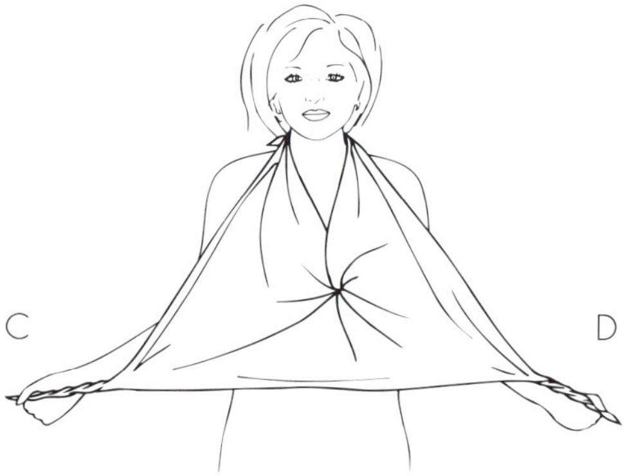

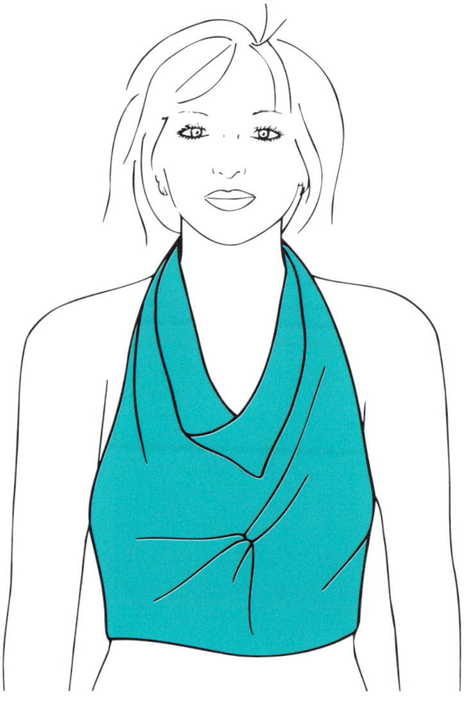

Pareo - Südsee-Traum

Ein Pareo ist nicht nur ein Tuch in den Maßen von ca. 120 cm x 180 cm. Ein Pareo ist ein zauberhaftes, vielseitiges Kleidungsstück für die Sonnenseite des Lebens.

An heißen Strand- und Schwimmbadtagen verwandeln Sie dieses einfach geschnittene Tuch in ein "raffiniert geschnittenes Kleid", in einen luftigen "Hingucker" am Strand, in ein erfrischend sommerliches Wickeltop und weitere modische Pfiffigkeiten.

Wie die Verwandlung vor sich geht, soll kein Geheimnis bleiben. Schauen Sie sich auf den folgenden Seiten um und lassen Sie sich inspirieren!

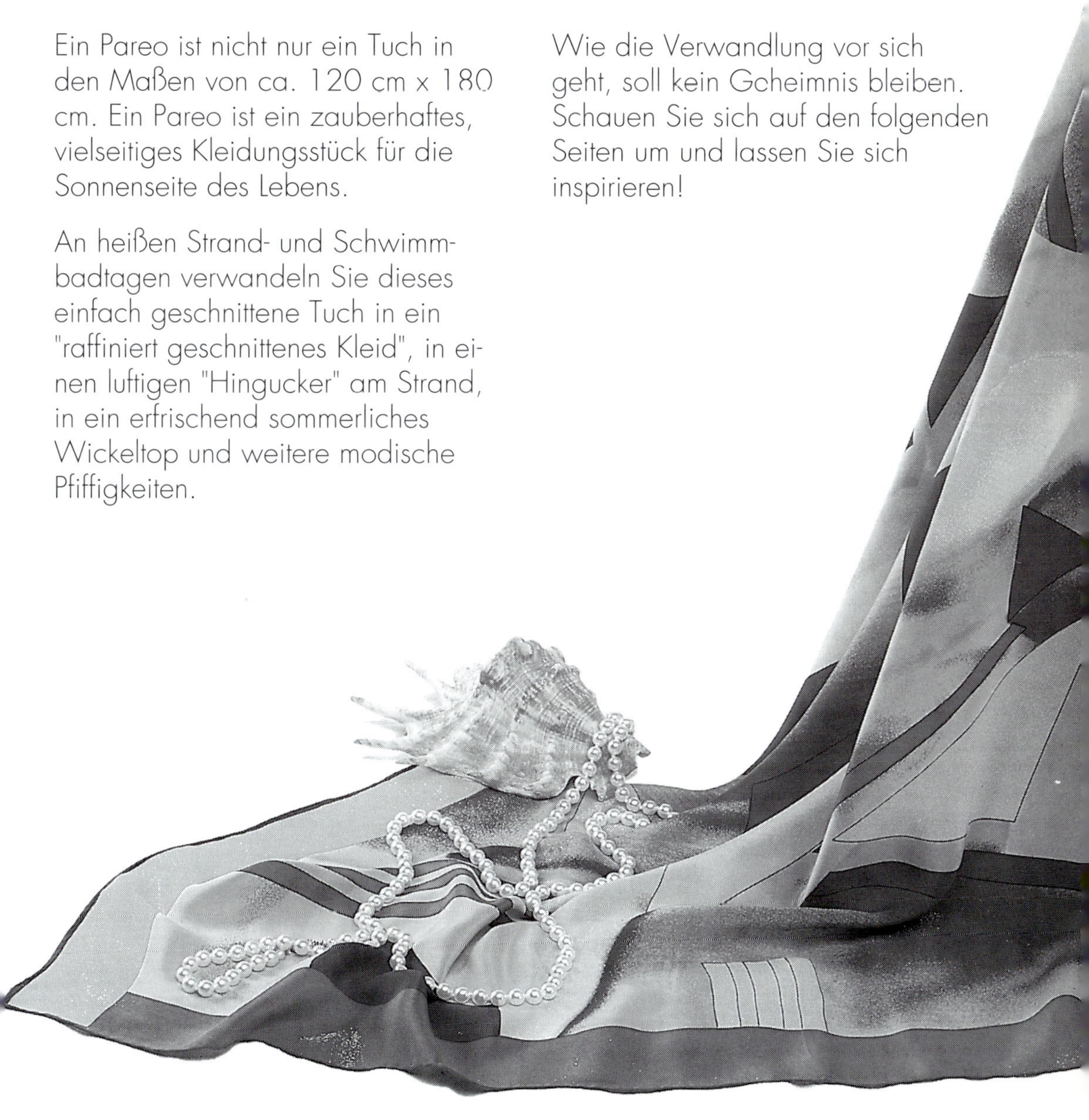

HAWAII

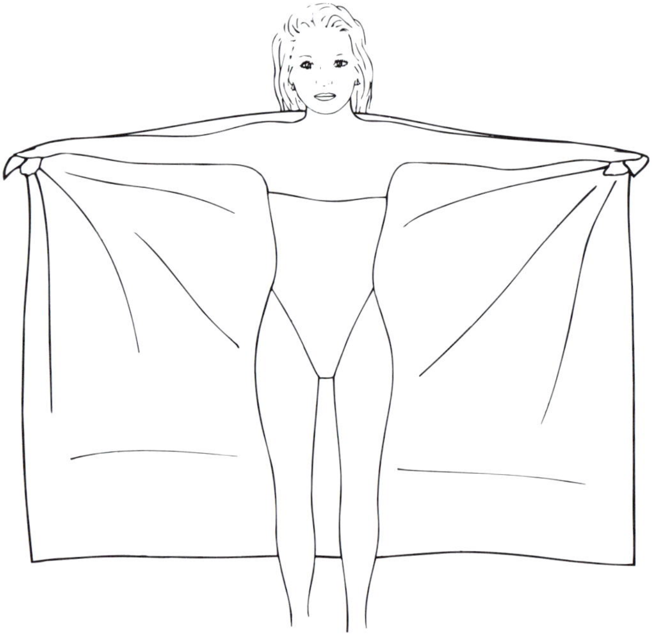

1 Nehmen Sie ein großes Tuch, doppelt so breit, wie Ihr Umfang.

2 Legen Sie das Tuch um Ihren Rücken und verknoten Sie die Zipfel oberhalb der Brust mit dem Grundknoten.

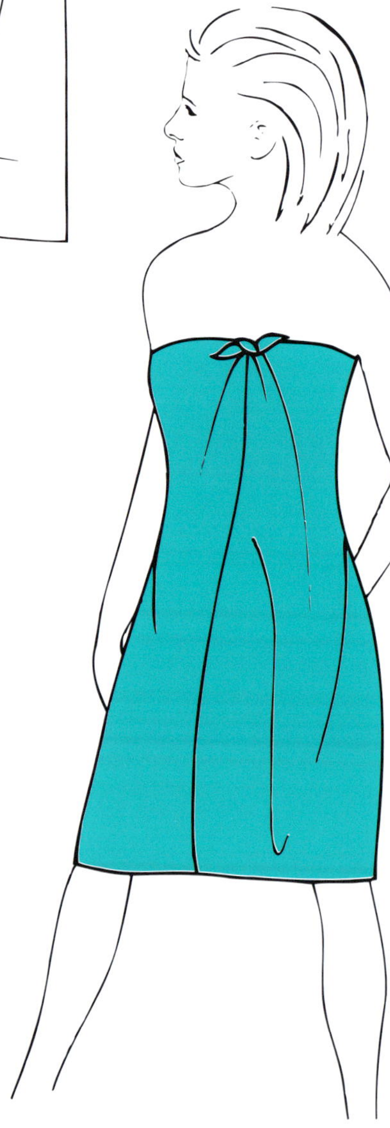

Sie können das Tuch natürlich auch genauso als Rock tragen.

FIDSCHI

1 Nehmen Sie einen großen weichfallenden Pareo, doppelt so breit wie Ihr Umfang.

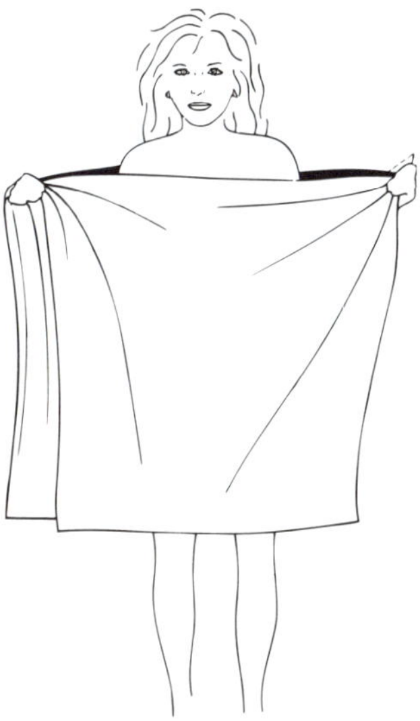

4 Klemmen Sie den Pareo mit den Achseln rechts und links am Punkt X ein und führen Sie die Zipfel A und B zur Brustmitte und verknoten Sie sie dort mit dem Grundknoten.

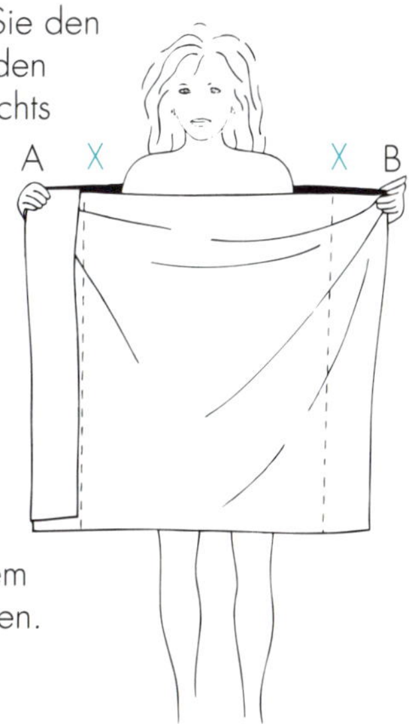

2 Falten Sie diesen so zur Hälfte, daß das hintere Teil 15 cm länger bleibt als das vordere.

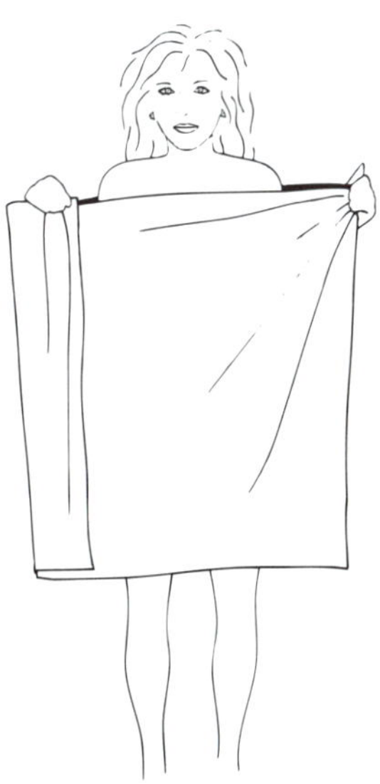

3 Schlagen Sie diese 15 cm über die vordere Kante ein.

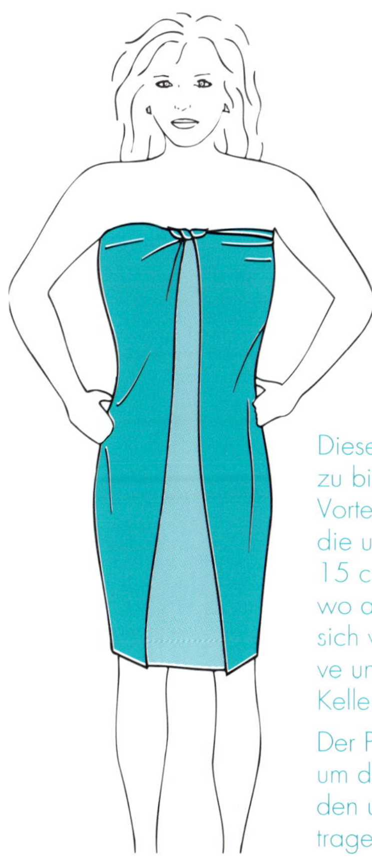

Diese Art den Pareo zu binden hat zwei Vorteile. Er klafft durch die umgefalteten 15 cm Stoff nirgendwo auf und es ergibt sich vorne eine attraktive und bequeme Kellerfalte.

Der Pareo kann auch um die Taille gebunden und als Rock getragen werden.

TONGA

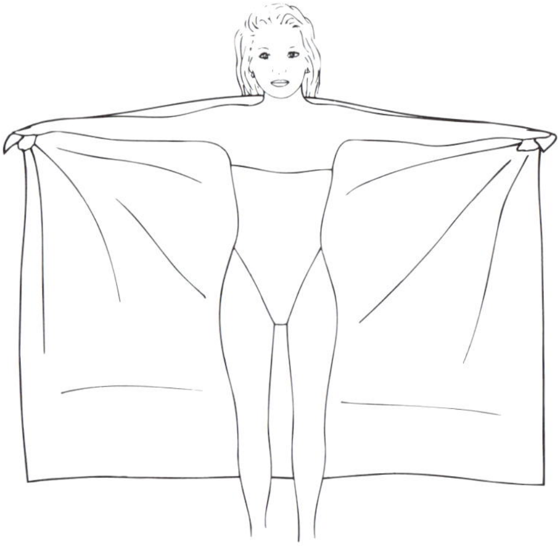

1 Nehmen Sie ein großes Tuch, doppelt so breit, wie Ihr Umfang.
Legen Sie das Tuch um Ihren Rücken.
Führen Sie die oberen Zipfel unter den Achseln durch über die Brust.

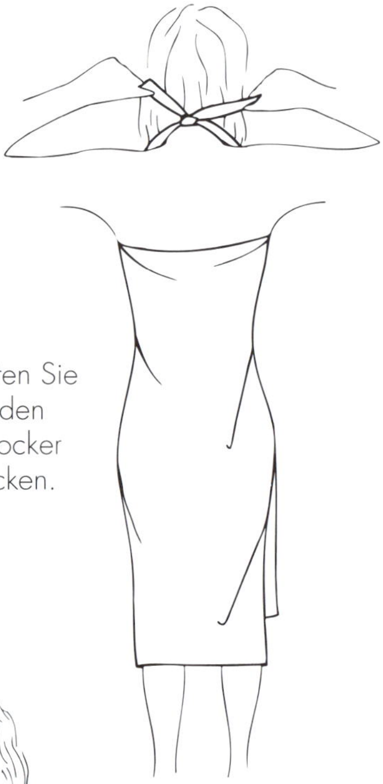

2 Verknoten Sie die beiden Zipfel locker im Nacken.

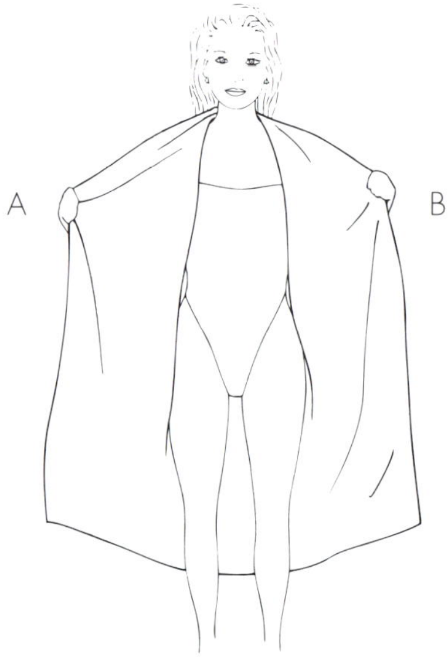

3 Ziehen Sie das Tuch auf Taillenhöhe breit...

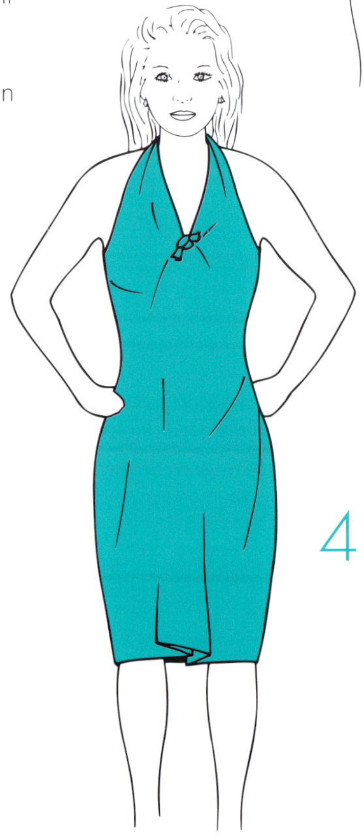

4 ... und verknoten Sie die Punkte A und B mit dem Grundknoten unterhalb der Brust.

TAHITI

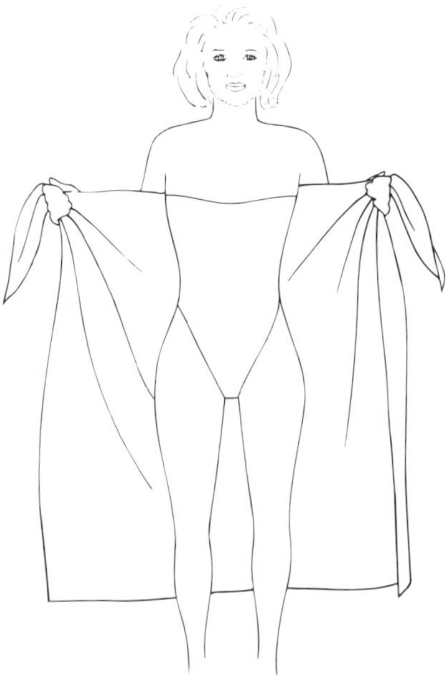

1 Nehmen Sie einen großen weichfallenden Pareo, doppelt so breit wie Ihr Umfang.

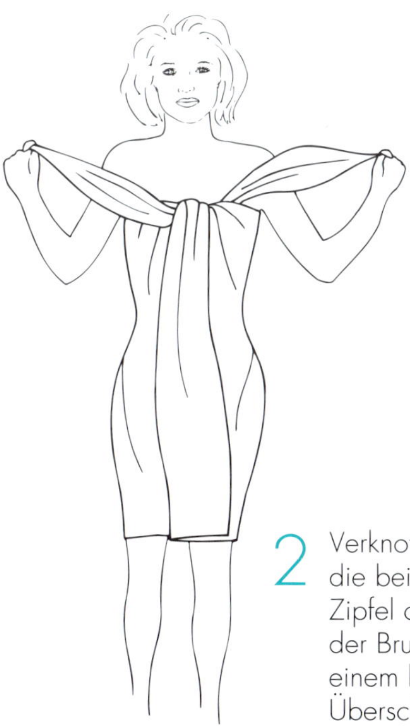

2 Verknoten Sie die beiden Zipfel oberhalb der Brust mit einem halben Überschlag.

3 Führen Sie die Zipfel in den Nacken und verknoten Sie sie dort mit dem Grundknoten.

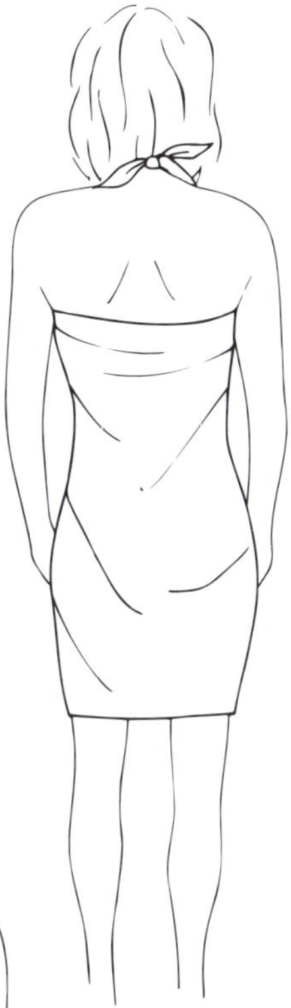

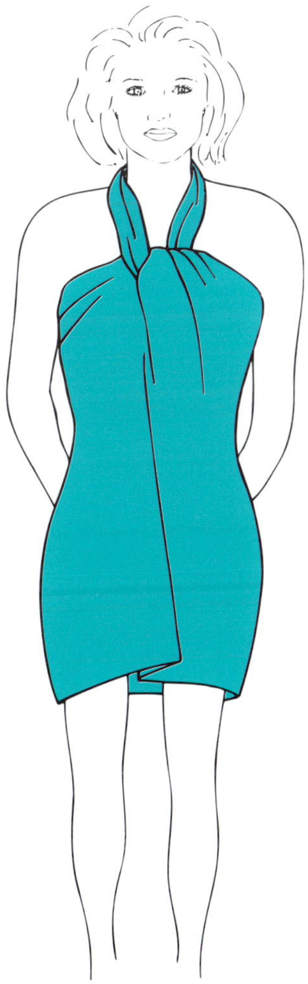

Bahama

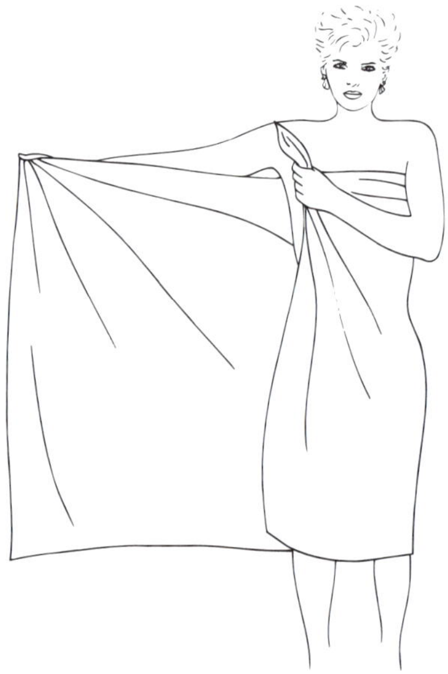

1 Wickeln Sie sich den Pareo einmal von vorne beginnend oberhalb der Brust um.
Halten Sie den vorderen Zipfel oberhalb der rechten Schulter fest.

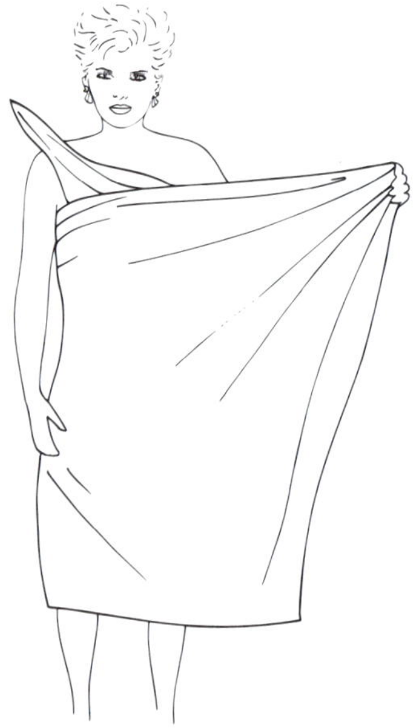

2 Wickeln Sie sich das Tuch noch einmal oberhalb der Brust um.

Der Pareo kann auch um die Taille gebunden und als Rock getragen werden.

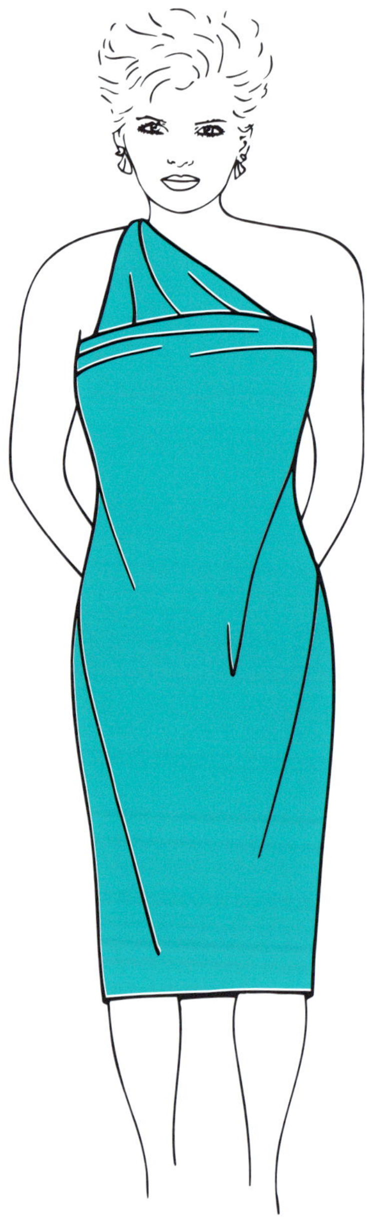

3 Verknoten Sie die beiden Zipfel auf der Schulter mit dem Grundknoten.

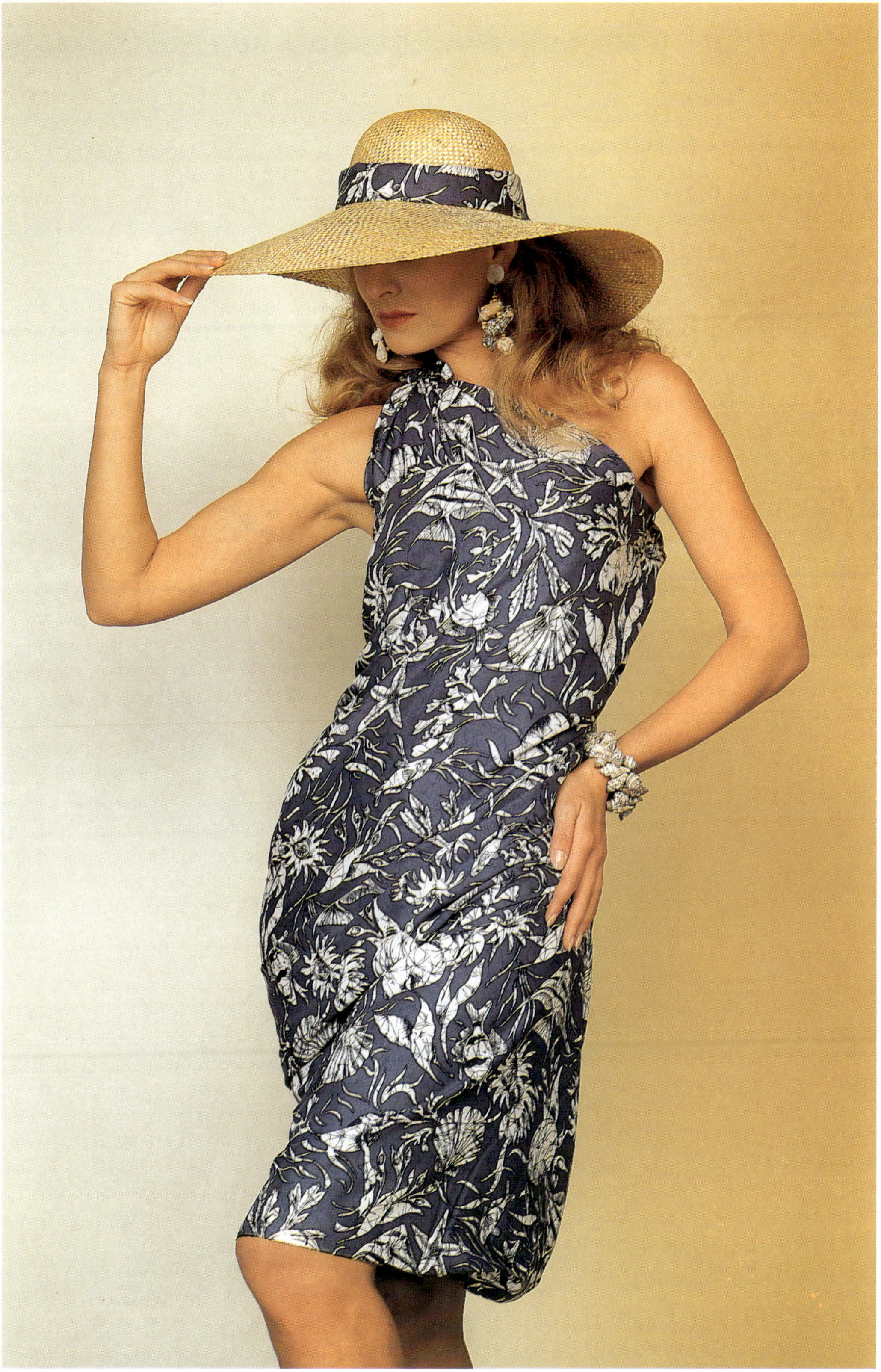

TUAMOTU

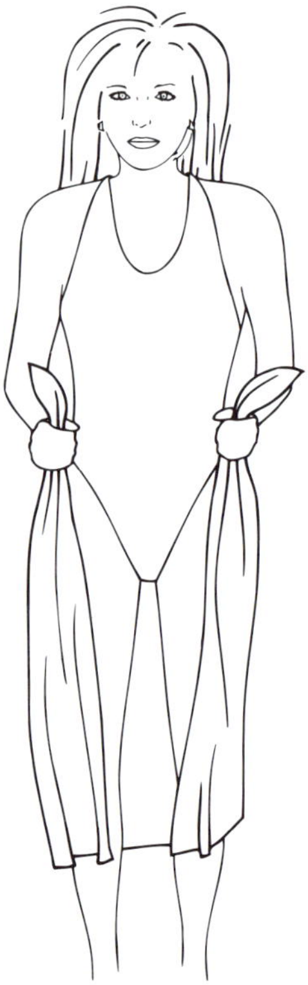

1 Wickeln Sie sich den Pareo mit der Schmalseite um die Taille.

2 Verknoten Sie die beiden oberen Zipfel auf dem Bauch.

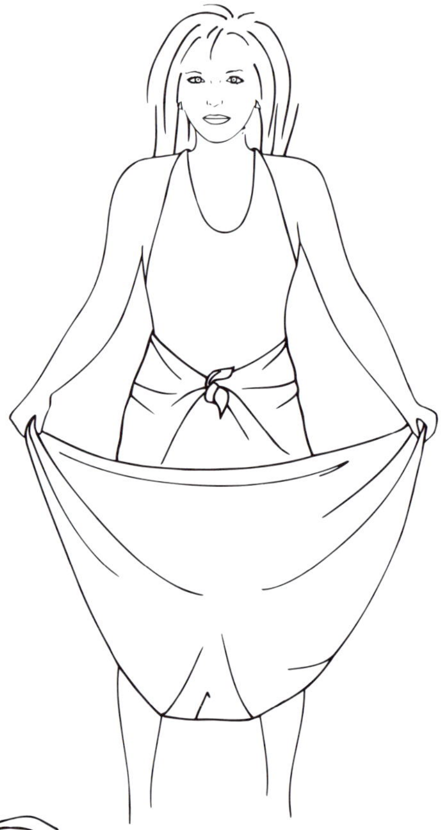

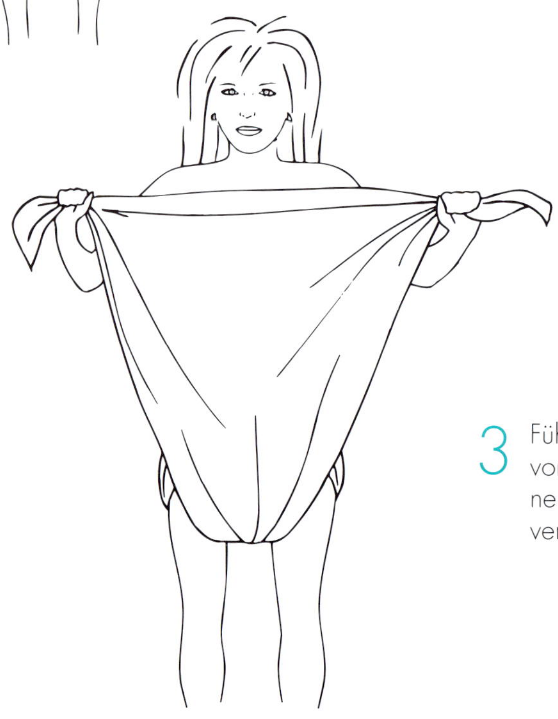

3 Führen Sie die beiden unteren Zipfel von hinten nach vorne durch die Beine durch bis oberhalb der Brust und verknoten Sie diese im Rücken.

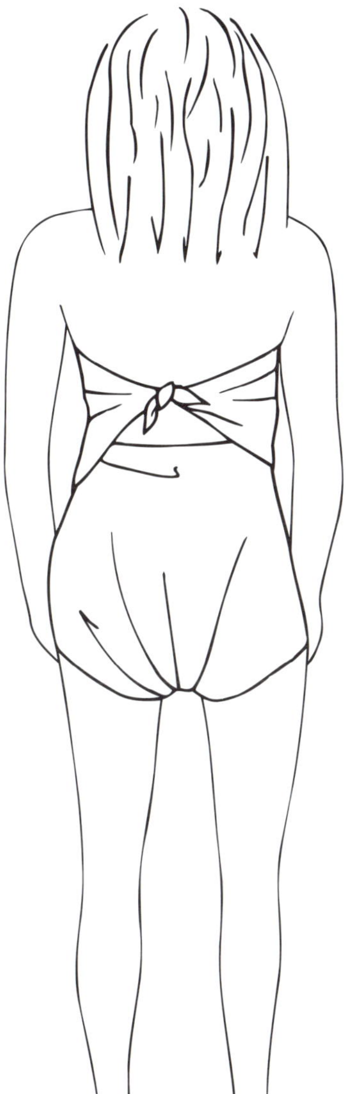

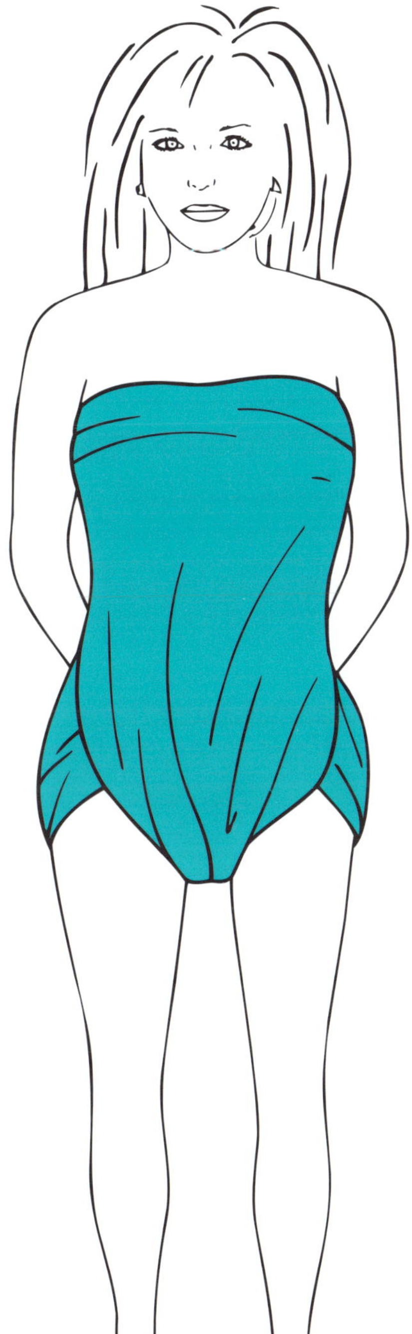

Samoa

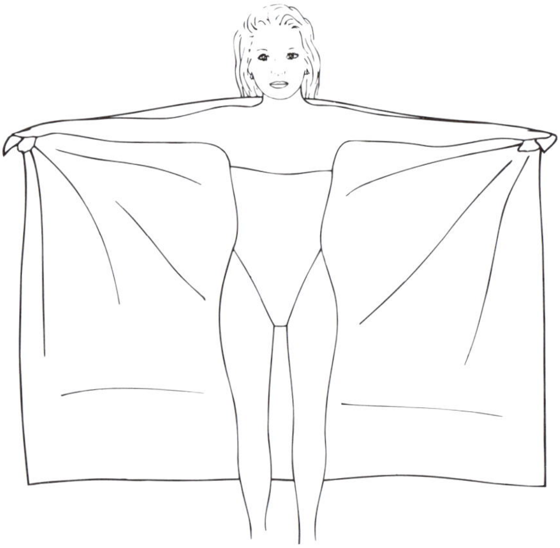

1 Nehmen Sie ein großes Tuch, doppelt so breit wie Ihr Umfang.

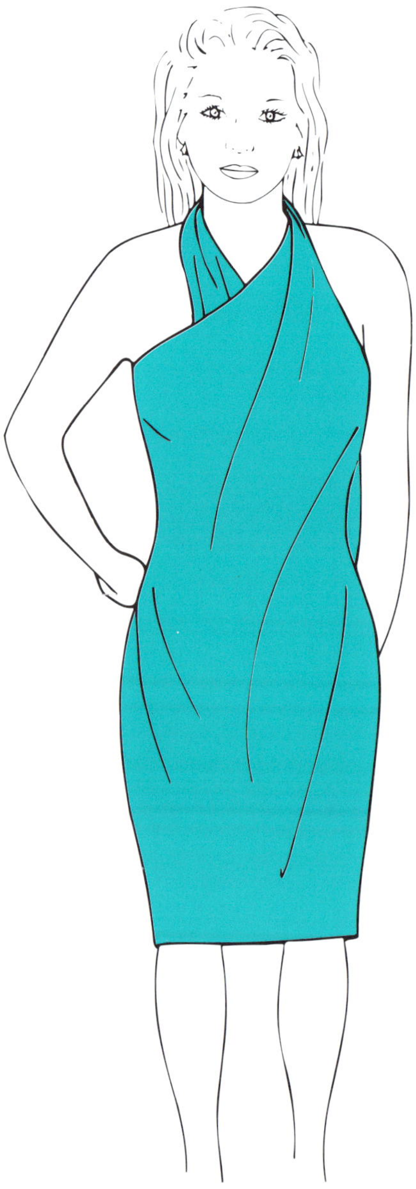

2 Legen Sie das Tuch um Ihren Rücken. Führen Sie die oberen Zipfel unter den Achseln durch überkreuz über die Brust und verknoten Sie die Zipfel im Nacken.

SARONG

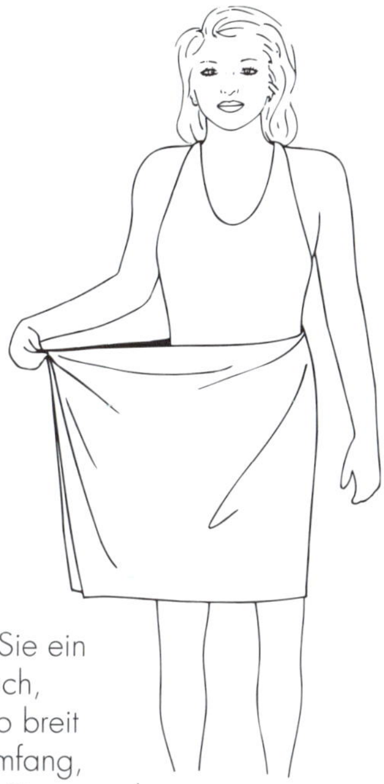

1 Nehmen Sie ein großes Tuch, doppelt so breit wie Ihr Umfang, halbieren Sie es und legen Sie es sich wie in der Abbildung um die Taille. Schlagen Sie die beiden offenen Kanten entlang der gestrichelten Linie bis zur Taille ein.

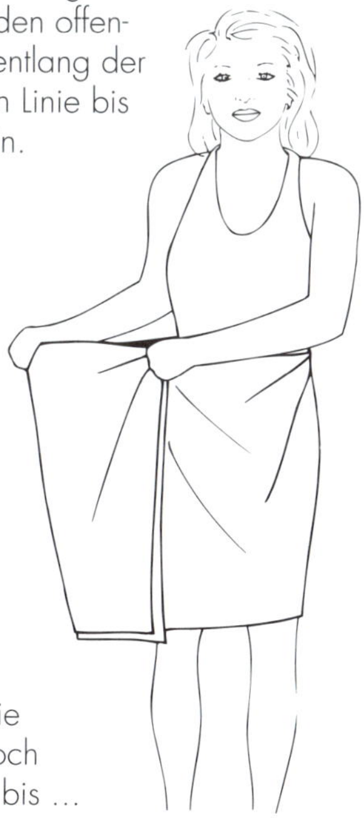

2 Schlagen Sie das Tuch noch einmal ein, bis …

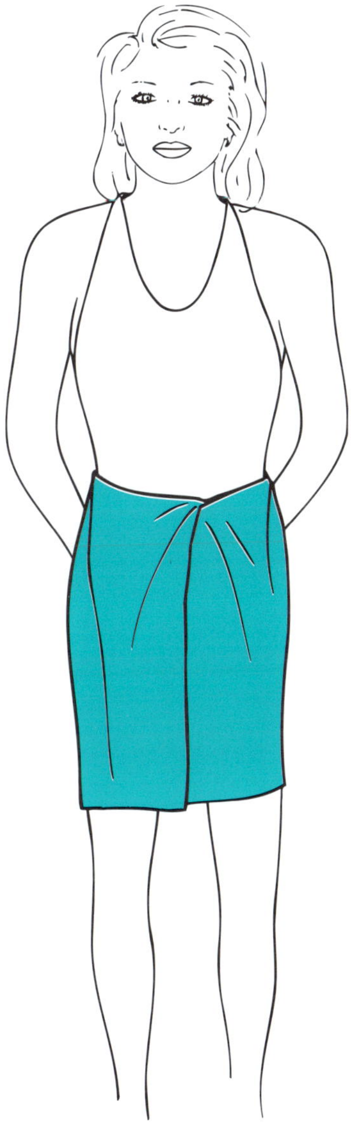

3 … das Tuch straff um die Taille sitzt. Rollen Sie den oberen Rand zweimal nach innen.

ROCK

1 Nehmen Sie zwei farblich harmonierende Tücher, groß genug, sie um die Taille zu wickeln.

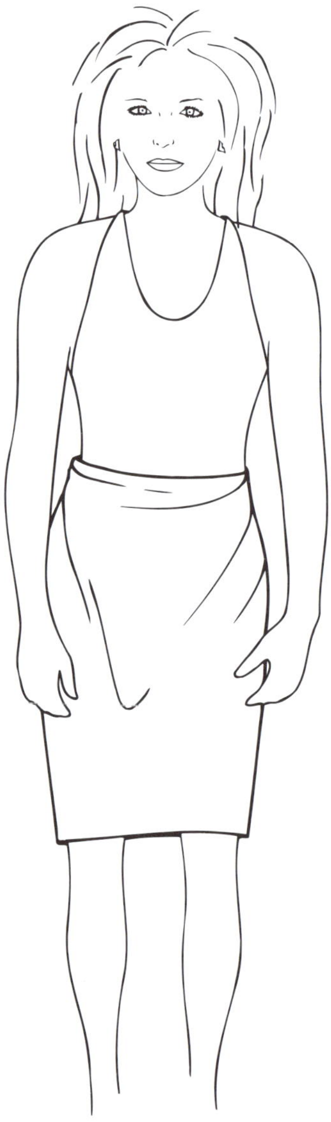

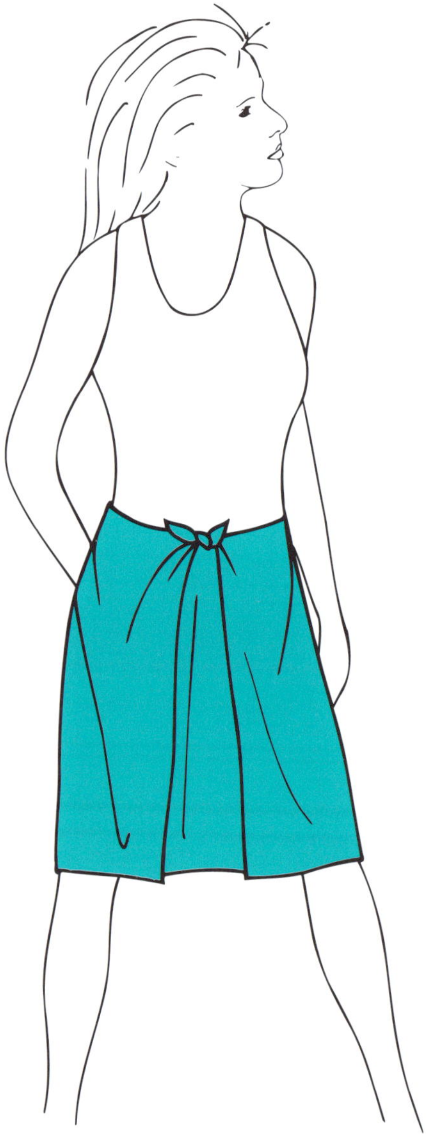

2 Wickeln Sie das eine Tuch von vorne nach hinten um die Taille und verknoten Sie es hinten mit dem Grundknoten.

3 Das zweite Tuch wickeln Sie von hinten nach vorne um die Taille und verknoten Sie es vorne mit dem Grundknoten.

HAREMSHOSE

1 Nehmen Sie zwei farblich harmonierende Tücher, groß genug, sie um die Taille zu wickeln.

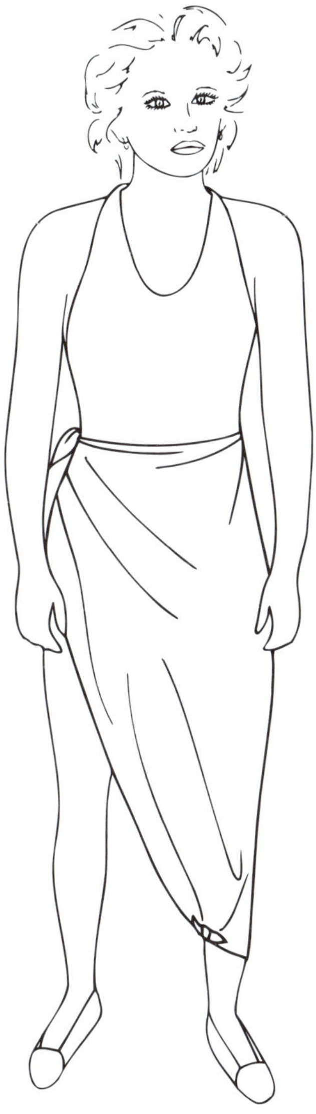

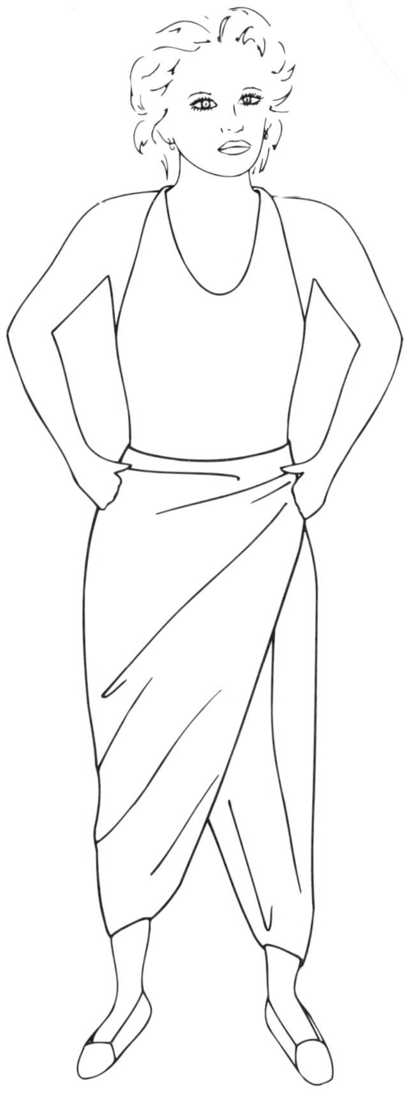

2 Legen Sie sich das erste Tuch um die Hüften. Verknoten Sie die Zipfel auf der Hüfte mit dem Grundknoten. Verknoten Sie dann die Zipfel am Knöchel mit dem Grundknoten.

3 Knoten Sie das zweite Tuch gegengleich wie unter 2.

TASCHENTÜCHER

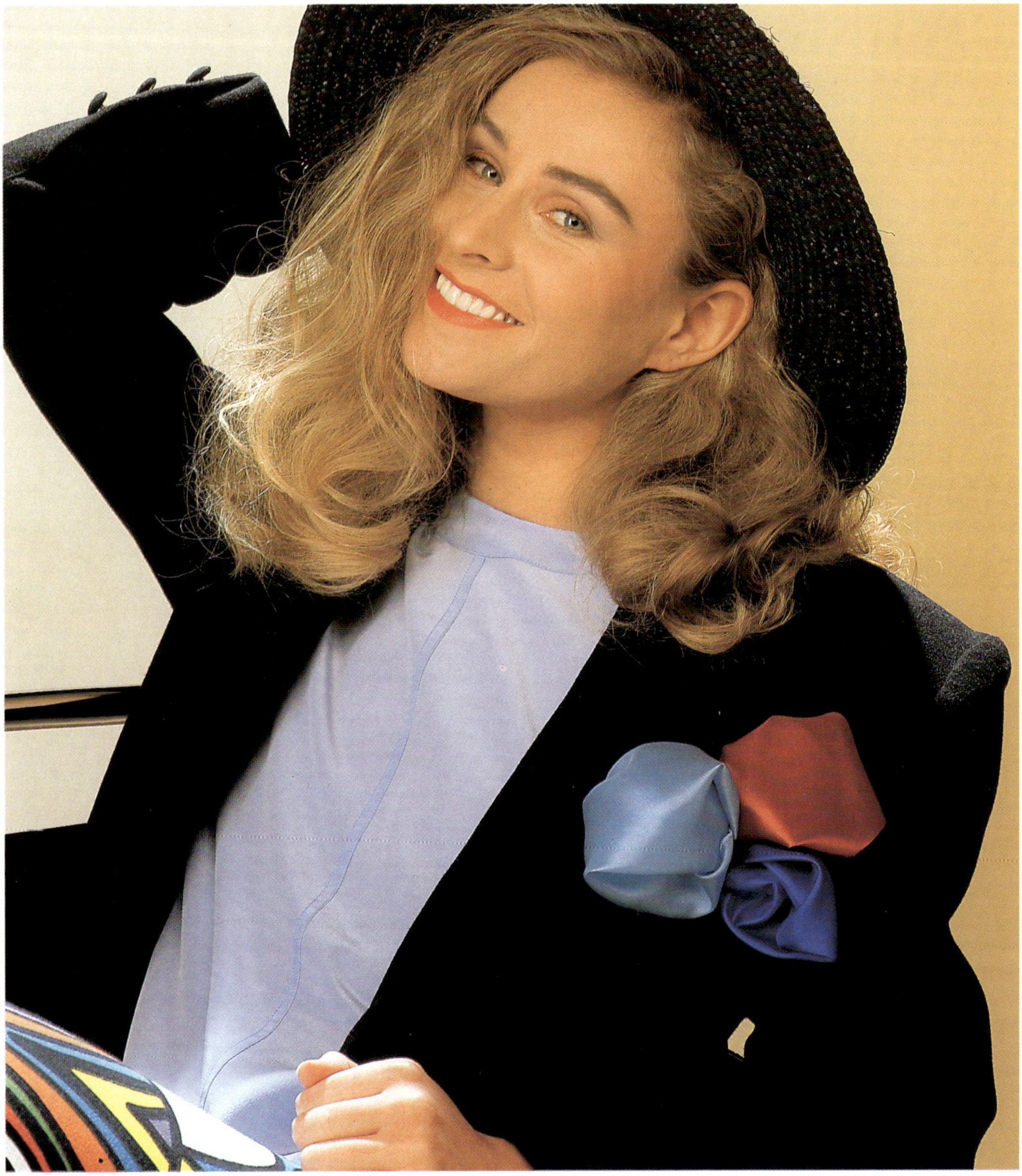

Manche machen sich einen Knoten hinein, als Gedächtnishilfe.

Früher ließen die Damen es wie unbeabsichtigt fallen - um es von ihrem Verehrer errötend wieder entgegenzunehmen.

Die Abbildungen zeigen Ihnen, wie Sie es als modischen Farbfleck in die Brusttasche Ihres Jackets zaubern.

Einstecktuch

Einstecktücher wirken bei Männern und Frauen gleich pfiffig. Ein Tuch mit den Maßen 30 x 30 cm ist genau richtig.

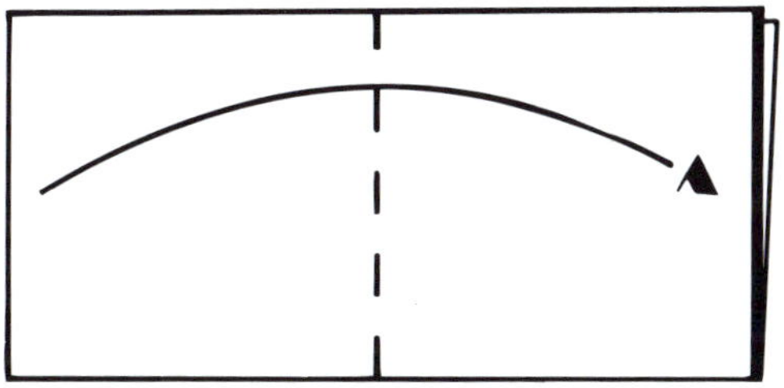

1 Falten Sie das Tuch zur Hälfte...

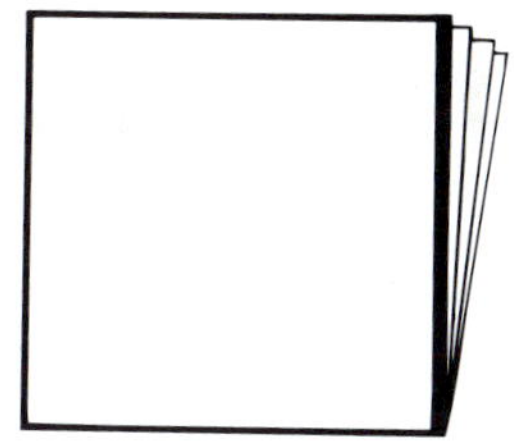

2 ... und dieses noch einmal zur Hälfte.

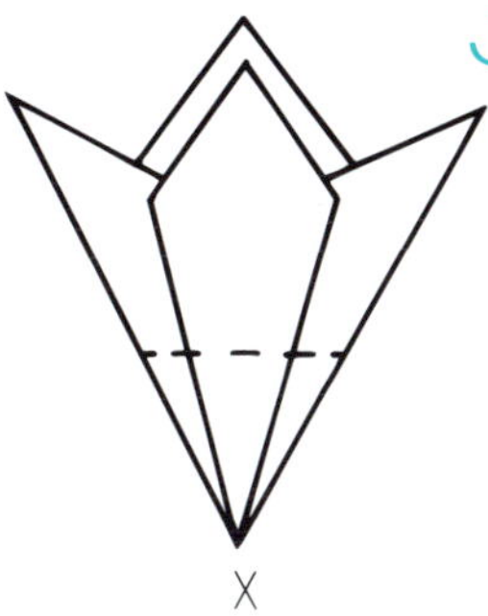

3 Fassen Sie das Tuch im Zentrum (Punkt X) und zupfen Sie die vier losen Enden locker zurecht.

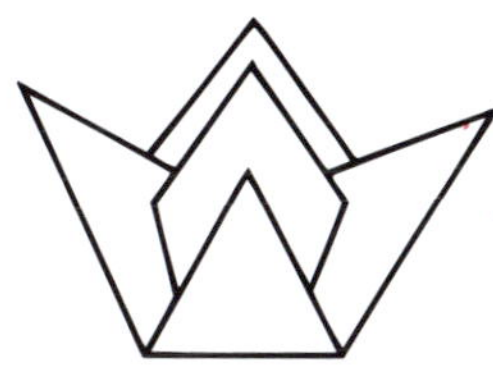

4 Knicken Sie die Zentrumspitze nach oben.

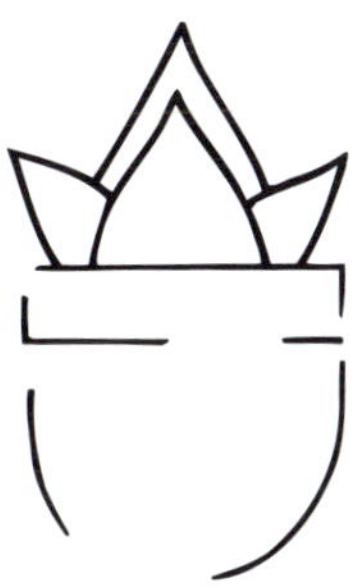

5 Lassen Sie entweder nur die 4 Zipfel hervorschauen ...

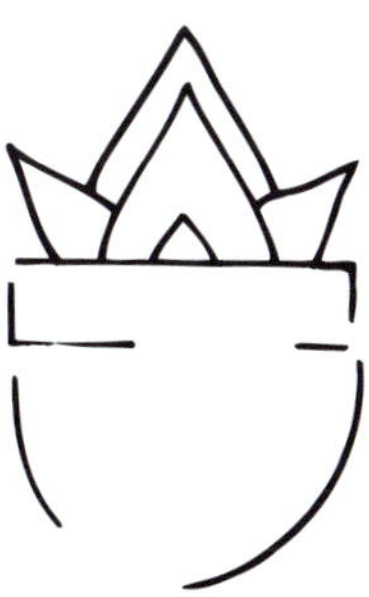

6 ... oder die vier Zipfel und die Zentrumsspitze ...

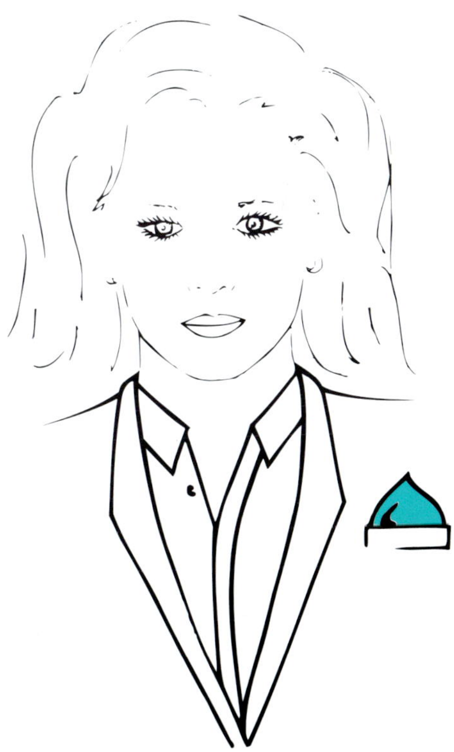

7 ... oder nur die Zentrumsspitze.

TIP: Stecken Sie sich einfach mal 2 bis 3 farblich harmonierende Tücher gleichzeitig in die Brusttasche.

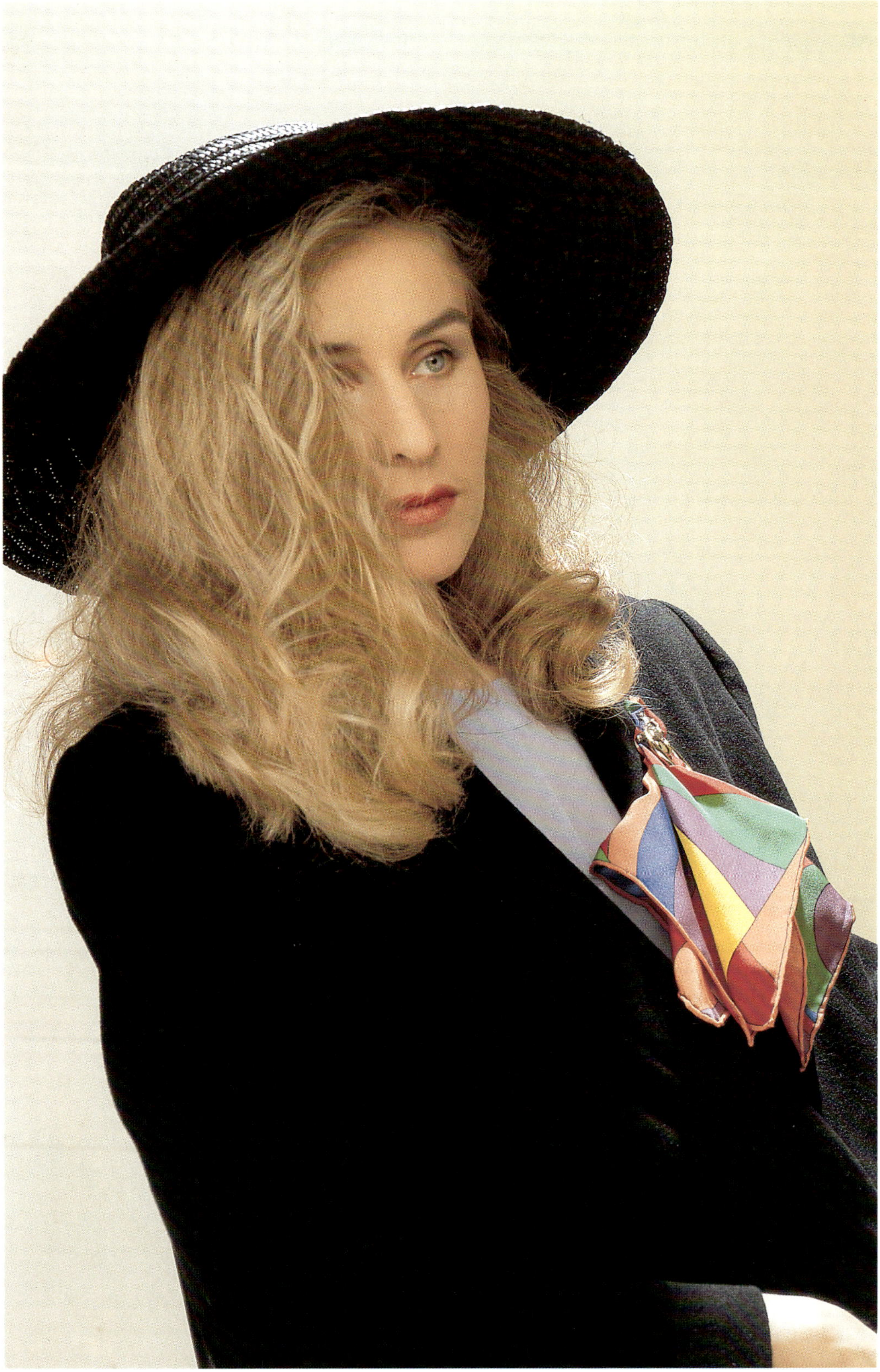

Ansteckttuch

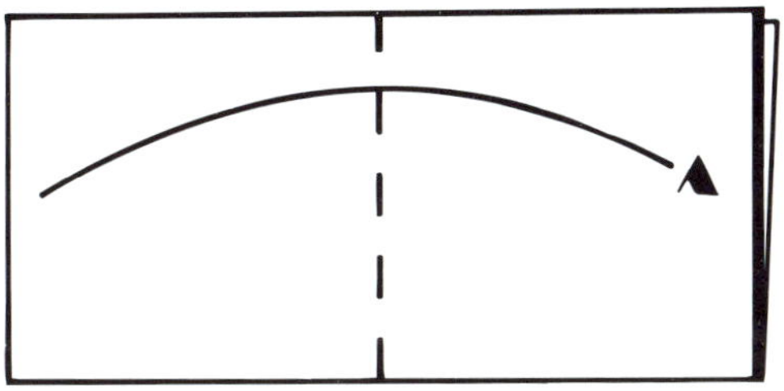

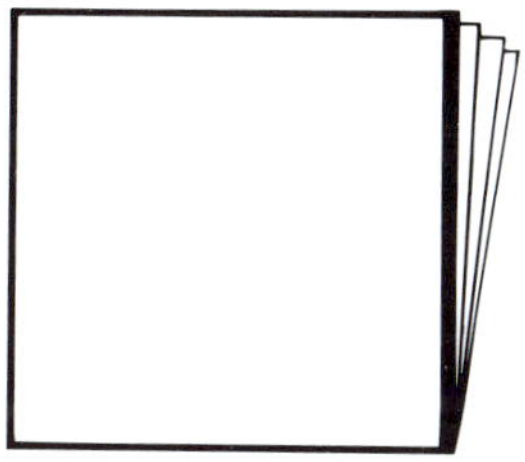

1 Falten Sie ein Einstecktuch zur Hälfte ...

2 ... und noch einmal zur Hälfte.

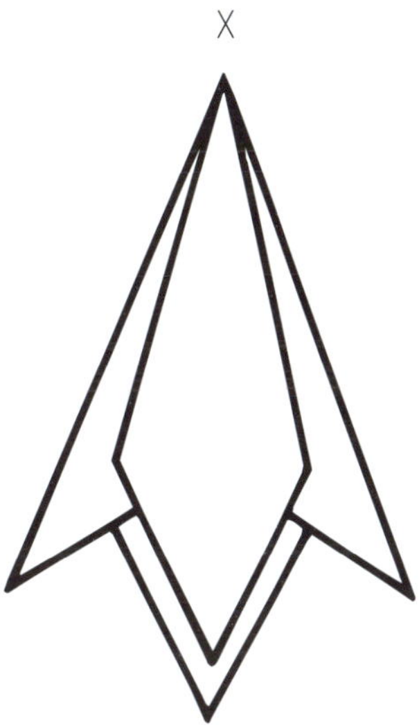

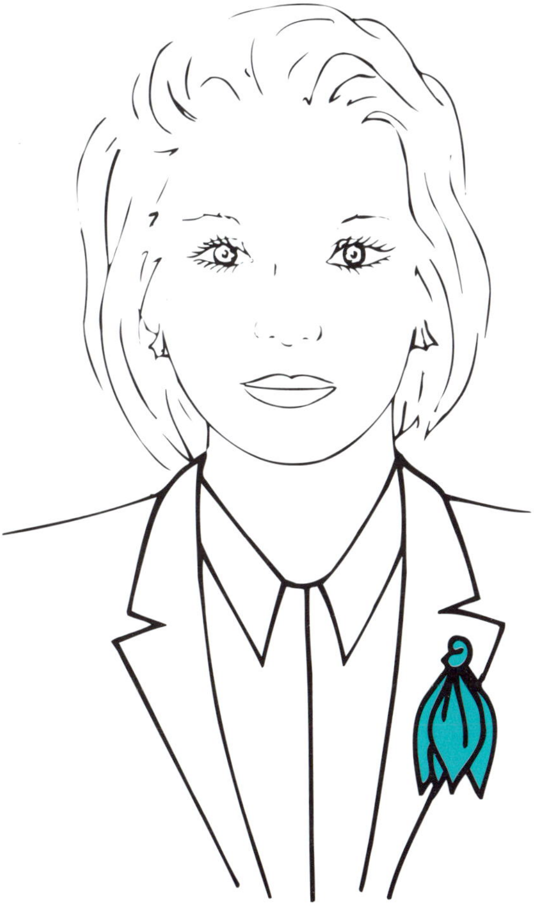

3 Fassen Sie das Tuch im Zentrum (Punkt X) und zupfen Sie die vier Ecken dekorativ zurecht.

4 Befestigen Sie das Tuch mit einer Brosche oder Anstecknadel am Revers.

ANSTECKROSE

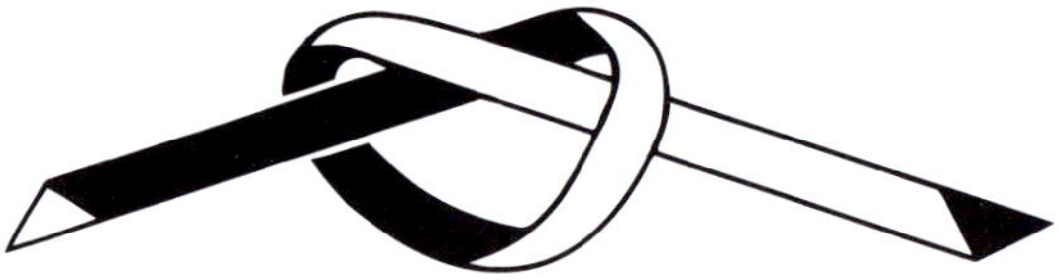

1 Falten Sie ein Tuch zu einem schmalen Band oder zu einer Krawatte. Machen Sie in die Mitte des Tuches einen einfachen Knoten.

2 Die Enden sollen gleich lang sein. Wickeln Sie diese umeinander wie eine Kordel.

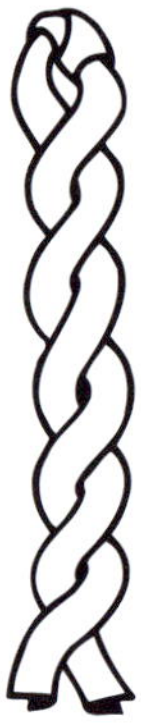

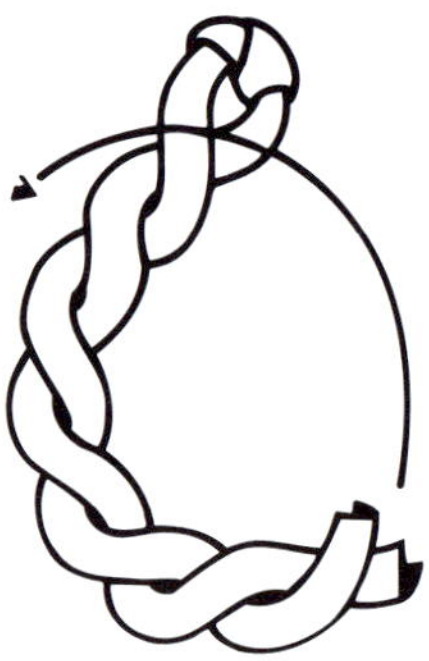

3 Drehen Sie die Kordel so lange, bis sich automatisch eine Schnecke bildet.

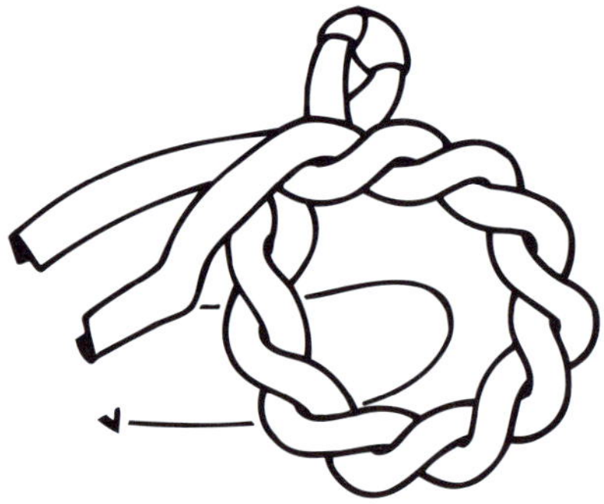

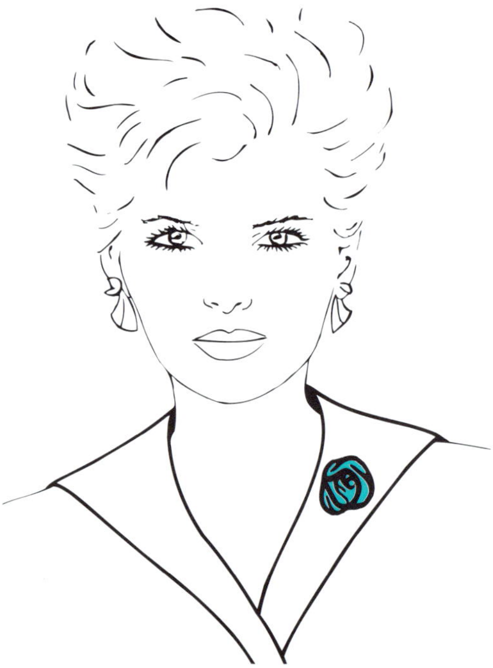

4 Zupfen Sie eine kleine Falte aus einem der Tuchenden zurecht und stecken Sie diese durch die Mitte der Schnecke.

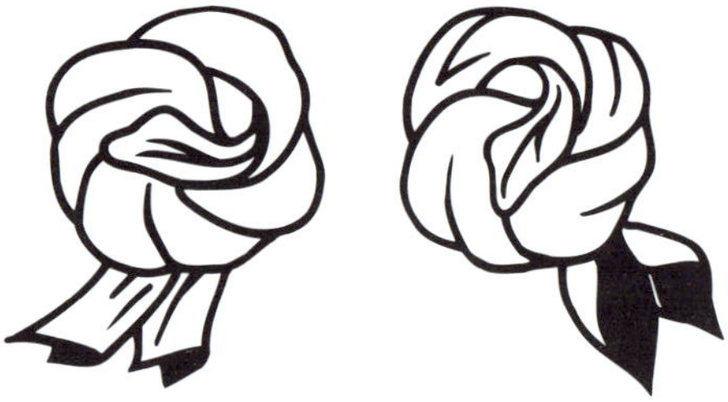

5 Lassen Sie die Zipfel als Blätter hervorgucken und stecken Sie sich die Tuchrose mit einer Sicherheitsnadel ans Revers.

Einfach Riesig - Ideen für grosse Tücher & Schals

So gut betucht zeigen Sie auch an kühlen Tagen keine kalte Schulter.
Ob im Winter über dem Mantel als aufmunternder Farbeffekt oder in der Übergangszeit sogar als attraktiver Mantelersatz. Die umseitigen zehn Tuchideen sind natürlich nicht nur für die kalten Tage gedacht.
Riesige Tücher sind im Sommer ideal für die Abendparty im Freien, wenn es schon etwas fröstelig geworden ist, und selbstverständlich als modischer Pfiff.

Hüllen Sie sich doch einfach nach Lust und Laune in Tücher ein. Mit Hilfe der folgenden Seiten sind Sie zehnmal gut betucht.

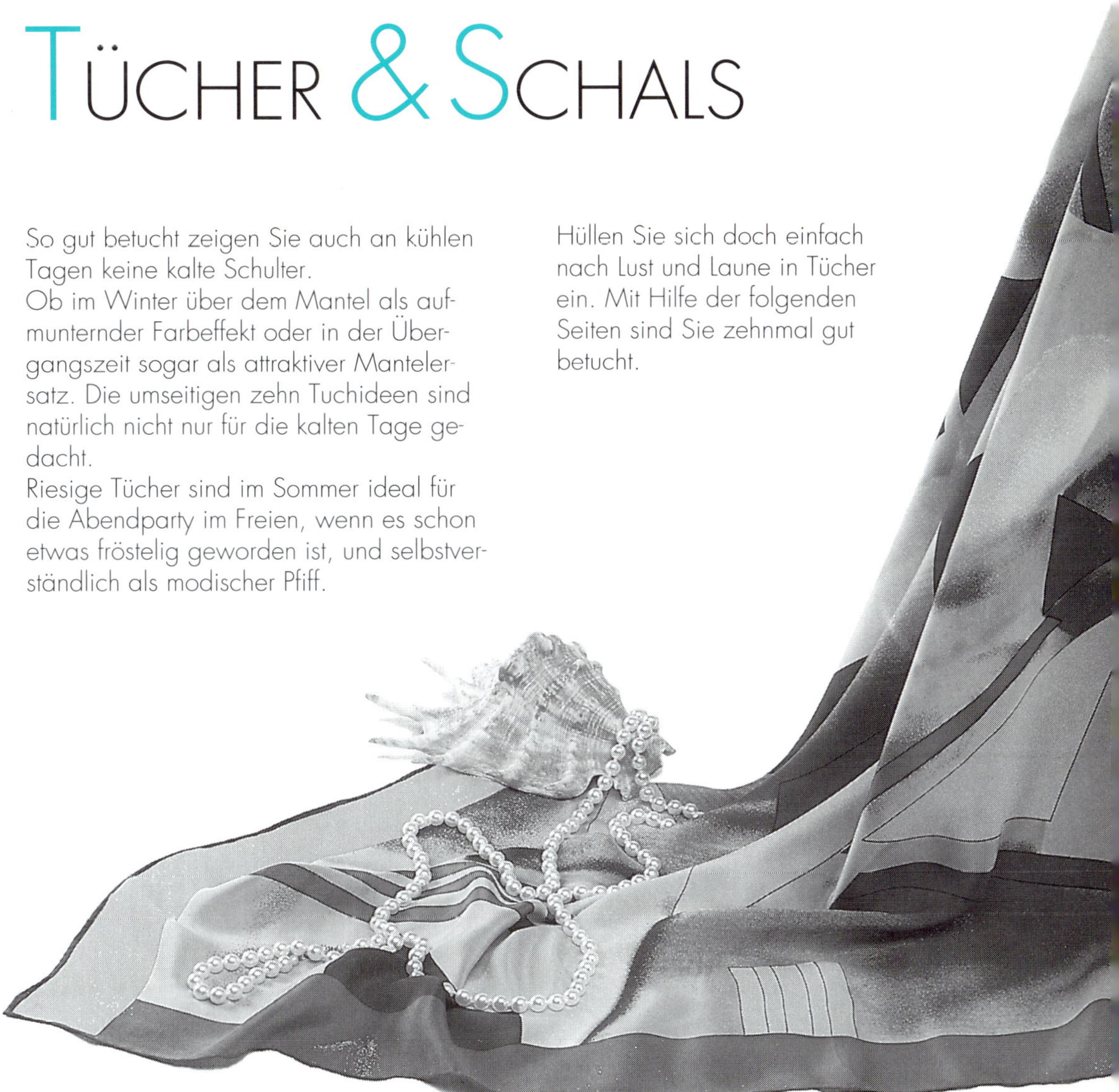

DAVOS

1 Falten Sie ein großes Tuch zum Dreieck.

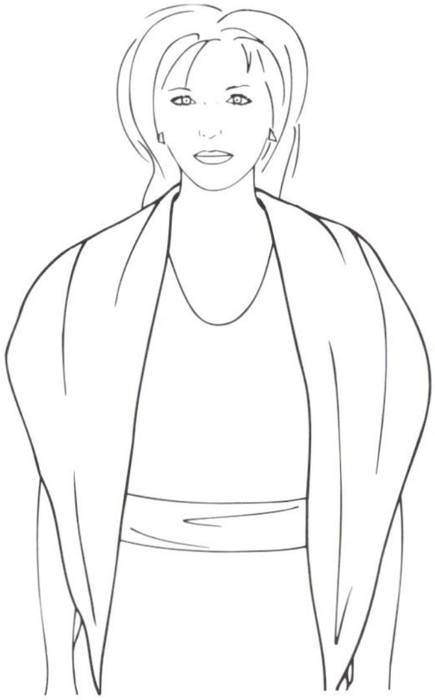

So gebunden, verrutscht Ihr Schultertuch garantiert nicht mehr.

2 Legen Sie es sich von hinten über die Schultern.

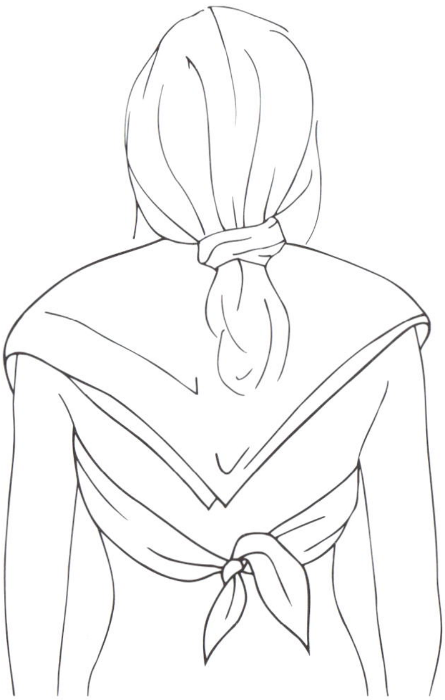

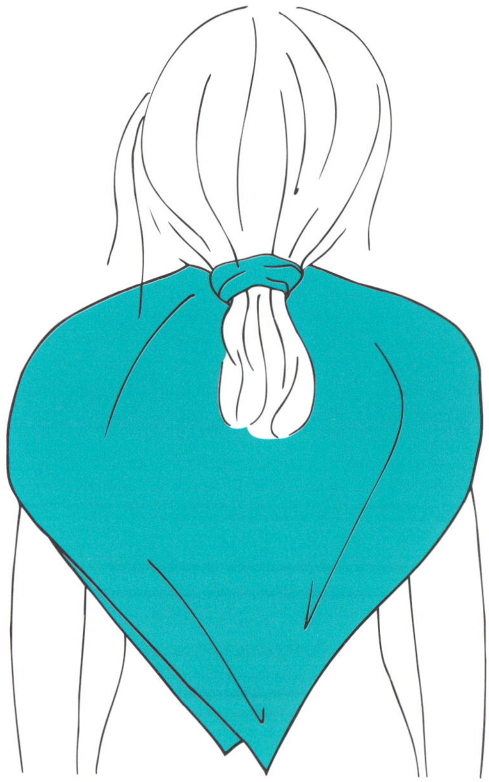

3 Führen Sie die Zipfel von vorne unter den Armen entlang auf den Rücken und verknoten Sie sie dort mit dem Grundknoten.

Saas-Fee

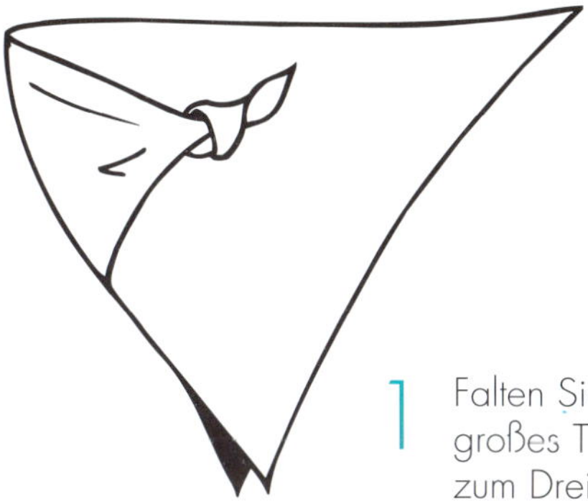

1 Falten Sie ein großes Tuch zum Dreieck.

2 Machen Sie einen Knoten in einen der Zipfel.

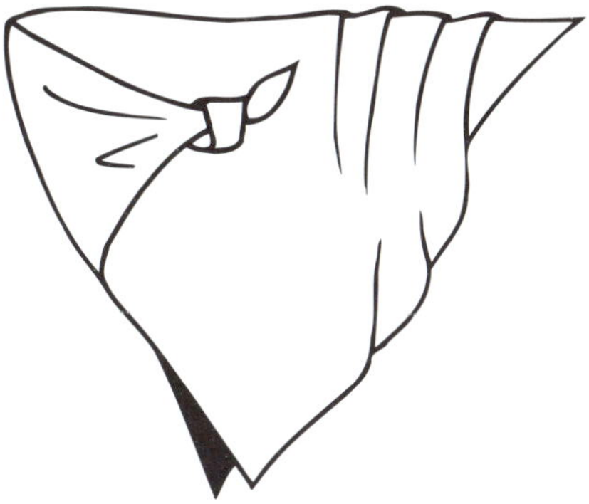

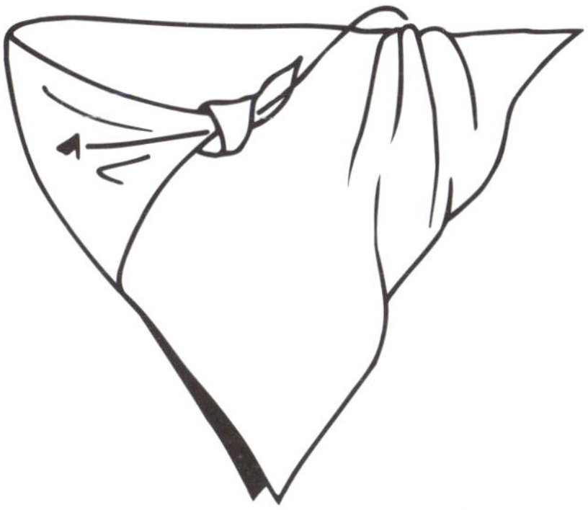

3 Legen Sie sich das Tuch von hinten über die Schulter. Bilden Sie ein Stück oberhalb des anderen Zipfels ein paar Falten.

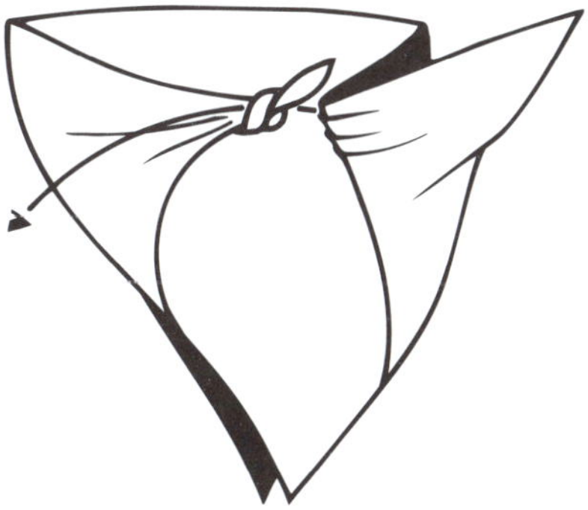

4 Schieben Sie die zusammengerafften Falten durch den Knoten.

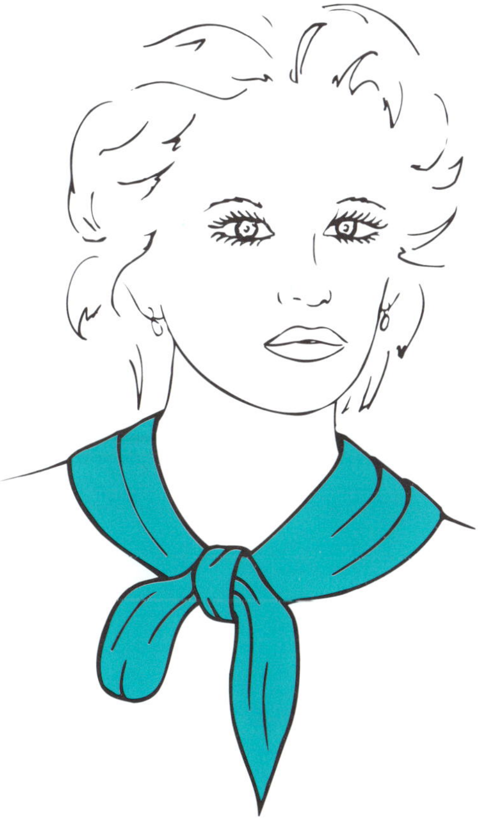

St. Tropez

1 Falten Sie ein großes Tuch zum Dreieck.

2 Legen Sie es sich von hinten über die Schultern und verknoten Sie die Zipfel mit dem Grundknoten.

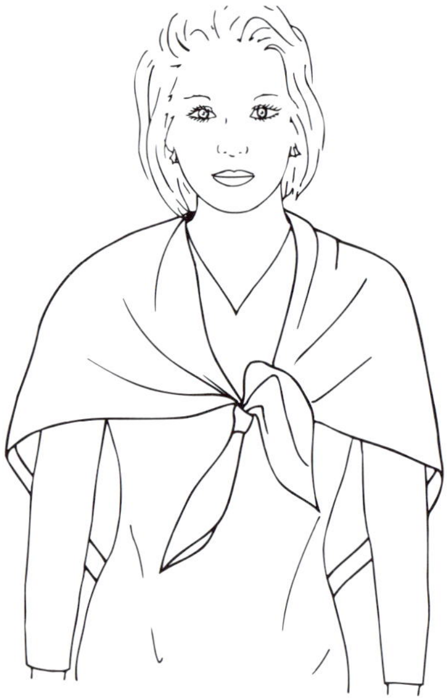

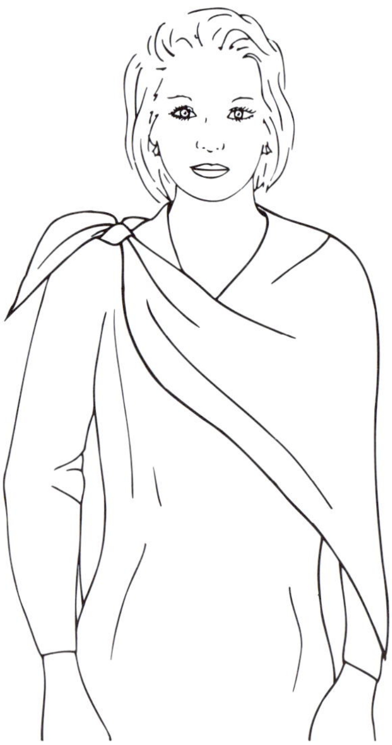

3 Schieben Sie den Knoten lässig auf die Schulter…

4 … oder auf Höhe der Taille.

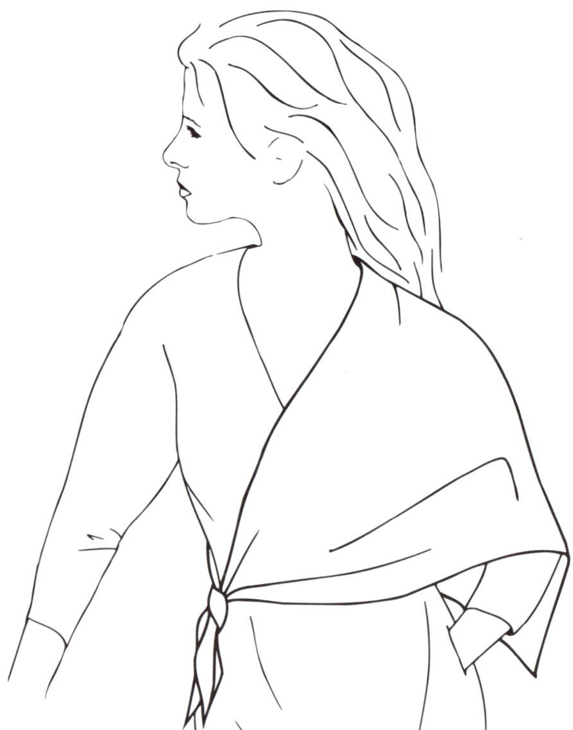

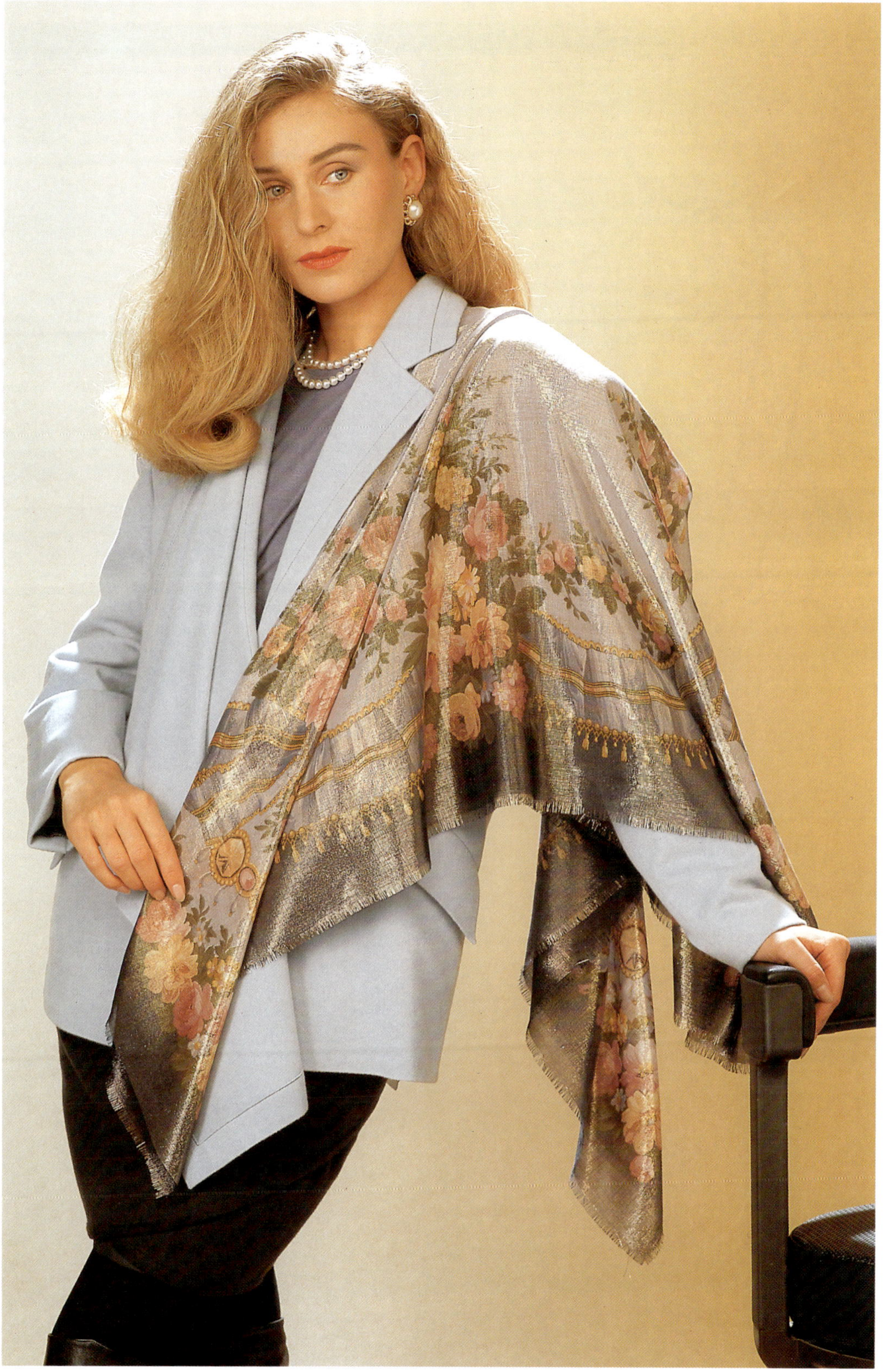

ALLASSIO

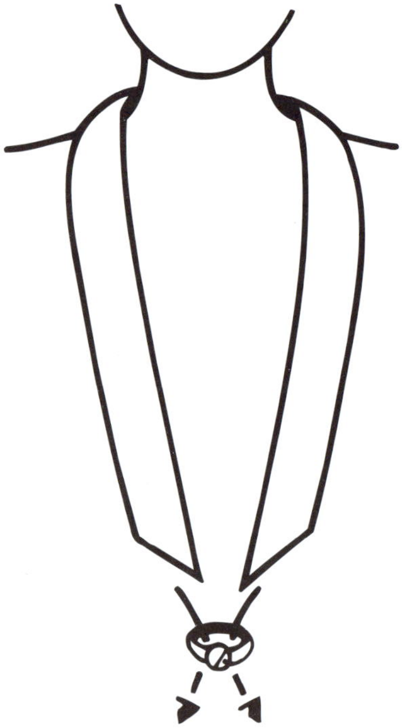

1 Falten Sie ein großes Tuch zur Krawatte.

2 Legen Sie die Krawatte von hinten um den Hals und ziehen Sie die Zipfel durch einen attraktiven Ring.

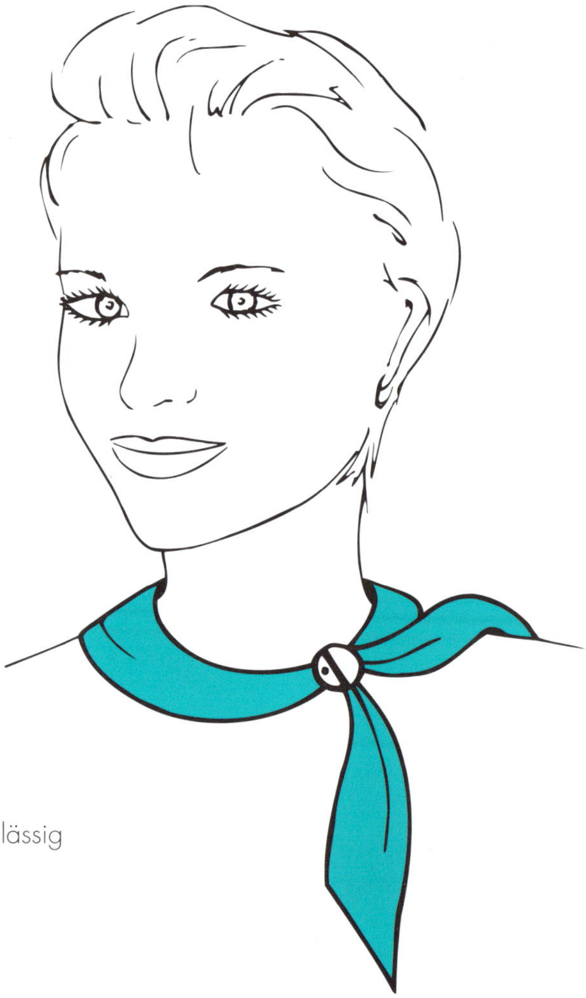

3 Werfen Sie ein Ende lässig über die Schulter.

St. Moritz

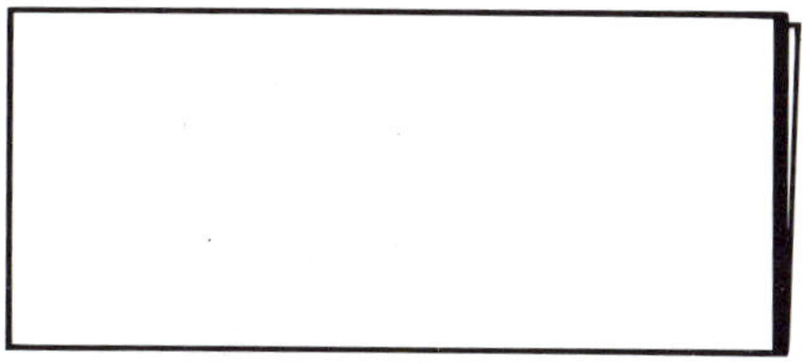

1 Falten Sie ein großes Tuch zur Hälfte.

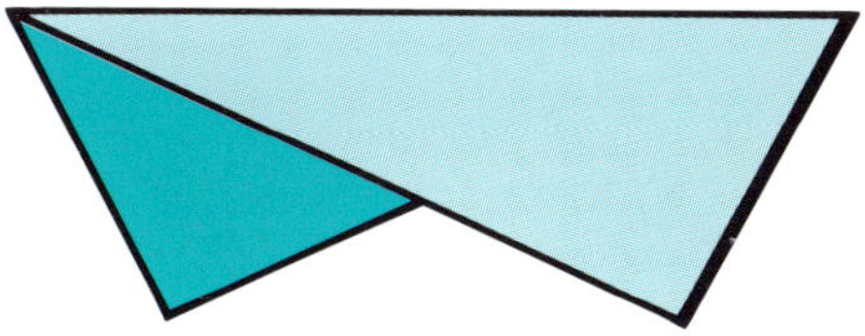

2 Fassen Sie das Tuch an zwei sich gegenüberliegenden Ecken an. Es bilden sich so zwei Dreiecke.

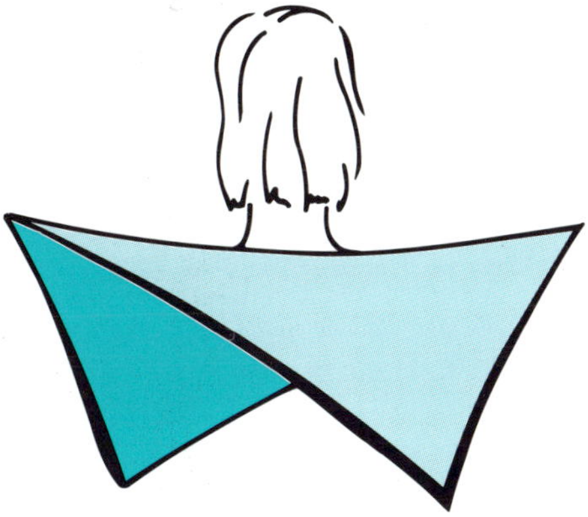

3 Legen Sie sich das Tuch von hinten über die Schulter.

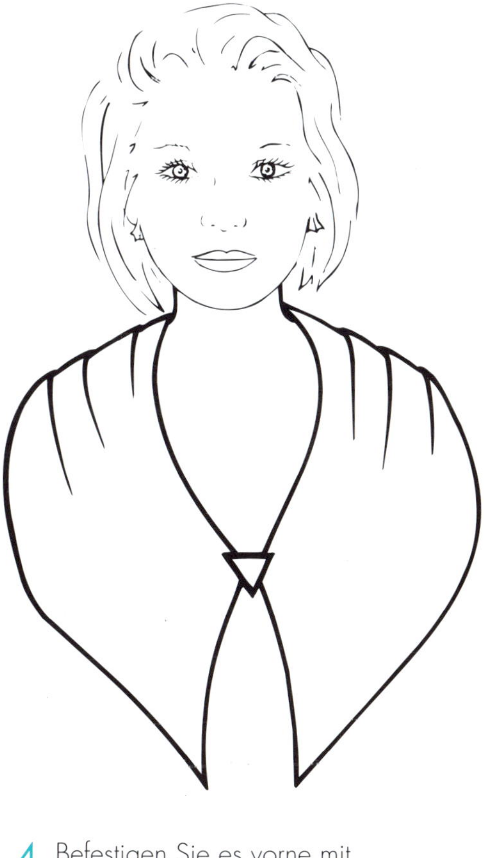

4 Befestigen Sie es vorne mit einer Brosche …

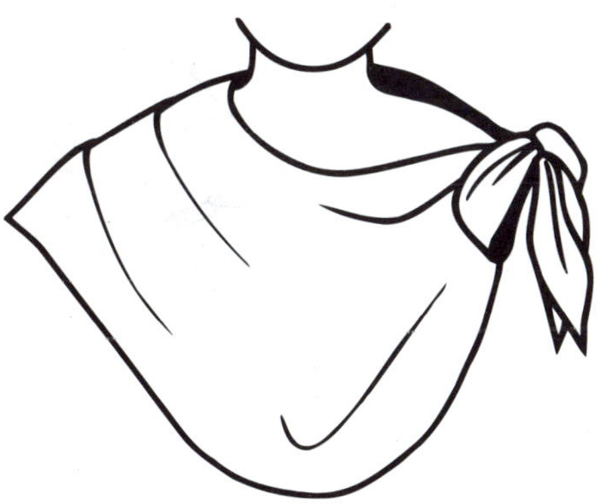

5 … oder wie beim Schmetterling.
(Siehe Seite 158, Abb.3.)

Schmetterling

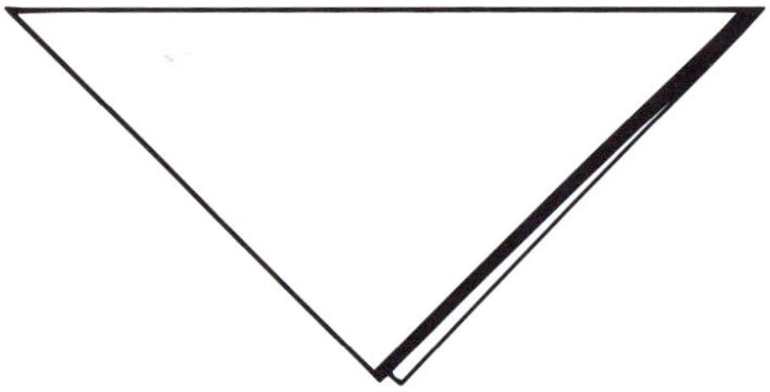

1 Falten Sie ein großes Tuch zum Dreieck.

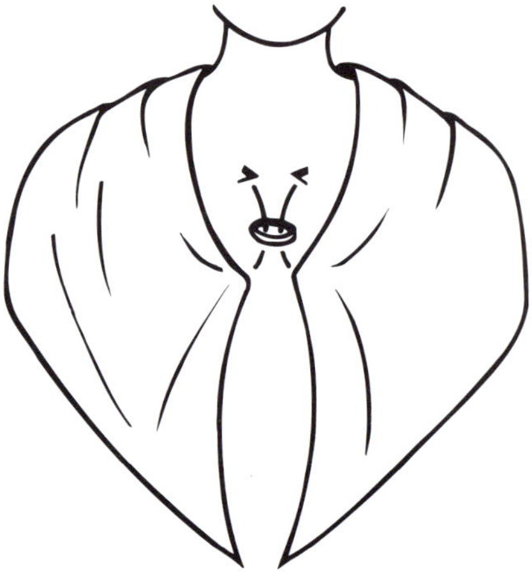

2 Legen Sie sich das Tuch von hinten über die Schulter.

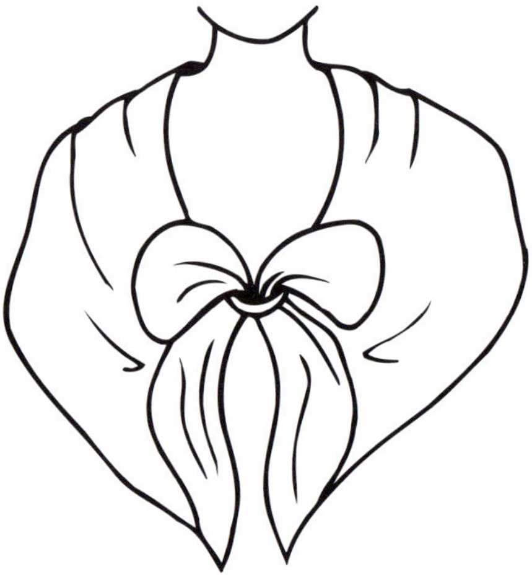

3 Bilden Sie auf halber Höhe zwei Zipfel und ziehen Sie diese durch einen Ring oder eine Gürtelschnalle.

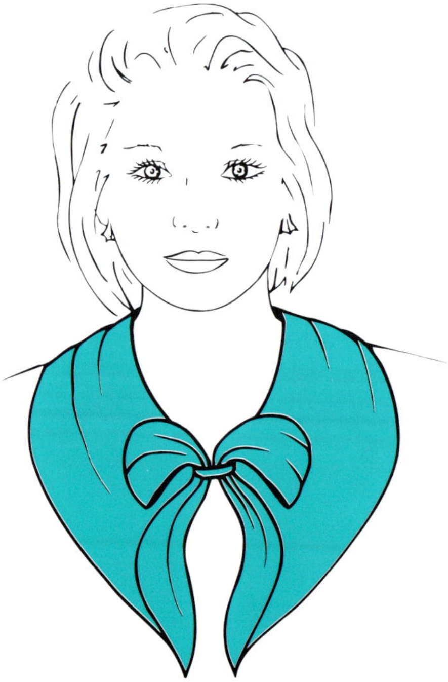

4 Zupfen Sie die neugebildeten Zipfel wie zwei Schmetterlingsflügel zurecht.

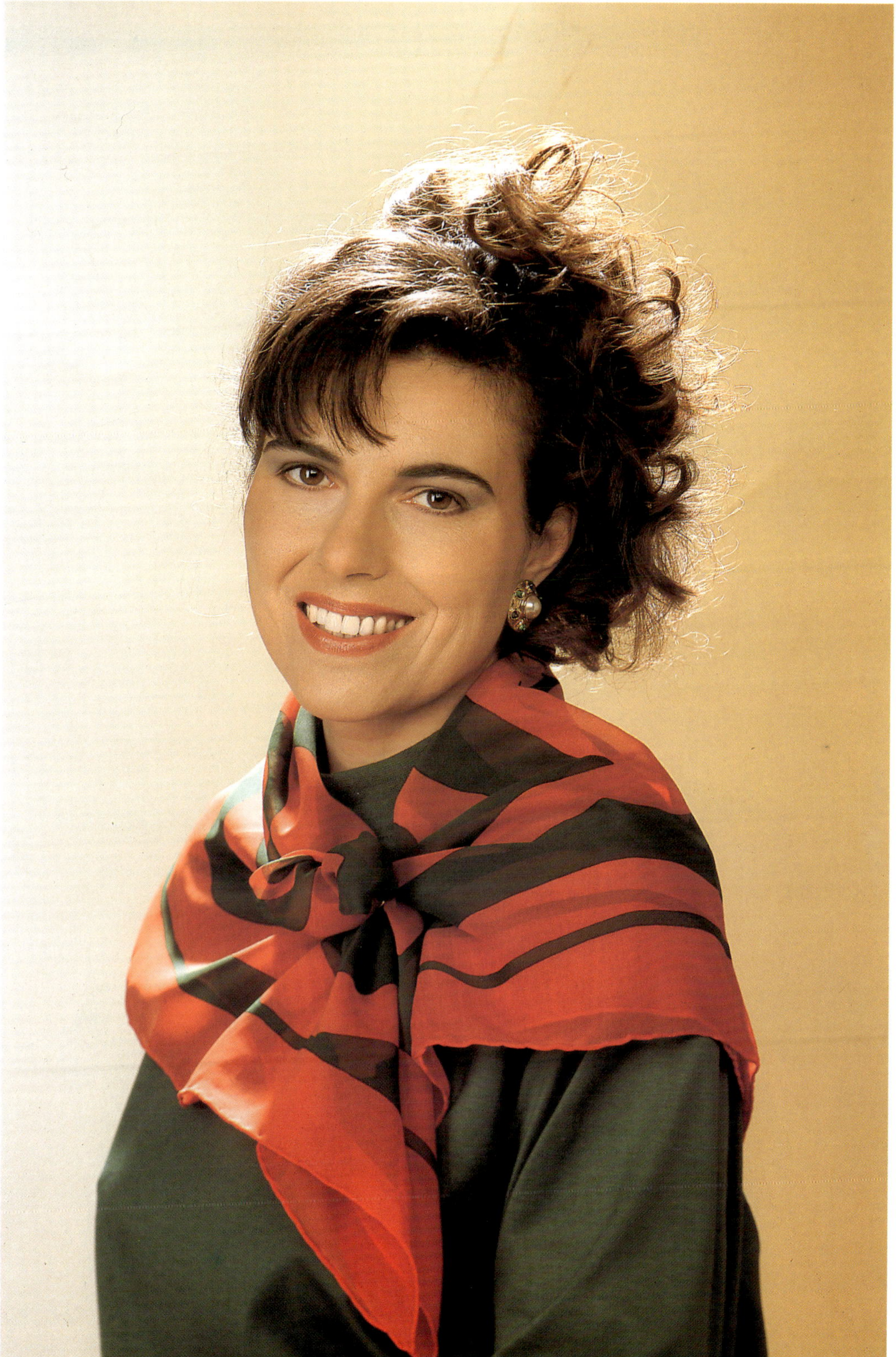

Bolero

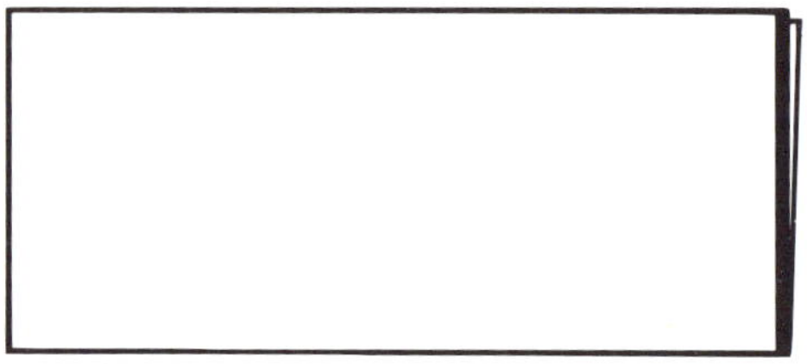

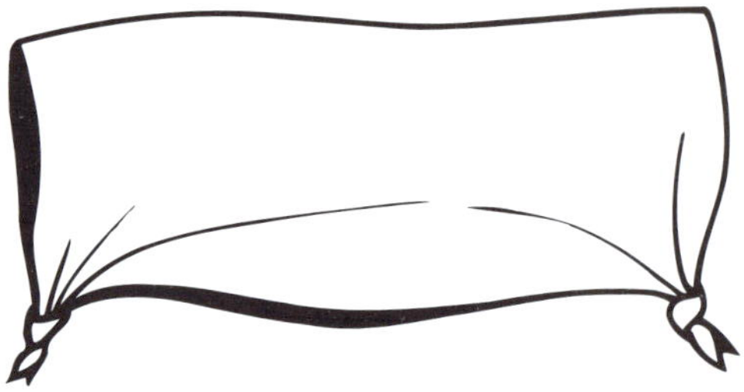

1 Falten Sie ein großes Tuch in der Mitte. Die rechte Seite liegt innen.

2 Knoten Sie die Enden mit dem Grundknoten zusammen.

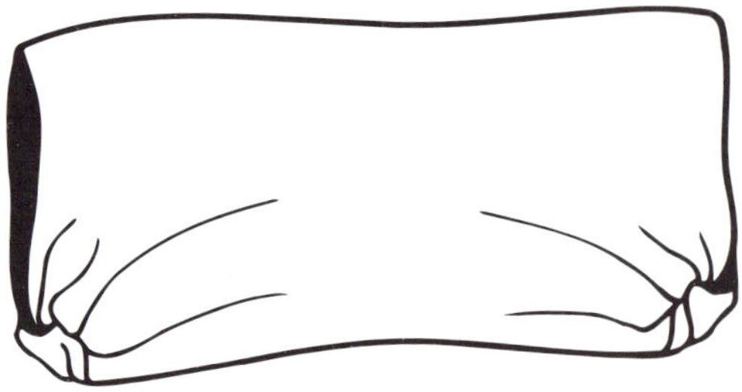

3 Stülpen Sie die rechte Seite nach aussen. Die Knoten zeigen nach innen.

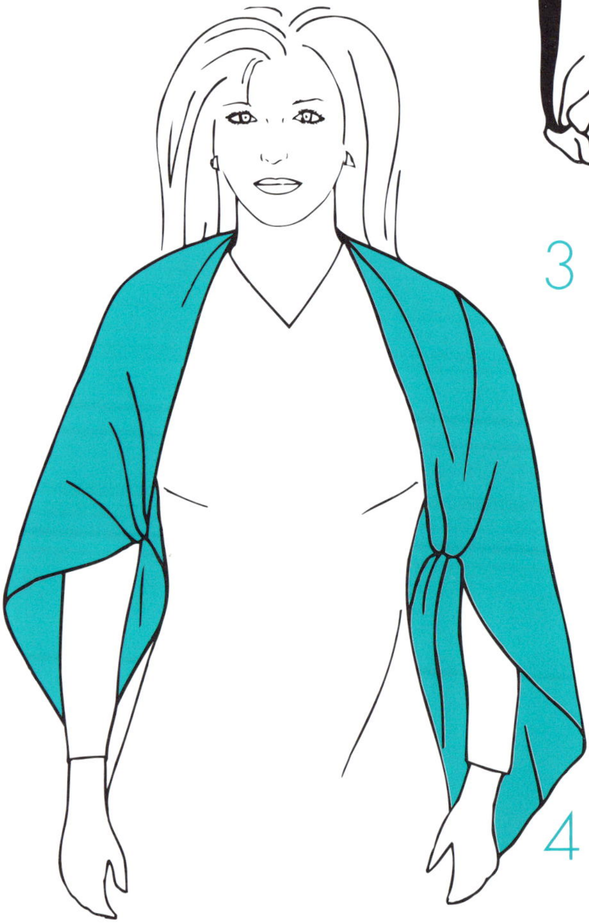

4 Legen Sie das Tuch über die Schulter und führen Sie die Arme durch die beiden Öffnungen. Die Knoten liegen unterhalb der Achsel.

Das Buch vom Tuch

Christiane Keller-Krische aus Gau-Algesheim präsentiert mehr als 100 Ideen rund ums Tuch

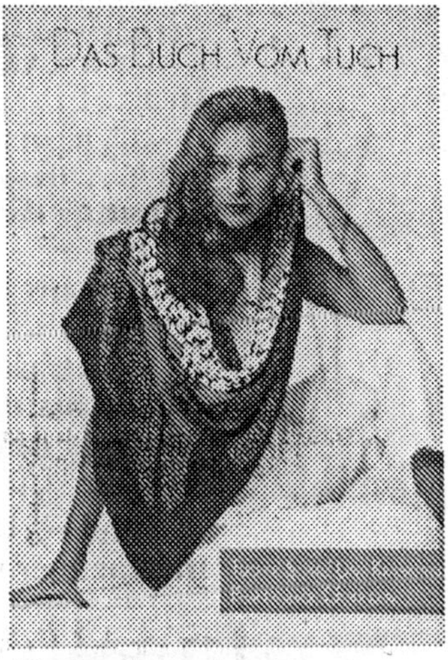

Haben Sie auch schon eine andere Frau bewundert, die ein Tuch oder einen Schal anscheinend lässig aber effektvoll umgebunden hat, und sich insgeheim gefragt, wie raffiniert dieser oder jener Knoten wohl gemacht ist?

Christiane Keller-Krische, Autorin von dem soeben erschienenen Buch „Das Buch vom Tuch" war eine ganze Weile lang diesen Geheimnissen auf der Spur. Geheimnisse, die eigentlich gar keine sind, wenn man nur jemand findet, der mit wenigen Handgriffen die wichtigsten Grundknoten erklärt.

Christiane Keller-Krische ist hauptberuflich Mutter von drei Kindern. Sie berichtet, wie sie selbst vor drei Jahren hilflos vor dem Spiegel stand und keine Ideen hatte, wie sie ihr Tuch pfiffig tragen sollte. Sie erzählt, sie habe die Frauen bewundert, die anscheinend mühelos das Tücherbinden intuitiv im Griff haben und entschloß sich, sich selbst ein Buch zu diesem Thema zu besorgen. Zu ihrem Erstaunen konnte die Buchhändlerin damals vor knapp vier Jahren kein Buch mit Tips zum Tücherbinden ausfindig machen.

Spaßeshalber riet die Buchhändlerin ihr, sie müsse eben selbst ein Buch zu diesem Thema schreiben. Dieser Vorschlag ging ihr, wie Frau Keller-Krische erzählt, nicht mehr aus dem Kopf. Sie sammelte Tuchideen. Auf einer Flugreise fiel ihr auf, wie gekonnt Stewardessen ihre Tücher binden. Sie bat die Stewardessen nicht um den obligatorischen Drink oder sonstige Gefälligkeit, sondern um das Geheimnis ihres Tuchknotens.

Erstaunlich, wieviele verschiedene Möglichkeiten, Tücher zu binden, zusammenkamen. Freundinnen halfen ihr eifrig beim Ideensammeln. Weit über hundert Tuchideen hat Frau Keller-Krische so zusammenbekommen, die Bindetechnik von Frau Ingrid Wanner zeichnerisch darstellen lassen und mit Fotos und Zeichnungen illustriert.

Sie gibt das Buch im Selbstverlag heraus. Die Resonanz ist laut Frau Keller-Krischer im Bekanntenkreis, bei Buchhandlungen, Hobbygeschäften und den Tücherherstellern sehr positiv.

Die Bücher werden nicht nur für den Eigenbedarf angeschafft, sondern auch zum Verschenken — mit oder ohne Tuch dazu. Laut Frau Christiane Keller-Krische sind bereits 20 Prozent der ersten Auflage seit der Anlieferung vom Drukker vor drei Wochen verkauft. Das Buch hat 184 Seiten, 500 Abbildungen und viele Farbaufnahmen. „Das Buch vom Tuch" — Tücher, Schals und Krawatten phantasievoll gebunden von Christiane Keller-Krische gibt es in allen gut sortierten Buchhandlungen oder dirket bei: Christiane Keller-Krische, Verlag für Hobby- und Freizeitliteratur, Zum Stolzenberg 16, 55435 Gau-Algesheim, zum Preis von 29,80 Mark inkl. MwSt. zuzügl. Versandkosten — oder per Fax 06725/6154.

ze

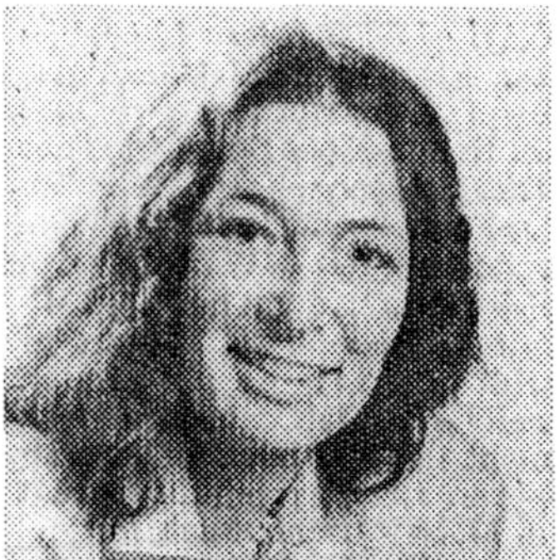

Die Autorin: Christiane Keller-Krische aus Gau-Algesheim.

1 Falten Sie ein großes Tuch zum Dreieck.

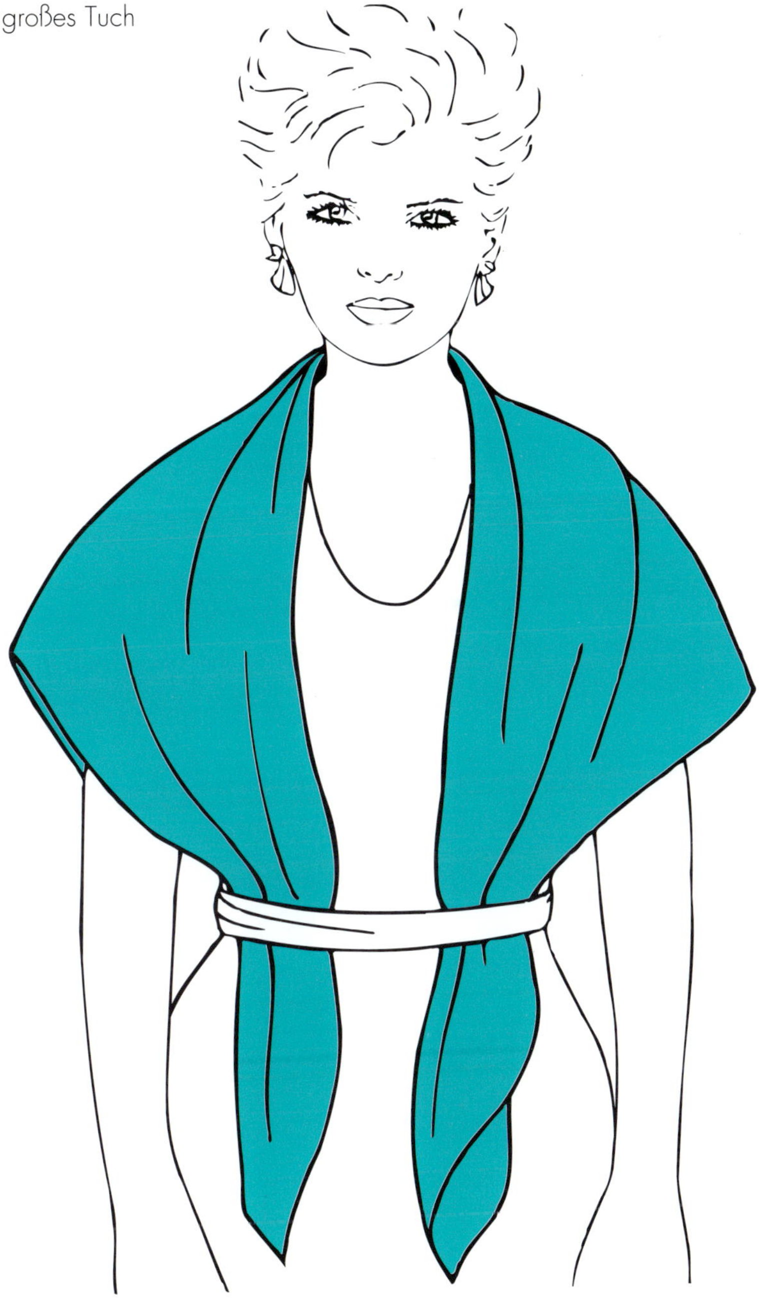

2 Legen Sie es sich von hinten über die Schultern und stecken Sie die Zipfel unter den Gürtel.

LARA

Falten Sie das Tuch zur Hälfte.

Legen Sie es über eine Schulter und stecken Sie die Enden vorne und hinten unter den Gürtel.

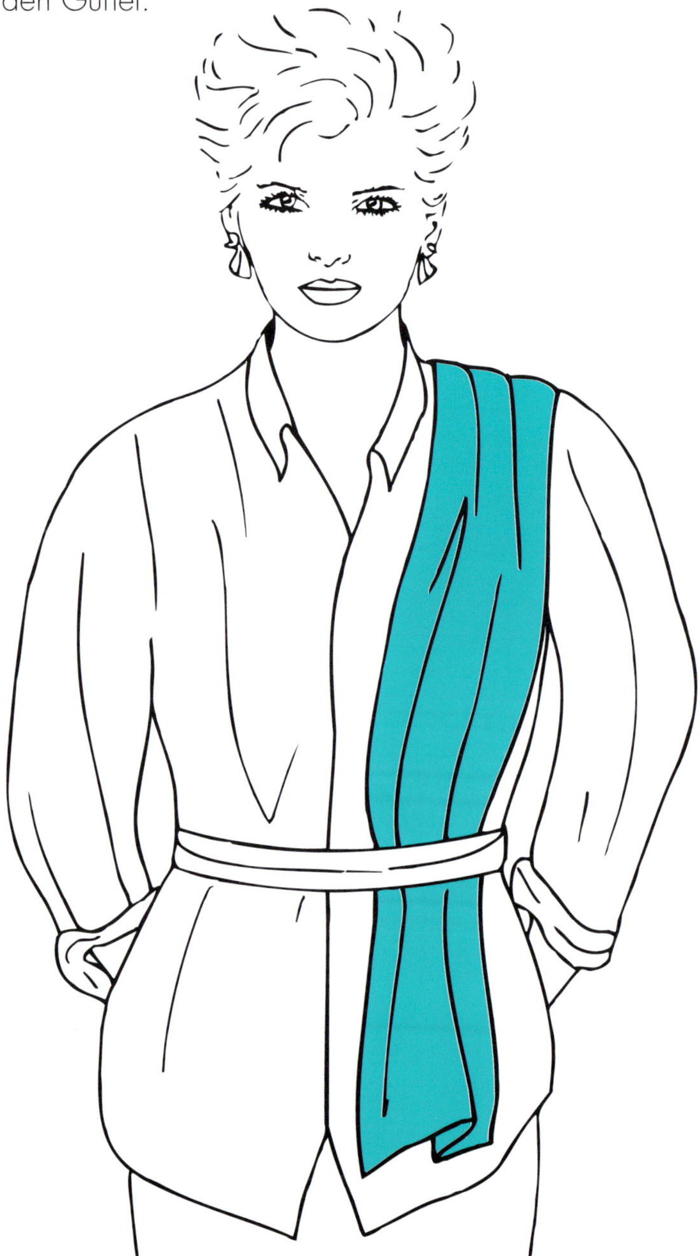

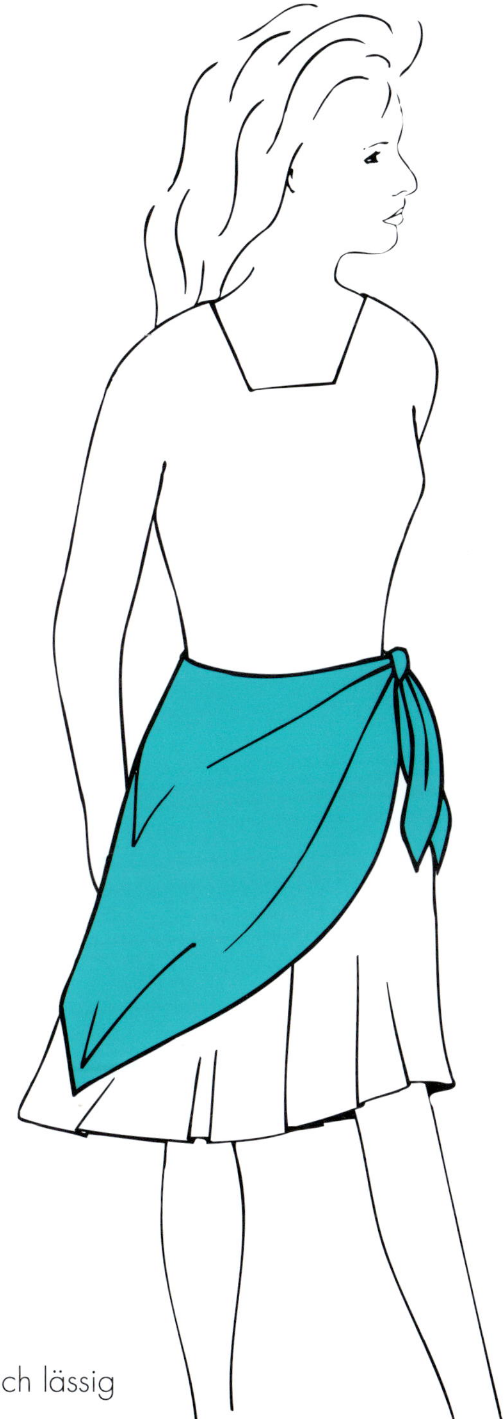

Knoten Sie das Tuch lässig
um die Taille.

Tücher für Kinder

Witzig und frech

Die Haut von Babys und Kleinkindern verbrennt leichter und braucht Schutz vor der Sonne. Beim Strandspaziergang, Bootsfahrten oder anderen sonnigen Unternehmungen ist ein Tuch eine lustige Kopfbedekkung.

Auch als frech-fröhlicher Farbfleck am Hals und als witziger Haarschmuck für kleine Mädchen sind Tücher einfach unentbehrlich.

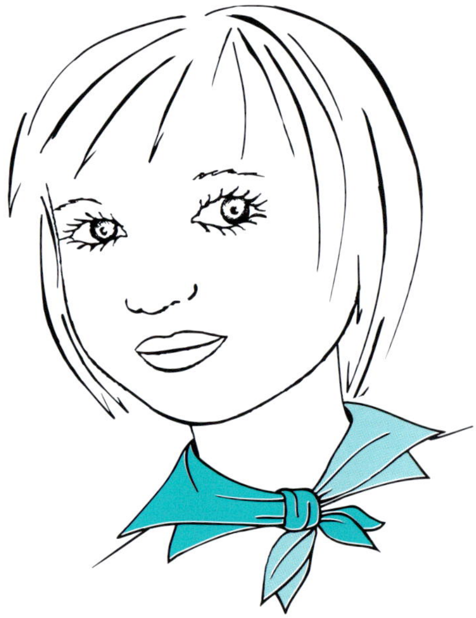

Zwei gleichgroße Tücher, je zum Dreieck legen. Die Zipfel der Tücher vorne und hinten mit dem Grundknoten verbinden.

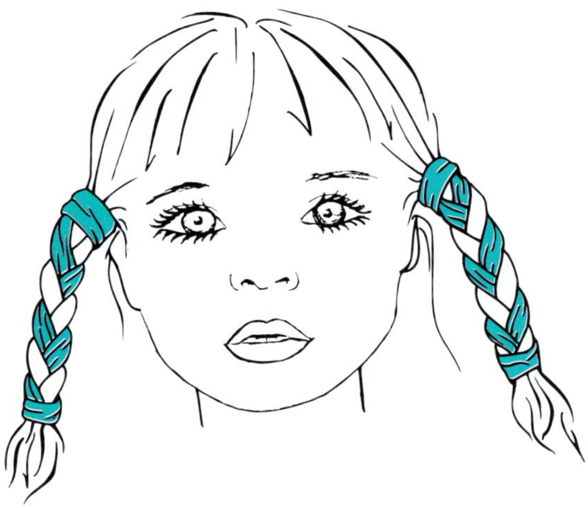

Flechten Sie ein Tuch aus dünnem Material Ihrer Tochter in die Zöpfe ...

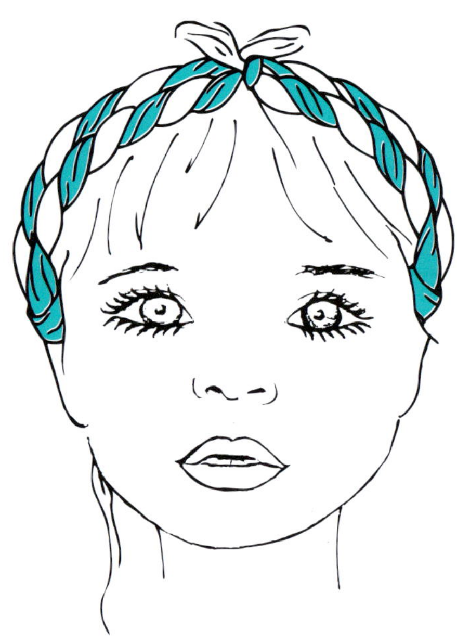

... und stecken Sie die Zöpfe hoch.

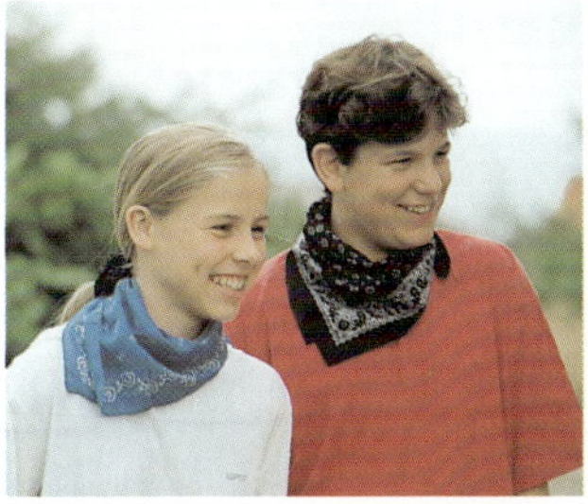
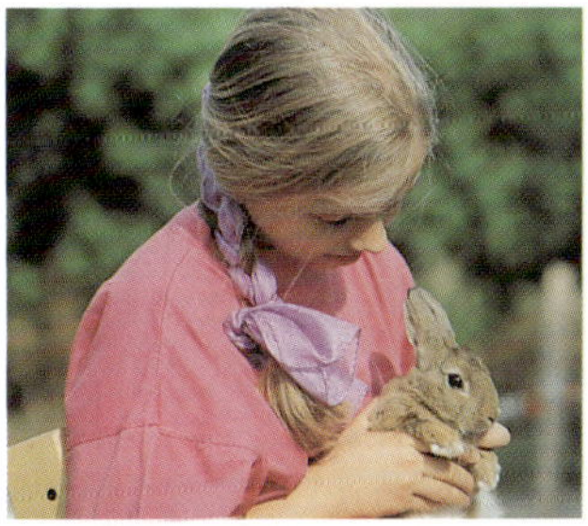
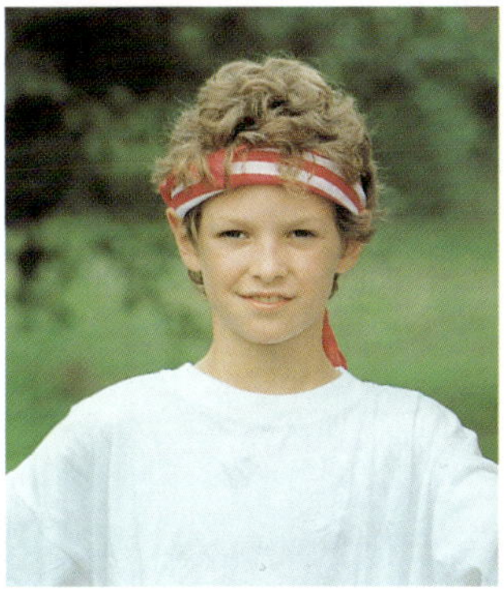
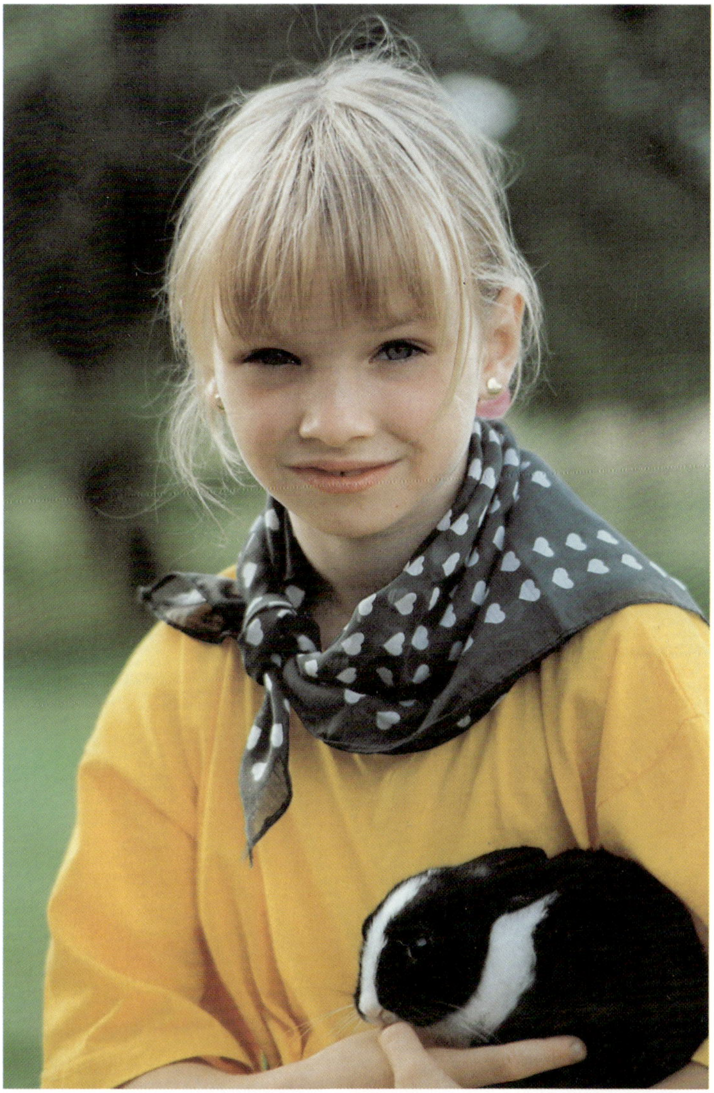
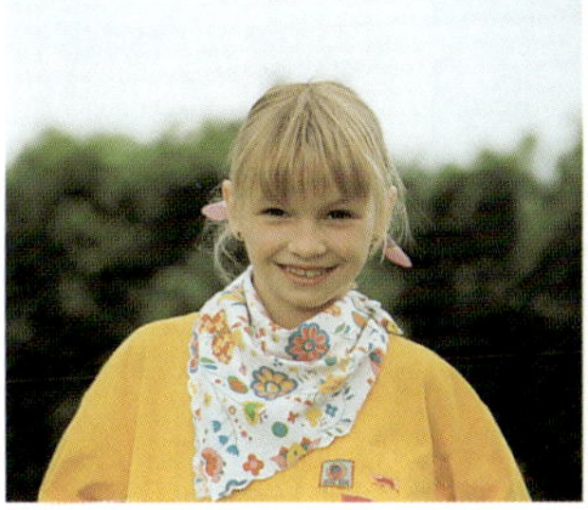
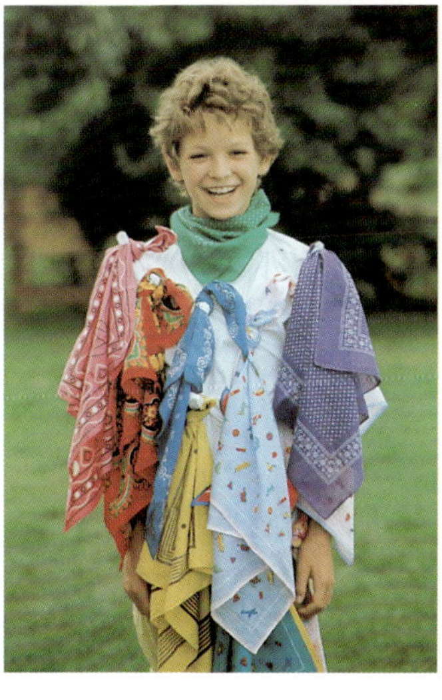
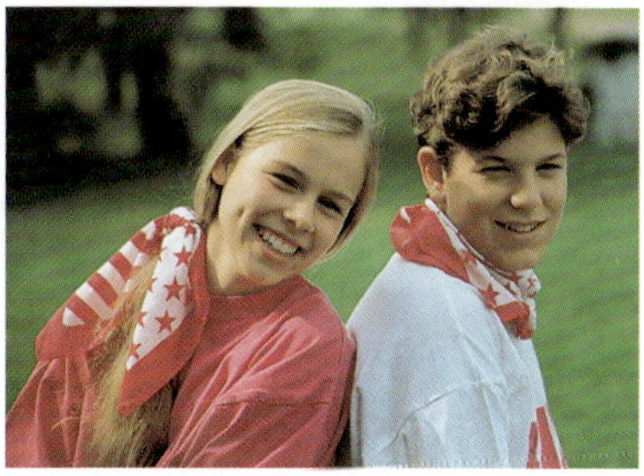

Tücher für Kinder

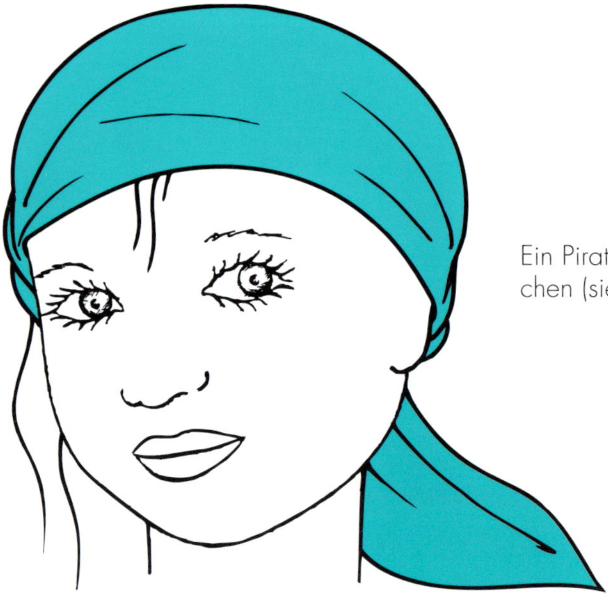

Ein Piratenkopftuch steht Buben und Mädchen (siehe Seite 107).

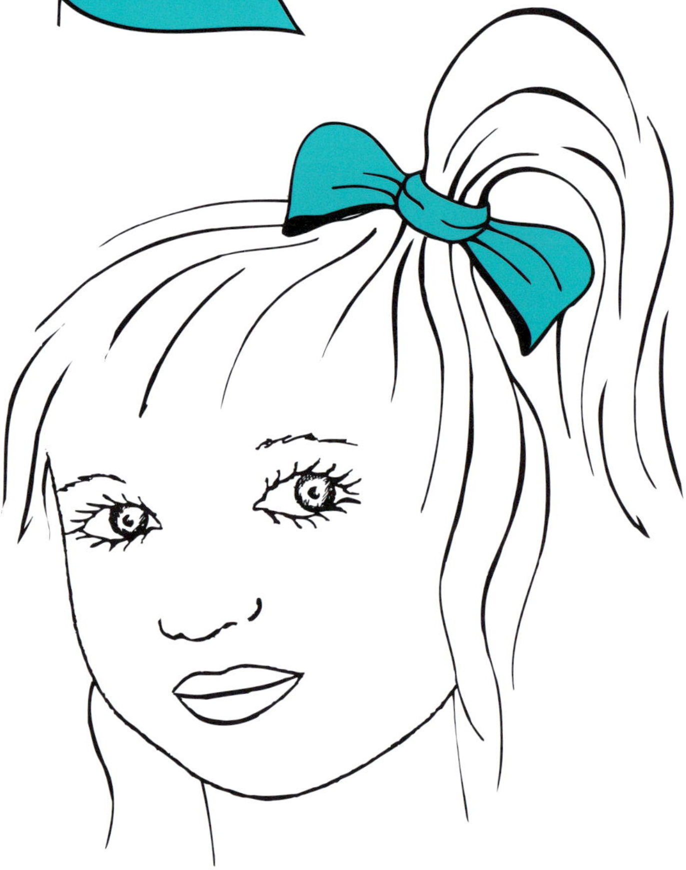

Binden Sie Ihrer Tochter eine attraktive Tuchschleife ins Haar.

Tücher Und Schals Für Den Mann

Benutzen Männer Tücher überhaupt? Wenn ich so darüber nachdenke, fällt mir zunächst nur die obligatorische Krawatte ein, die viele Männer als ein Muß empfinden und sofort ablegen, sowie sie die heimische Haustürschwelle übertreten haben.

Eine Untersuchung einer englischen Krawattenherstellergilde ergab, daß die Krawatte einiges über das Erscheinungsbild, die Laune und Fähigkeiten ihres Trägers aussagt.

Die Studie ergab folgende Ergebnisse:

Extrovertierte Männer tragen Krawatten in leuchtenden Farben mit auffälligen Mustern. Eine gleichmäßig hell und dunkel gestreifte Krawatte verrät einen unentschlossenen Träger. Die Optimisten und anderen Menschen gegenüber aufgeschlossenen Krawattenträger bevorzugen einen breiten Streifen auf dunklem Untergrund. Für die Pessimisten gilt genau das Gegenteil.

Männer mit einer unglücklichen Vergangenheit greifen zu vielfarbigen Krawatten. Autohändler mögen helle Krawatten mit dunklen Tupfen. Konservative Krawattenträger mögen Paisleymuster. Planer ziehen dunkle, geometrische Muster auf hellem Untergrund vor.

Sie mögen Ihr eigenes Urteil über den Zusammenhang betreffs Art der Krawatte und dem Charakter ihres Trägers haben.

Tatsache ist, daß die Krawatte der einzige Farbtupfer ist, der den Männern an ihrem meist tristen Alltagsarbeitsoutfit erlaubt ist.

Und gerade mit diesem Accessoire könnten die Männer ihre Individualität und ihren besonderen Typ betonen. Nicht nur die Farbe spielt eine große Rolle. Die sollte natürlich als erstes zu Ihrem Typ passen.

Auch das Material unterstreicht Ihre Individualität und betont Ihren Typ. Eine grobe Tweedkrawatte betont Ihre Natürlichkeit, ebenso wie eine gestreifte oder karierte Seidenkrawatte.

Eine leicht glänzende Krawatte mit Paisleymuster läßt Sie eher elegant erscheinen. Eine schmucke Krawattennadel betont diesen Eindruck noch dazu.

Ein Einstecktuch, passend zur Krawatte, wirkt auch an normalen Tagen pfiffig. Warum soll das Einstecktuch nur für festliche, gesellschaftliche Anlässe zulässig sein?

Und natürlich die obligatorischen Winterschals, die uns vor der Kälte schützen. Mit einem halben Überschlag umgebunden erfüllen Sie meistens ihren Zweck.

Aber - schauen Sie nach - es gibt noch mehr Ideen, einen Winterschal gekonnt umzubinden.

Schmaler Krawattenknoten

Für Rechtshänder

Der Knoten wird schmal und länglich

Alle Zeichnungen sind spiegelverkehrt. Legen Sie das Buch vor sich an den Spiegel und knoten Sie genauso, wie die Abbildungen es zeigen.

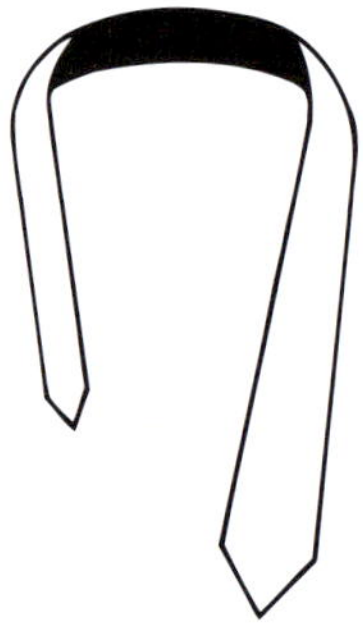

1 Legen Sie sich die Krawatte um den Hals. Das breite Ende sollte ca. 30 cm länger als das schmale sein und auf Ihrer rechten Schulterseite liegen.

2 Kreuzen Sie das breite Ende über das schmale und wickeln Sie es einmal um das schmale Ende herum.

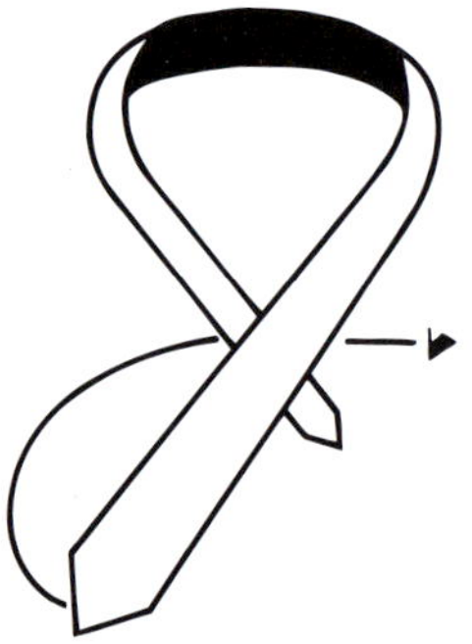

3 Führen Sie das breite Ende nocheinmal über das schmale. Es bildet sich so eine Schlaufe.

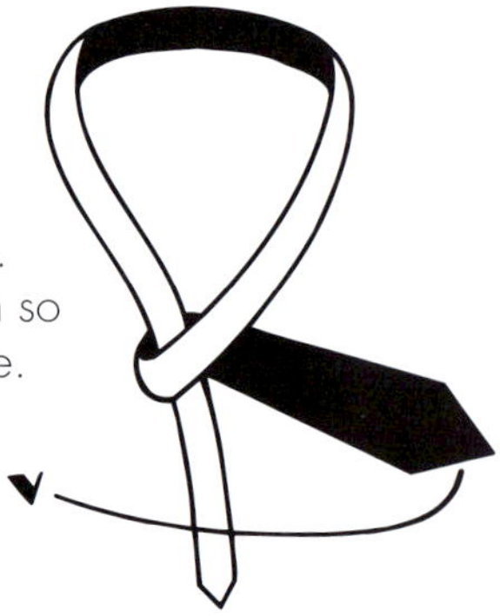

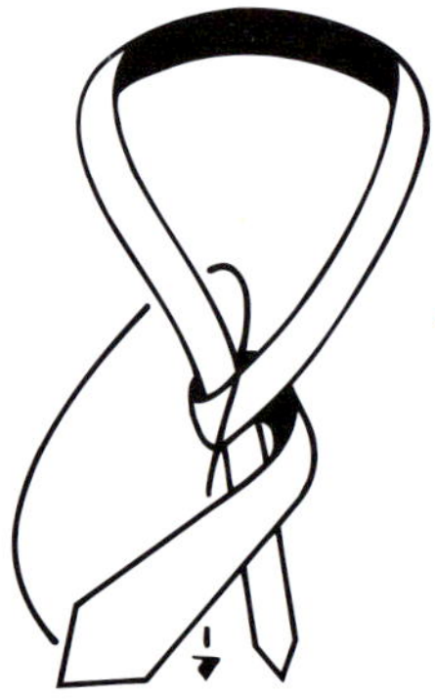

4 Führen Sie das breite Ende von unten nach oben hinter der Halsschlinge durch und durch die Schlaufe.

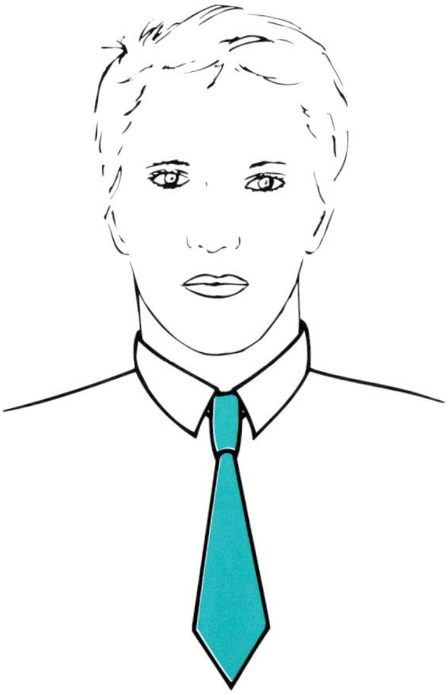

Die Krawatte sitzt perfekt, wenn die Spitze des breiteren Endes den Gürtel der Hose gerade berührt.

5 Ziehen Sie mit einer Hand mit dem schmalen Ende den Knoten fest und plazieren Sie den Knoten mit der anderen Hand genau zwischen die Kragenenden.

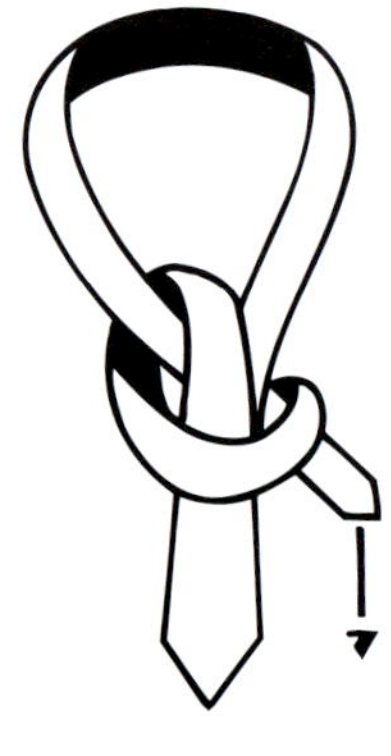

Halber Windsorknoten

Für Rechtshänder

Der Knoten wird etwas dreieckig

Alle Zeichnungen sind spiegelverkehrt. Legen Sie das Buch vor sich an den Spiegel und knoten Sie genauso, wie die Abbildungen es zeigen.

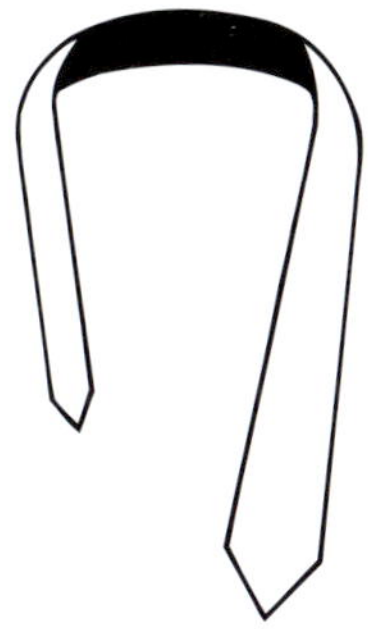

1 Legen Sie sich die Krawatte um den Hals. Das breite Ende sollte ca. 30 cm länger als das schmale sein und auf Ihrer rechten Schulterseite liegen.

2 Kreuzen Sie das breite Ende über das schmale und wickeln Sie es einmal um das schmale Ende herum.

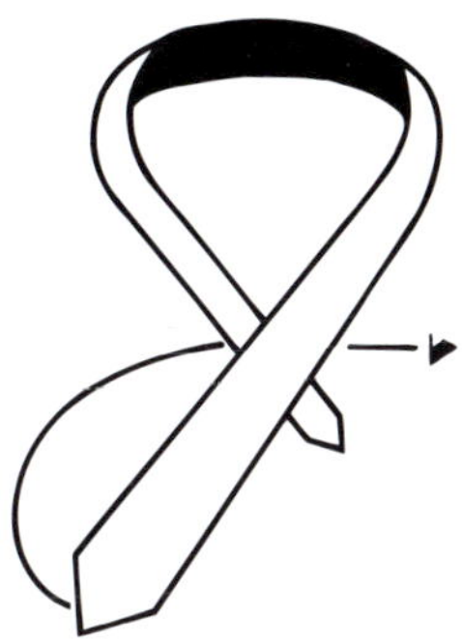

3 Führen Sie das breite Ende über das schmale und hinter der Kragenschlinge durch.

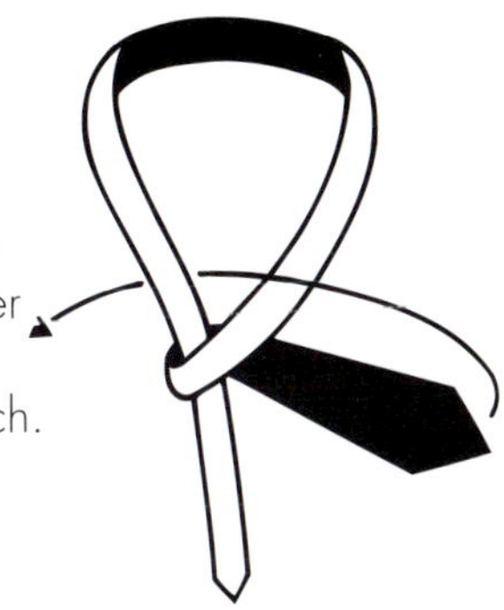

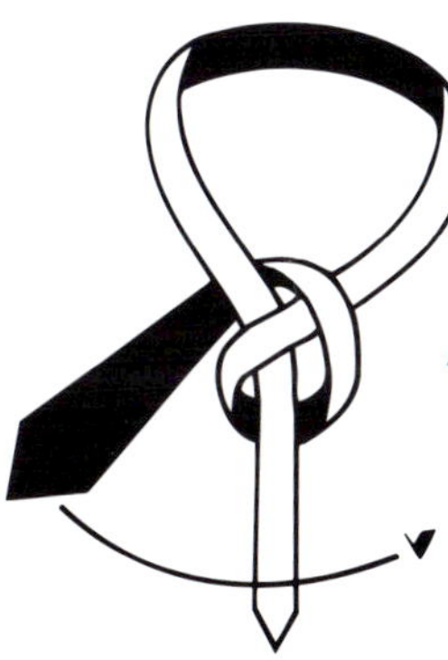

4 Führen Sie das breite Ende wieder über das schmale. Es bildet sich so eine Schleife.

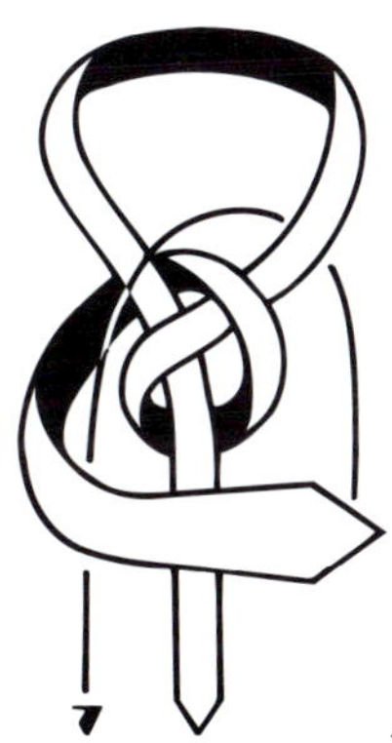

5 Ziehen Sie das breite Ende von unten hinter der Halsschlinge durch und von oben durch die Schlaufe.

Ziehen Sie mit einer Hand mit dem schmalen Ende den Knoten fest und plazieren Sie mit der anderen Hand den Knoten genau zwischen die Kragenenden.

Die Krawatte sitzt perfekt, wenn die Spitze des breiten Endes den Gürtel der Hose gerade noch berührt. Der halbe Windsorknoten ist etwas breiter und dreieckiger als der schmale Krawattenknoten.

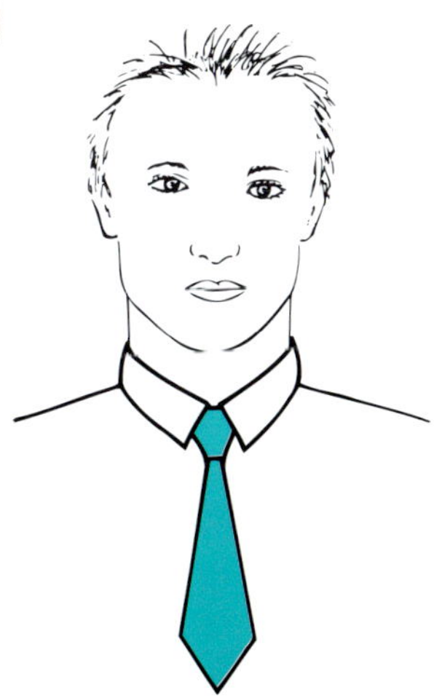

Windsorknoten

Für Rechtshänder

Ergibt einen breiten Knoten

Alle Zeichnungen sind spiegelverkehrt. Legen Sie das Buch vor sich an den Spiegel und knoten Sie genauso, wie die Abbildungen es zeigen.

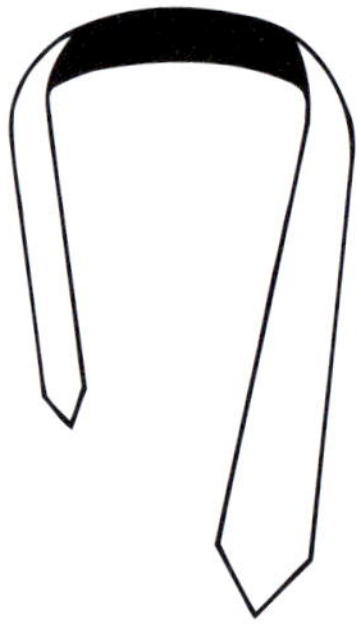

1 Legen Sie sich die Krawatte um den Hals. Das breite Ende sollte ca. 30 cm länger als das schmale sein und auf der rechten Schulterseite liegen.

2 Kreuzen Sie das breite Ende über das schmale und machen Sie damit einen halben Überschlag.

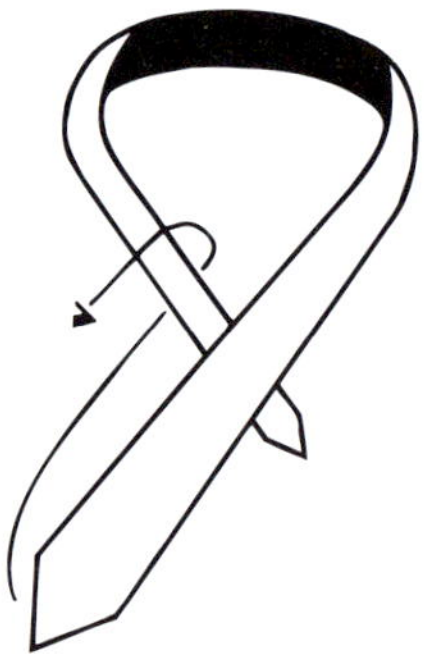

3 Führen Sie das breite Ende über dem schmalen durch, über die Kragenschlinge und hinter der Kragenschlinge durch nach unten.

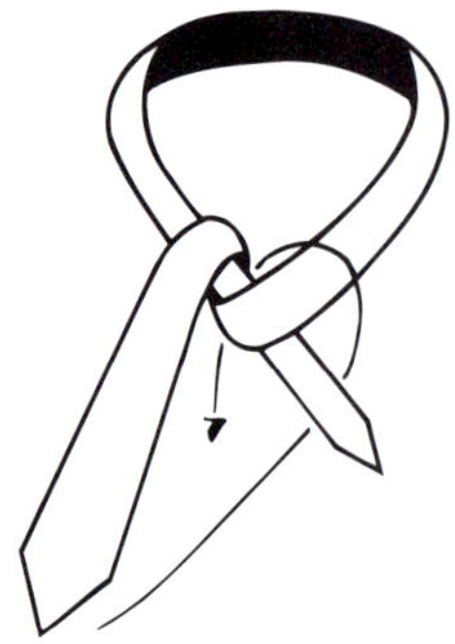

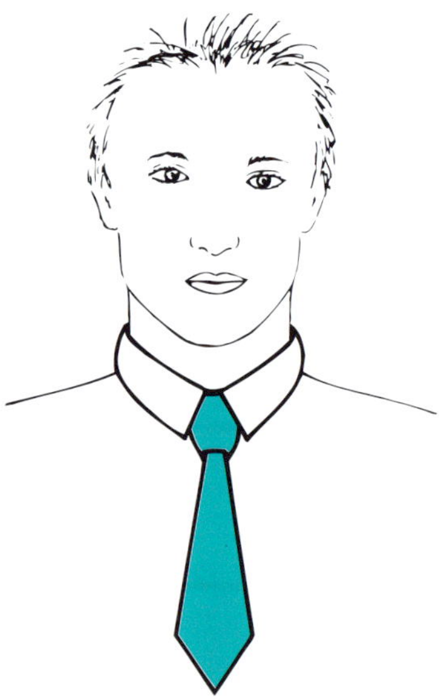

Ziehen Sie mit einer Hand mit dem schmalen Ende den Knoten fest und plazieren Sie mit der anderen Hand den Knoten genau zwischen die Kragenenden.

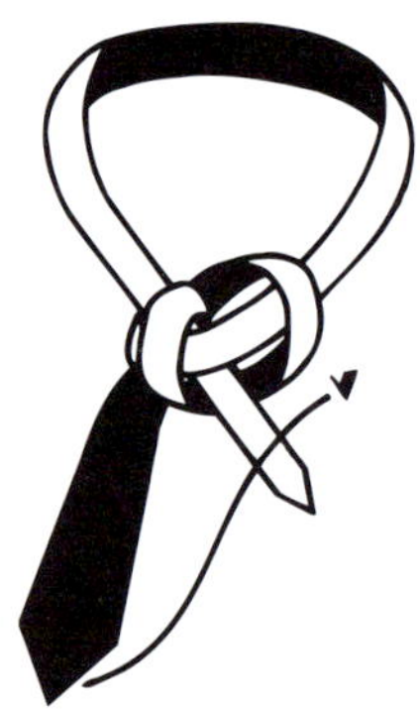

4 Führen Sie das breite Ende wieder über das schmale. Es bildet sich so eine Schlaufe.

5 Ziehen Sie das breite Ende von unten hinter der Kragenschlinge durch und von oben durch die Schlaufe.

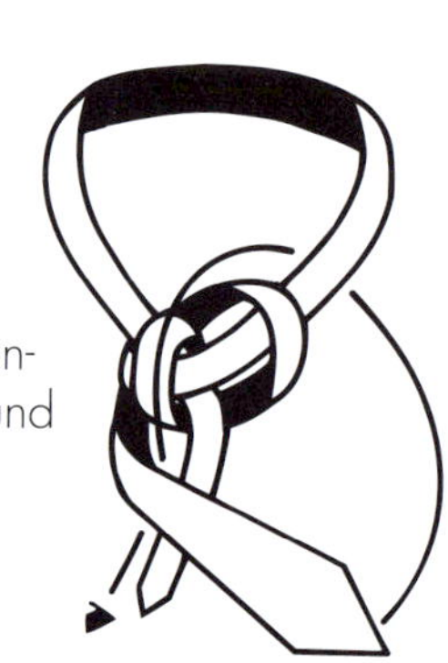

KAVALIERSTUCH

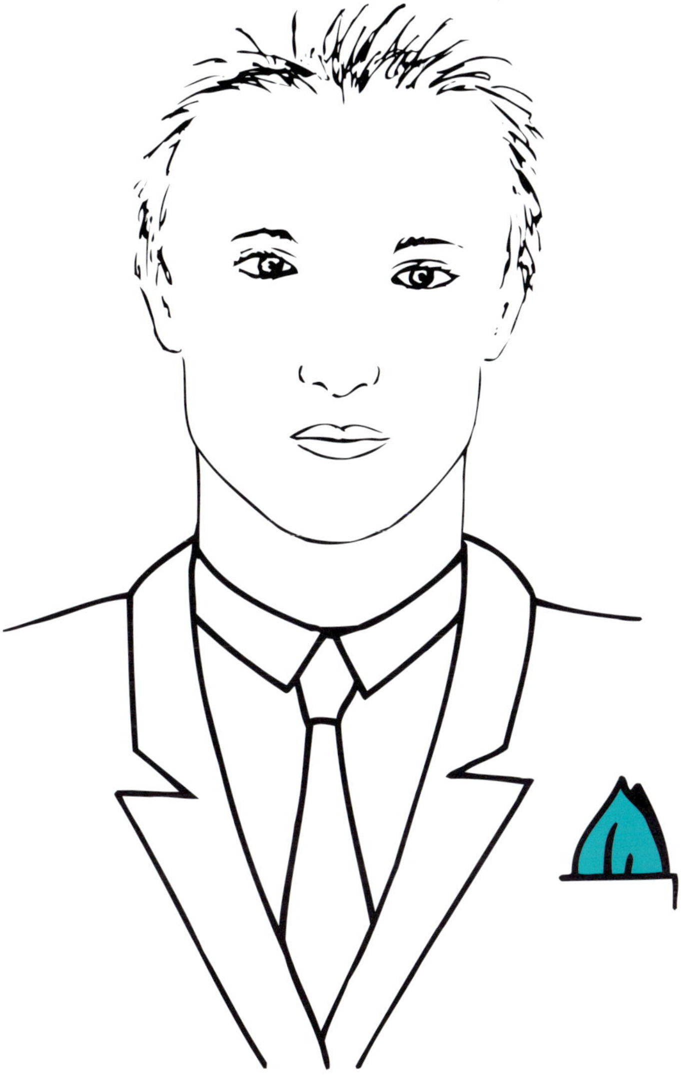

Früher benutzten die Männer Ihr mit Eau de Cologne getränktes Tuch in der Brusttasche ihres Jackets, um in Ohnmacht gefallene Damen wieder zum Leben zu erwecken. Heute ist es nur noch ein Ziertuch.

Aber man(n) trägt es genauso wie früher. Lässig drapiert zum Anzug, zum Jacket oder sogar in der Brusttasche vom Hemd.

Anleitung siehe Seite 147.

Fliege

Alle Zeichnungen sind spiegelverkehrt. Legen Sie das Buch vor sich an den Spiegel und knoten Sie genauso, wie die Abbildungen es zeigen.

1 Überkreuzen Sie mit dem linken, längeren Ende das rechte und führen Sie es unter der Halsschlinge durch.

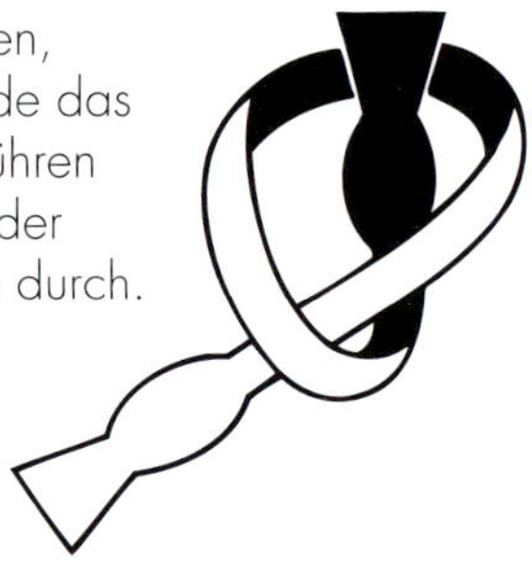

2 Legen Sie das untere kürzere Ende zur Schlaufe.

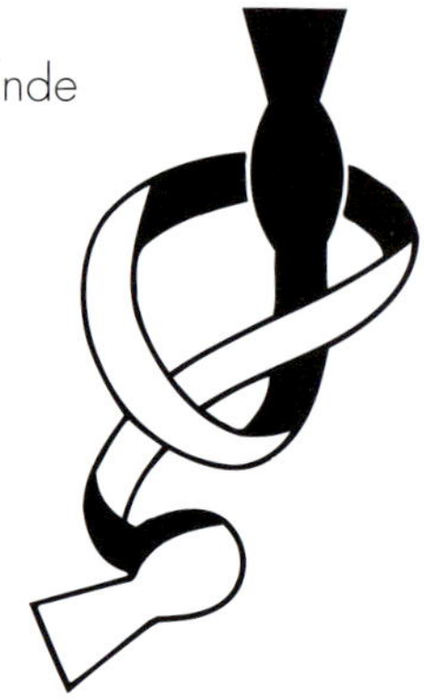

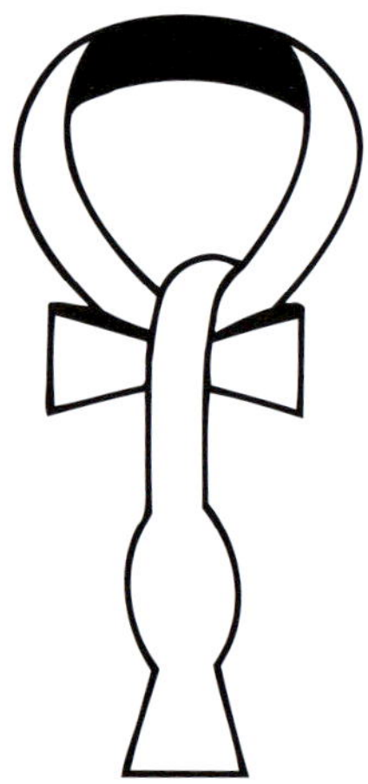

3 Führen Sie das obere, längere Ende über das Zentrum …

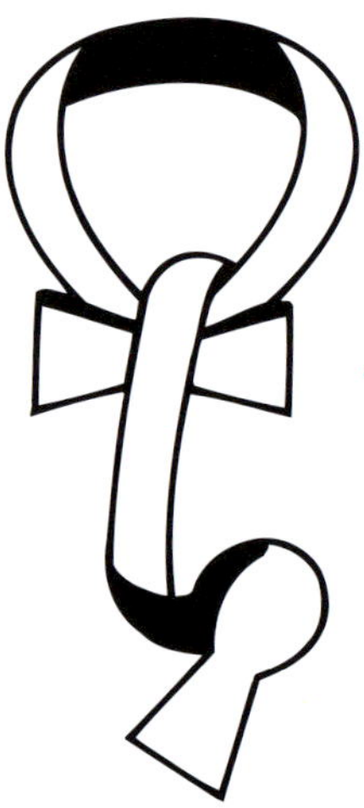

4 … und formen Sie das längere Ende ebenfalls zur Schlaufe.

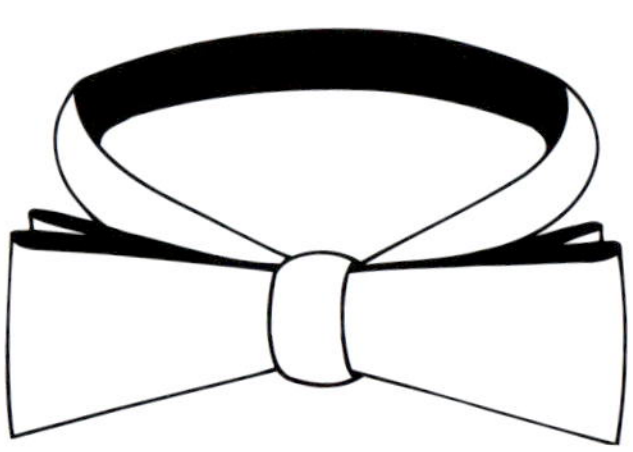

5 Schieben Sie diese zweite Schlaufe hinter der ersten Schlaufe durch den Knoten und ziehen Sie die Schleife fest zu.

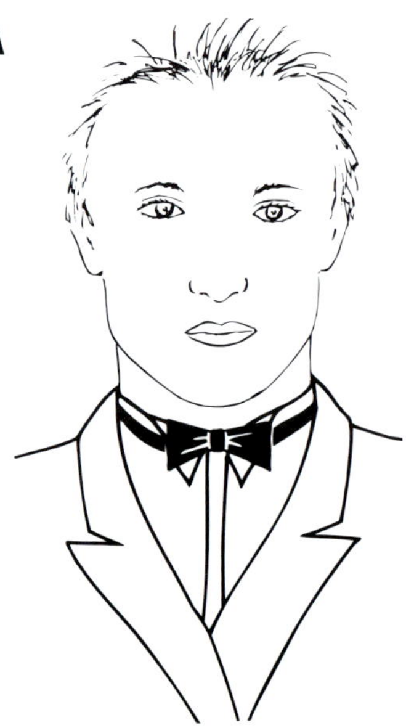

Zupfen Sie die Schleife dekorativ zurecht.

Schlaufenknoten

So können Sie leicht einen zu langen Schal verkürzen.

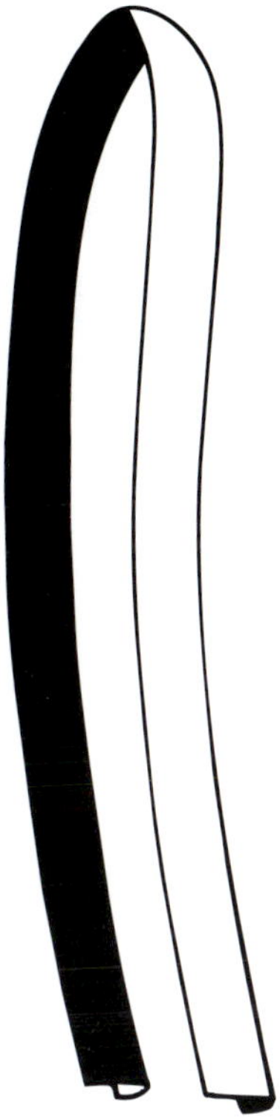

1 Falten Sie einen langen Schal der Länge nach in der Mitte.

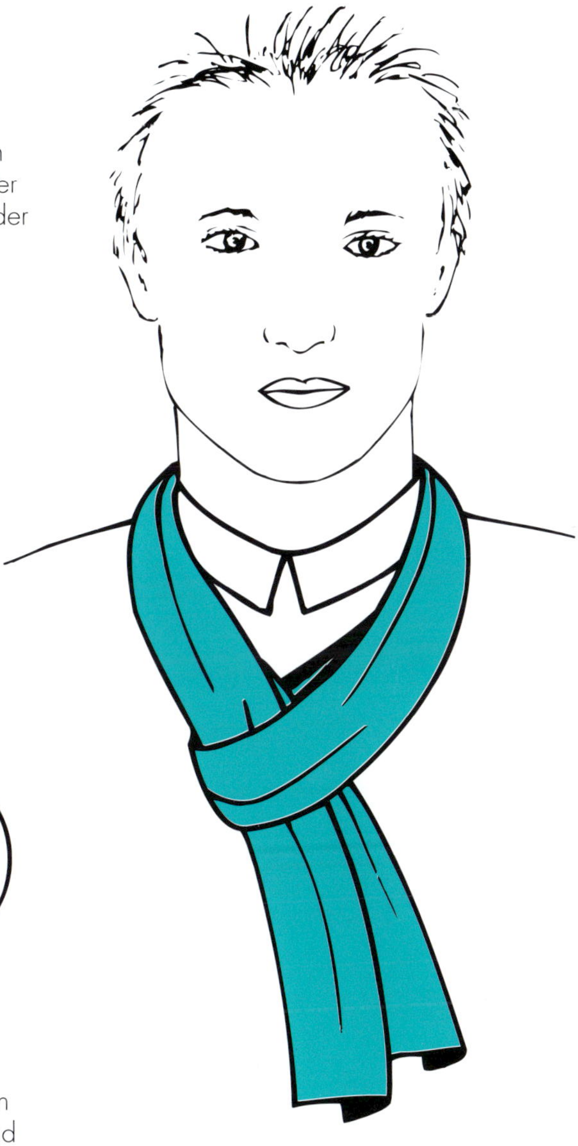

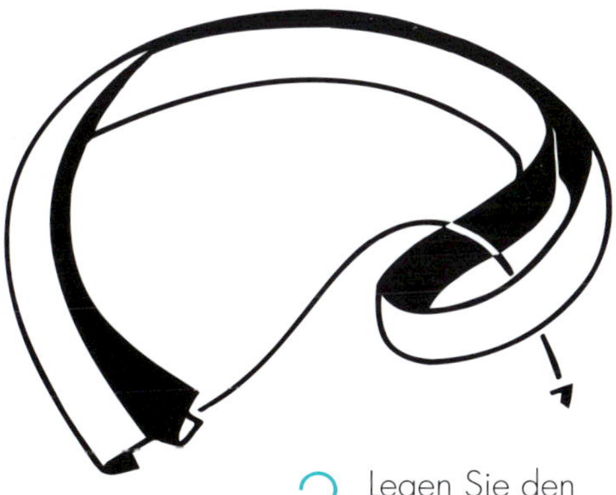

2 Legen Sie den Schal von hinten um den Hals und führen Sie beide Enden durch die Schlaufe.

WEBSCHLAUFE

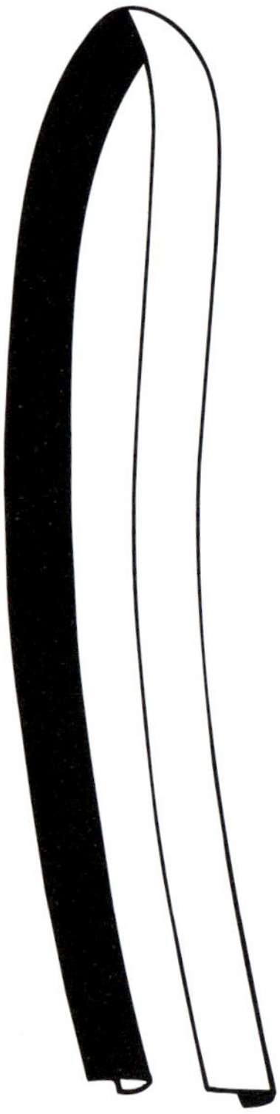

1 Falten Sie einen langen Schal der Länge nach in der Mitte.

2 Legen Sie sich den Schal von hinten um den Hals und fädeln Sie die Schalenden versetzt wie beim Weben durch die Schlaufe.

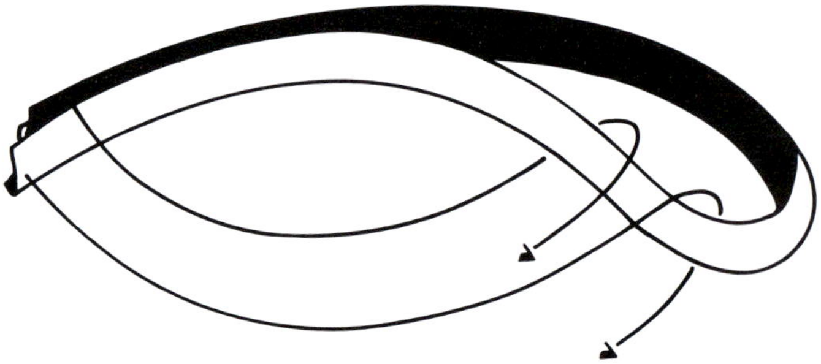

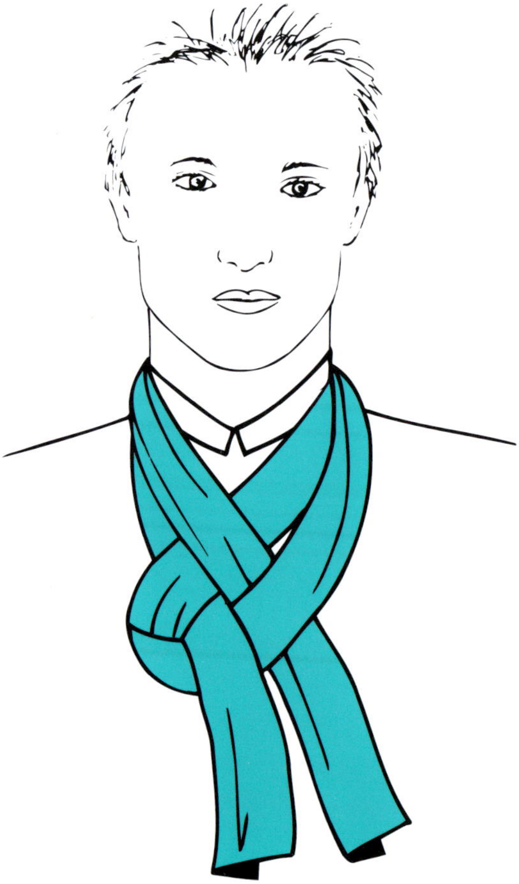

3 Zupfen Sie den Schal locker und dekorativ zurecht.

WINTERSCHALS

Wirkt gut als Ausschnittfüller unter dem Wintermantel.

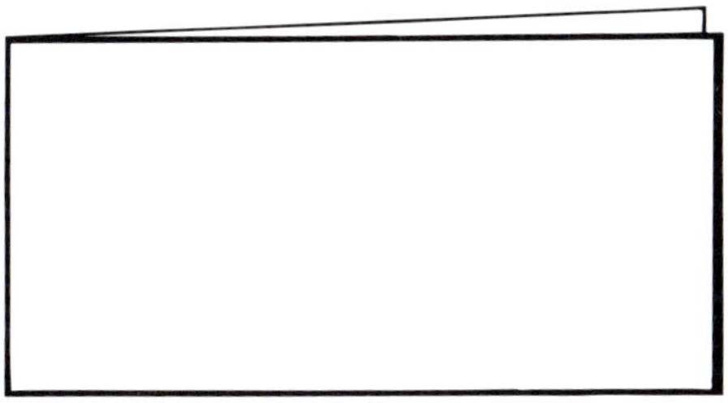

1 Falten Sie einen großen Schal zur Hälfte.

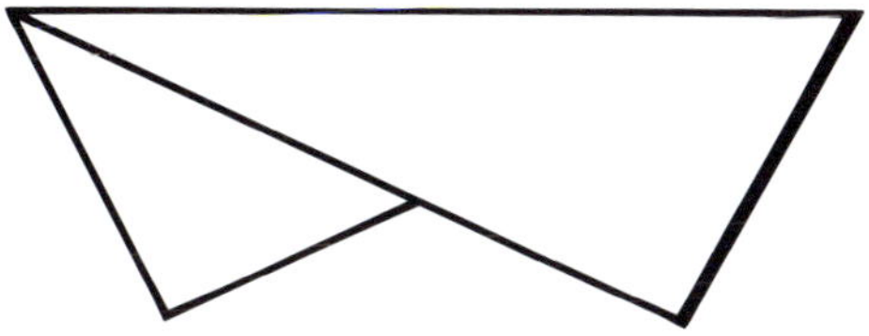

2 Fassen Sie den Schal an zwei sich gegenüberliegenden Ecken an. Es bilden sich so zwei übereinanderliegende Dreiecke.

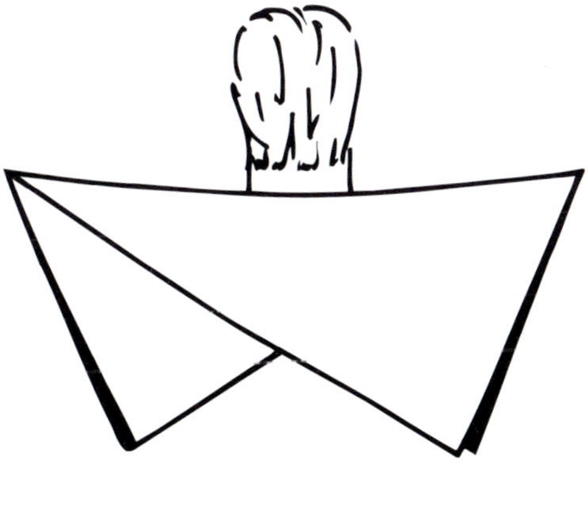

3 Legen Sie sich den Schal von hinten über die Schultern.

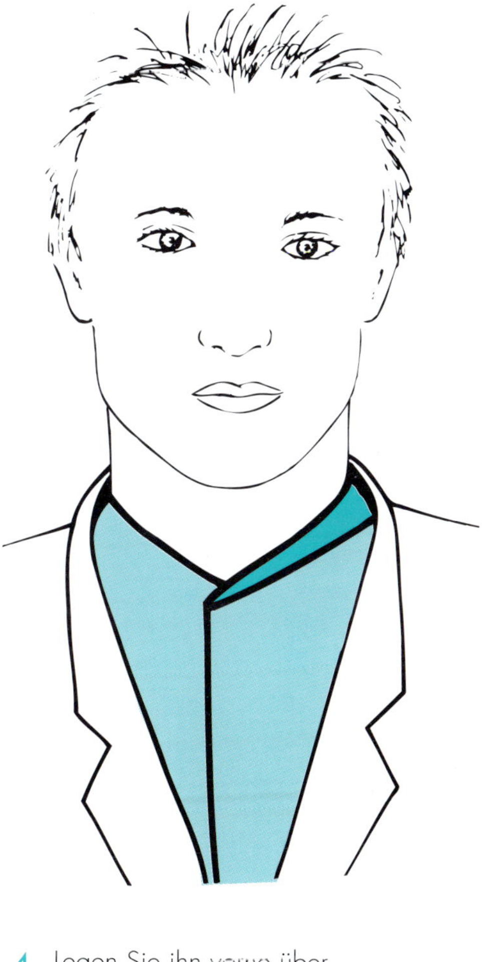

4 Legen Sie ihn vorne über Kreuz zusammen.

Ein Alter Hut
Mit Neuem Chic

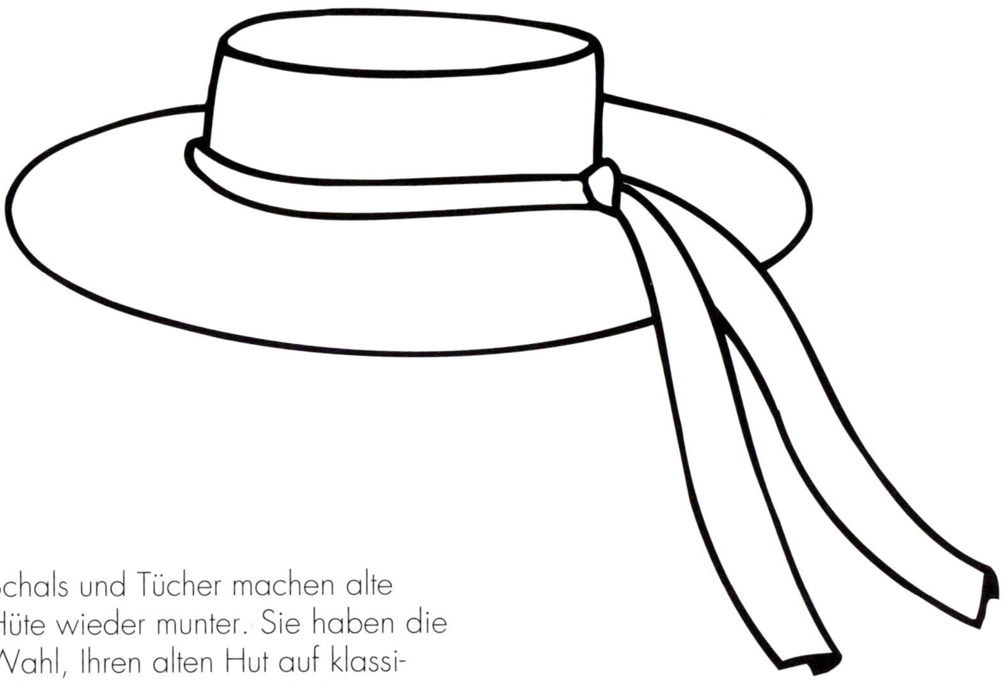

Schals und Tücher machen alte Hüte wieder munter. Sie haben die Wahl, Ihren alten Hut auf klassischen, eleganten, sportlichen, romantischen oder kecken Kurs zu schicken.
Auch ein simpler gekaufter Hut wird sich über den neuen Putz freuen.

Mit langen herunterhängenden Tuchenden.

Aufgeputzt sieht er dann so aus:

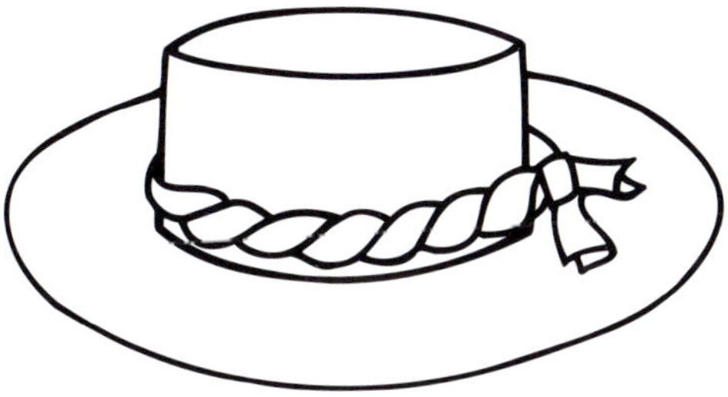

Mit einem Tuch zur Kordel gedreht.

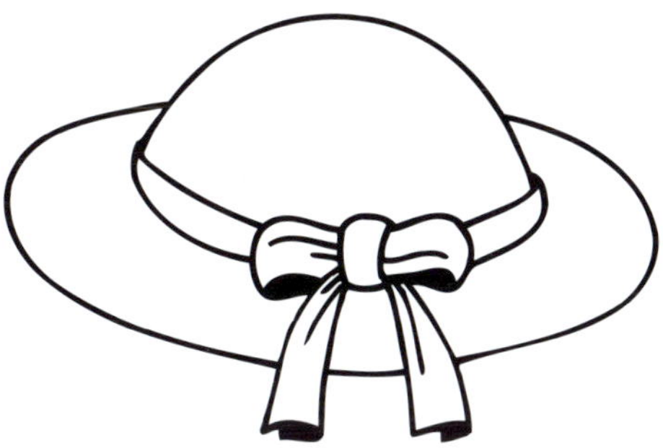

Mit dekorativer Schleife.

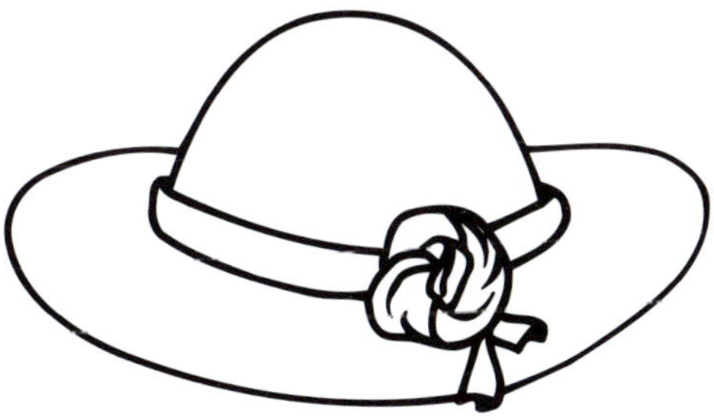

Mit einer Rose.

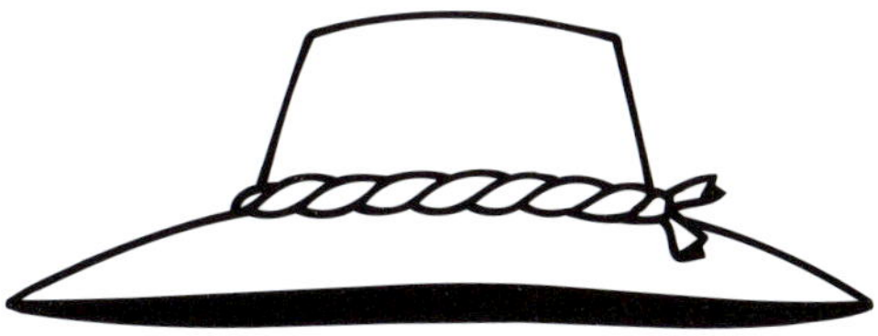

Mit zwei farblich harmonierenden Tüchern zur Kordel gedreht.

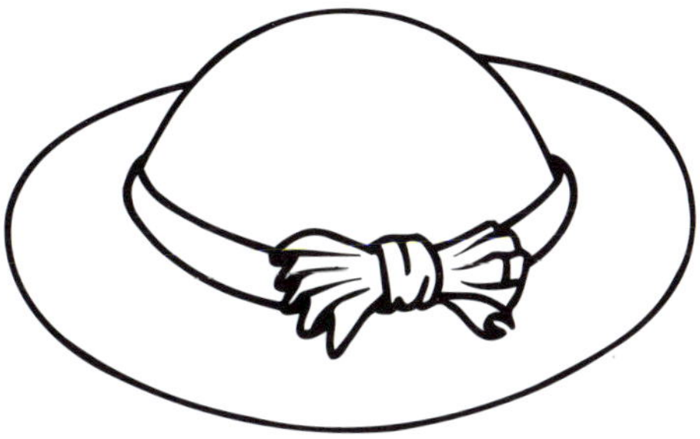

Mit einem Fächer.

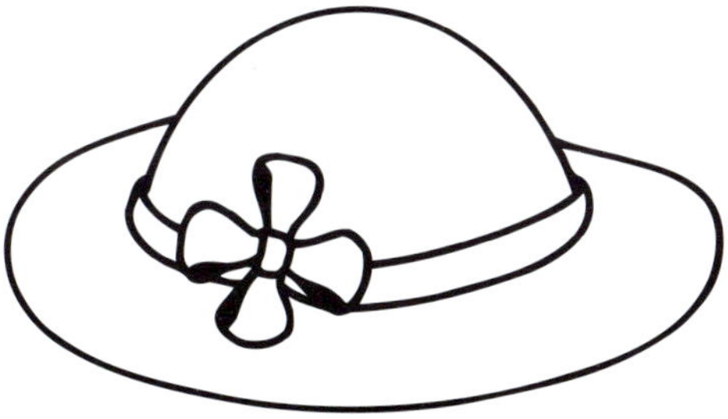

Mit einer Rosette.

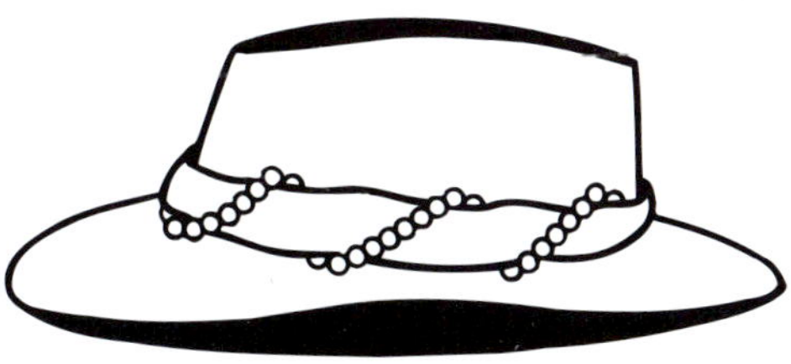

Mit einer Perlenkordel.

DER GLEICHE SCHUH 4X VERZAUBERT

Mit speziellen Schuhspangen und etwas Phantasie lassen sich aus schlichten Pumps die extravagantesten Schuhmodelle zaubern.

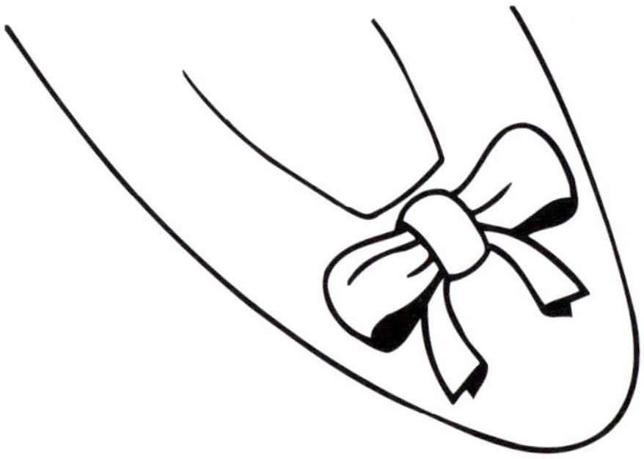

1 Diese kleine Schleife hat's in sich, wenn sie farblich passend zur Kleidung gewählt ist.

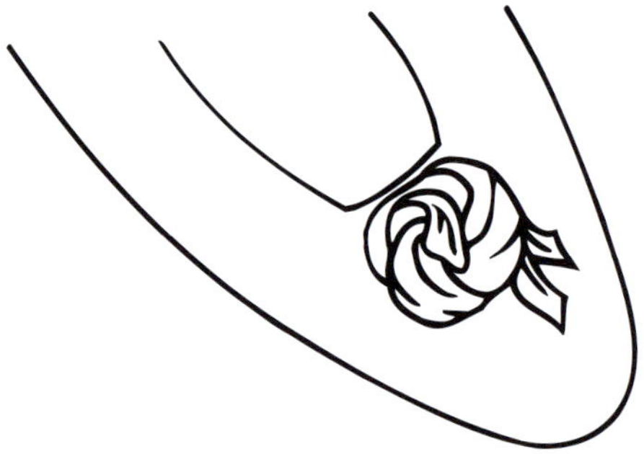

2 Verblüffend, wie eine winzige Tuchrose Ihre normalen Tagespumps für den Abend gesellschaftsfähig macht.

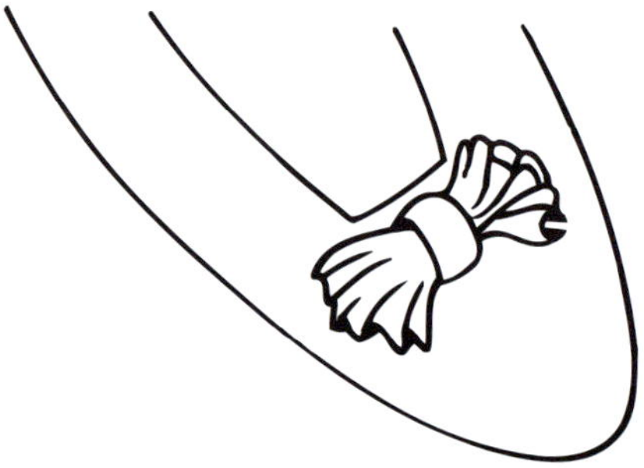

3 Mit einem kleinen duftigen Fächer geben Sie Ihrem Schuh eine edle Note.

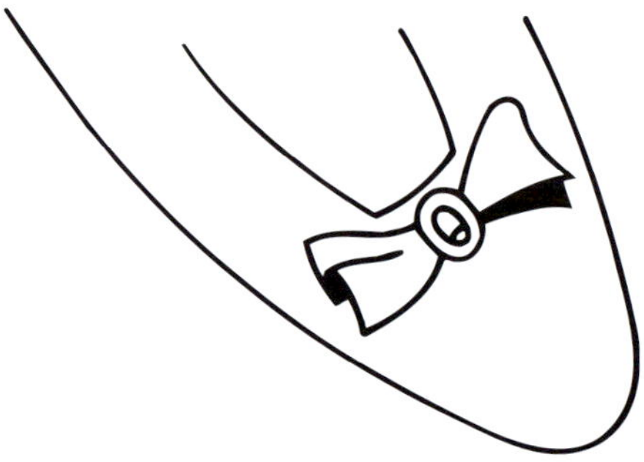

4 Mit einem kleinen Tuch, das einfach durch eine dekorative Gürtelschnalle gezogen wird, verwandeln Sie Ihren Schuh in einen neuen.

BEUTEL

Pfiffig und praktisch für die nötigsten Kleinigkeiten.

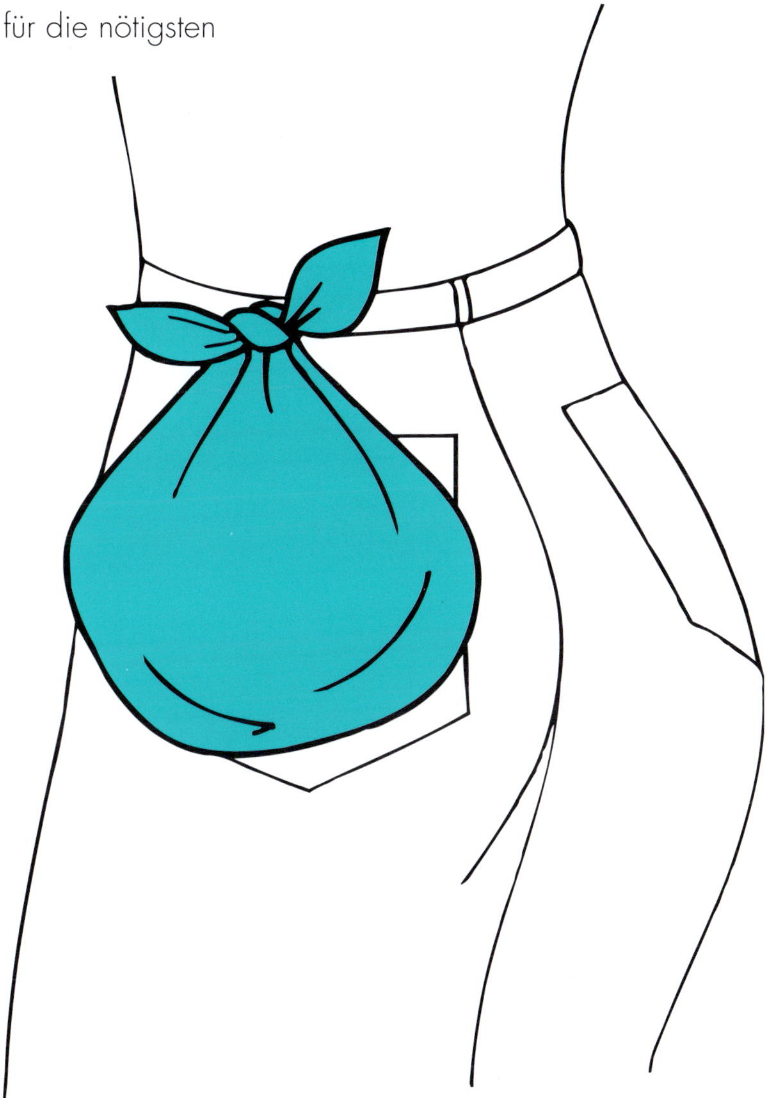

Knoten Sie die vier Zipfel eines Tuchs über Kreuz zusammen und binden Sie den Beutel an der Hosenschlaufe fest.

KARNEVAL

Humba humba tätärä - Was ziehe ich zu Karneval an?

Es muß ja nicht immer ein aufwendig geschneidertes Kostüm sein. Eine Ansammlung unterschiedlicher Tücher und Schals ist eine ideale Ausgangsbasis für ein individuelles Karnevalskostüm. Mit nur wenigen Tüchern sind Sie und Ihre Familie im Nu verwandelt.

- Probieren Sie doch einfach ein mal die Haremshose (Seite 145), verbunden mit einem Tri-Top (Seite 129), aus. Schnell ist die Haremsdame perfekt.
- Auch der Pirat ist ohne Tuch nicht vorstellbar. Dies ist dazu noch eine prima Idee für Kinder. (Siehe Seite 107.)
- Ihre Südseeträume können Sie in verschiedenen Variationen (siehe ab Seite 133) austräumen und darstellen.
- Wickeln Sie viele große Tücher einmal um einen Gürtel herum. Der Hexenrock ist fertig. Dazu ein Tuch über die Schulter gelegt, wie auf Seite 154 und ein Kopftuch. Auf geht's zum Hexenfest.

Und wenn Sie noch ein bißchen weiter in diesem Buch herumblättern, bekommen Sie selbst sicher noch mehr gute Ideen.

Das Zaubertuch

Ein Tuch 4x anders!

Malen Sie sich aus Seide selber ein individuelles Tuch. Hier nur eine Anregung dazu.

- Unterteilen Sie das Tuch in vier gleichgroße Quadrate.
- Jedes der vier Quadrate bekommt eine andere Grundfarbe.
- Jede einzelne Grundfarbe harmoniert aber mit jeder der anderen drei Grundfarben.
- Malen Sie das Tuch mit phantasievollen gleichen Mustern an, die farblich mit den Grundfarben harmonieren.
- Je nachdem, wie Sie Ihr Tuch jetzt zusammenlegen, kommt eine der vier Grundfarben als dominante Hauptfarbe zur Geltung, und das Tuch kann so sehr vielseitig mit den unterschiedlichsten Kleidungsstücken kombiniert werden.

hellblau

rosa

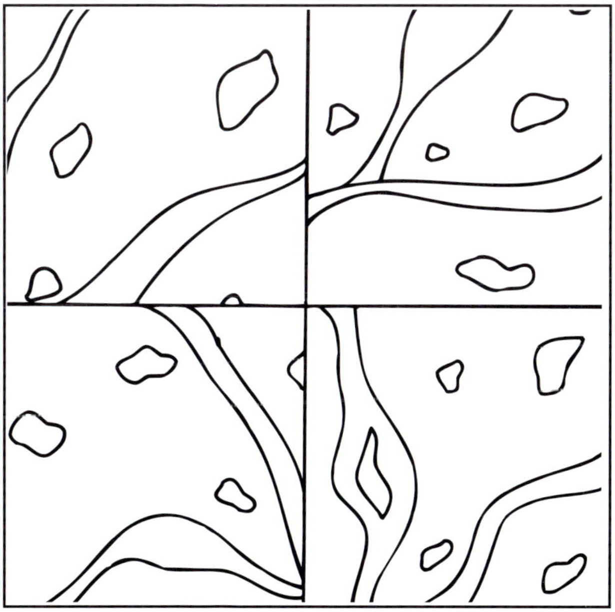

lila

flaschengrün

Tücher Und Schals Selbst Genäht

Wer eine gute Beziehung zu Nadel und Faden oder eine Nähmaschine hat, kann sich mit Leichtigkeit die attraktivsten und zur eigenen Garderobe passendsten Tücher selbst schneidern. Es braucht nur ein paar gerade Nähte, und fertig ist Ihr vielseitig kombinierbares Accessoire - Tuch oder Schal.

Hier ein paar Tips dazu:

- In jedem Kaufhaus gibt es gleich gemusterte aber farblich unterschiedliche Tücher für wenig Geld. Nähen Sie 2 bis 3 dieser Tücher mit Kappnähten zusammen, und fertig ist ein interessanter Schal.
- Kombinieren Sie einen dünnen gemusterten Stoff mit einem dünnen unifarbenen Stoff, indem Sie zwei Stoffbahnen bis auf eine kleine Öffnung rechts auf rechts aufeinandernähen (Länge der Stoffbahn je nach Wunsch zwischen 1,30 m bis 2,50 m). Stülpen Sie die rechten Seiten durch die Öffnung nach außen und nähen Sie diese mit der Hand zu. Fertig ist Ihr pfiffiger Schal. Wenn Sie noch ein paar Fransen annähen, um so pfiffiger.
- Rock: Nähen Sie zwei farblich harmonierende gekaufte Tücher (Maße ca. 55 x 55 cm) rechts auf rechts an zwei Längskanten zusammen. Lassen Sie an der einen Seite ca. 17 cm Schrittweite. Wenden Sie die rechten Seiten nach außen. Fertig ist der Minirock!

Bestellcoupon

Liebe Frau Keller-Krische,

Ihre Tips und Tricks Tücher phantasievoll zu binden haben mir sehr viele Anregungen gegeben mehr aus meiner Mode zu machen.

Bitte schicken Sie mir ____ Exemplar(e)

DAS BUCH VOM TUCH - Tücher, Schals und Krawatten phantasievoll gebunden zu je DM 29,80 (inkl. gesetzl. MwSt.)

Die Lieferung erfolgt per Post zzgl. Porto.

Name: ________________________________

Adresse: ________________________________

Datum / Unterschrift: ________________________

Das "Buch vom Tuch" gibt es in allen gut sortierten Buchhandlungen oder diese Seite ausschneiden und einsenden an:

Verlag für Hobby und Freizeitliteratur

Christiane Keller-Krische
Zum Stolzenberg 16

55435 Gau-Algesheim

oder per Fax:
0 67 25 / 61 54